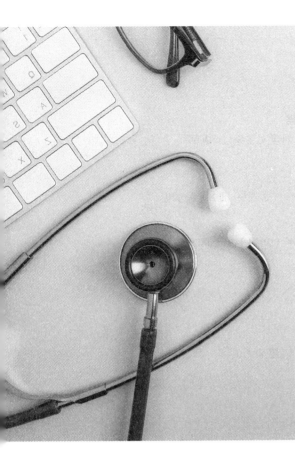

医学伦理学

主　编　杨斌　薛鳗　刘建文

副主编　程征　张虹　李治钧　刘薇

U0206346

西南交通大学出版社
·成都·

图书在版编目（CIP）数据

医学伦理学 / 杨斌，薛鳗，刘建文主编.--成都：
西南交通大学出版社，2024.1
ISBN 978-7-5643-9647-3

Ⅰ.①医… Ⅱ.①杨… ②薛… ③刘… Ⅲ.①医学伦
理学 Ⅳ.①R-052

中国国家版本馆 CIP 数据核字（2024）第 008692 号

Yixue Lunlixue

医学伦理学

主编 　杨　斌　薛　鳗　刘建文

责任编辑	梁　红
助理编辑	杨　倩
封面设计	GT 工作室

出版发行	西南交通大学出版社
	（四川省成都市金牛区二环路北一段 111 号
	西南交通大学创新大厦 21 楼）
邮政编码	610031
营销部电话	028-87600564　028-87600533
网址	http://www.xnjdcbs.com
印刷	四川森林印务有限责任公司

成品尺寸	185 mm×260 mm
印张	15.75
字数	389 千
版次	2024 年 1 月第 1 版
印次	2024 年 1 月第 1 次
定价	39.50 元
书号	ISBN 978-7-5643-9647-3

课件咨询电话：028-81435775

编 委 会

主　编　　杨　斌　薛　鳗　刘建文

副主编　　程　征　张　虹　李治钧　刘　薇

编　委　　（按姓氏笔画排序）

　　　　　王英明　朱　珊　刘　倩　刘栖伽

　　　　　杨　羚　张　羽　陈　燚

　　　　　蒋晓娟　廖若汐

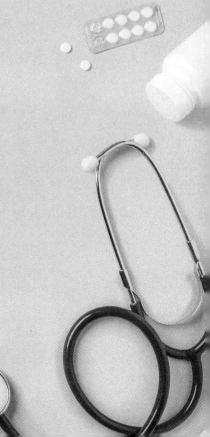

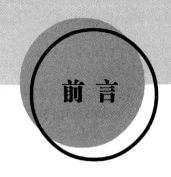

前 言

党的二十大对教育事业提出了新使命、新任务、新要求。教育是国之大计、党之大计。培养什么人、怎样培养人、为谁培养人是教育的根本问题。育人的根本在于立德，要全面贯彻党的教育方针，落实立德树人根本任务，培养德智体美劳全面发展的社会主义建设者和接班人。《中华人民共和国国民经济和社会发展第十四个五年规划和2035年远景目标纲要》也明确提出，提升国民素质，促进人的全面发展，要把提升国民素质放在突出重要位置，构建高质量的教育体系和全方位全周期的健康体系，坚持优先发展教育事业，坚持立德树人，增强学生文明素养、社会责任意识、实践本领。全面推进健康中国建设，要把保障人民健康放在优先发展的战略位置，坚持预防为主的方针，深入实施健康中国行动，完善国民健康促进政策，织牢国家公共卫生防护网，为人民提供全方位全生命期健康服务。

为适应新形势下我国高等医学教育教学改革和医学人才培养的需要，进一步落实健康中国战略，培养全面发展的能够适应新时代卫生行业需要的高素质医药卫生人才，我们围绕医药卫生类课程设置标准以及国家执业医师资格考试等考试大纲，组织人员编写本教材，供医学门类各专业使用。

本教材共十六章，第一章由刘薇编写，第二章由李治钧编写，第三章由杨羚编写，第四章由薛鳗编写，第五章由刘建文编写，第六章由刘倩编写，第七章由张羽编写，第八章由蒋晓娟编写，第九章由陈燚编写，第十章由杨斌编写，第十一章由朱珊编写，第十二章由张虹编写，第十三章由王英明编写，第十四章由廖若汐编写，第十五章由程征编写，第十六章由刘栖伽编写。

在本教材的编写过程中，我们参考了部分国内外已出版的相关著作和文献，限于篇幅未能将作者一一列明，在此向所有作者致以衷心的感谢。虽然编写的人员尽心投入编写，但由于时间和能力有限，本教材仍存在不足之处，还望各位同行以及广大读者批评雅正。

编　者
2023 年 7 月

目 录

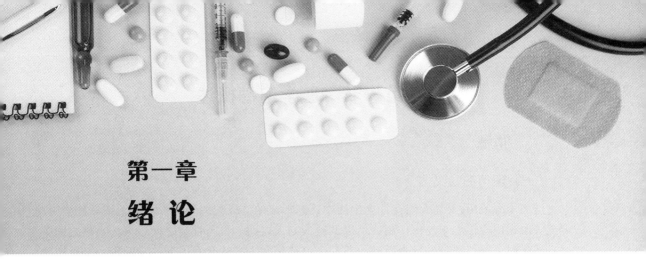

第一章
绪 论

➕ **学习目标**

　　医学伦理学是医学与伦理学交织渗透并指导医疗卫生实践的学科，内容主要涉及对医疗卫生实践中医方的伦理道德意识、医—护—患三方人际关系、伦理道德要求的概括和说明。本章主要介绍医学道德和医学伦理学的基本概念以及学习医学伦理学的意义和方法，为后续章节的学习奠定基础。

➕ **思维导图**

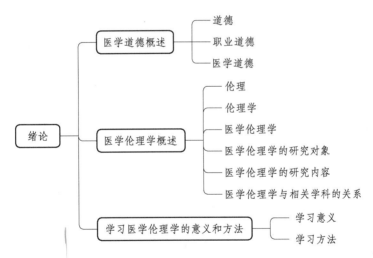

　　医学伦理学（medical ethics）是医学与伦理学相交叉而形成的一门学科。学习和研究医学伦理学，可以帮助医学生和医务工作者建立伦理道德观念、提高伦理道德意识，并通过系统掌握的医学伦理学知识，分析和解决医疗卫生实践中的伦理问题，促进医—护—患三方人际关系的和谐共生和医疗卫生活动的有序开展。

第一节 医学道德概述

一、道德

（一）道德的含义

道德（morality）是人们在社会生活中逐渐形成的，以善恶为评价标准，依靠社会舆论、传统习俗和内心信念来发挥作用，借以调整人与人之间、人与社会之间、人与自然之间关系的心理意识、原则规范、行为活动的总和。道德作为人类社会发展到一定阶段的必然产物，对人与社会的发展具有重要的促进作用。它包括道德意识、道德规范和道德实践三个部分。

在中国古典典籍中，"道德"最初并不是一个词，而是分开使用的。"道"，本义为道路，《说文解字》曰，"道，所行道也"，后引申为事物运动、变化的规律，又指社会政治状况或做人的规范、规矩、原则。"德"本义为得到，所谓"德者，得也"，按照规矩、规范、原则去做有所得即为"德"，后引申为品德、道德的品质。在中国，道德二字连用为一个词，最早见于春秋时期，如荀子《劝学篇》中有，"故学至乎礼而止矣，夫是之谓道德之极"，意思是说如果人们一切行为都合乎礼的规定，就可以说达到了道德的最高境界。由此可见，中国古代的思想家们赋予了道德具有符合规范之意。

在西方文化史上，"道德"一词源于拉丁语"mores"，表示风尚、习俗之意，后引申出"内在本性""规则""规范""品质"等含义。

但不管是中国古代思想家对道德的理解还是西方文化史上对道德的解释，都没能正确揭示出道德的本质，直到马克思主义的出现。马克思主义道德观认为，道德起源于劳动过程中，是特定的社会关系的人为了维护共同利益、解决利益冲突、维护社会秩序而选择的社会规范。道德作为一种社会意识形态，它深深地植根于社会经济关系之中，是一定社会经济基础的反映，并随着社会经济状况的变化不断地改变着其内容和形式。

（二）道德的类型

道德类型依据不同的标准有不同的划分方法。从社会形态角度看，道德可分为原始社会道德、奴隶社会道德、封建社会道德、资本主义社会道德、共产主义（含社会主义）社会道德。从社会生活领域角度看，可分为家庭美德、职业道德、社会公德。

（三）道德的特点

道德作为上层建筑的组成部分，既具有上层建筑的一般特征，同时又具有其特殊的本质特征，即非制度化的规范性和鲜明的实践性。一般来说，道德具有八个基本特点。

1. 规范性

道德是以善恶为判断标准的社会准则，对人的行为具有规范、约束、导向的作用。它代表社会的正面价值取向，用来衡量个人行为是否合理正当。比如，医务人员爱岗敬业就是符合医学道德的行为。

2. 主体性

道德是人的需要和人的生命活动的一种特殊的表现形式,是反映个人和社会的客观矛盾,并追求矛盾统一的活动。道德对人的规范作用是以主体的自觉性、能动性为前提的。道德是通过社会舆论、社会习俗和内心信念来维系的,不是依靠国家力量来维持的。如果有人违反了道德,不会有哪个具体的人或机关强制其承担责任。但他内心的不安和社会舆论的压力,会让他受到自己良心的谴责。道德体现的永远是人类精神的自律。医学生应做到"明大德、守公德、严私德",追求高尚的道德情操。

3. 历史性

不同的历史时期由于经济社会条件的不同,道德的标准也不同。古代人的道德观念和现代人的道德观念会不同,一代人和一代人之间的道德观念也会有所不同。一方面,社会生产的发展会促使人们的道德观念发生变化;另一方面,外来文化的冲击使原有的道德文化和人们的道德观念发生了变化。当今世界正处于百年未有之大变局,医学生一定要有正确的道德观,有明辨是非的慧眼,不被外部不良思想所扰,不被不正时风所魅,不被不当私欲所惑。

4. 阶级性

道德是由一定的社会经济基础所决定的,并为一定的社会经济基础服务。在阶级社会里,道德具有明显的阶级性,占社会统治地位的道德总是统治阶级的道德。

5. 社会性

道德贯穿于人类社会的始终,只要人类社会存在,道德就存在。同时,道德还涉及社会生活的各个领域,渗透到各种社会关系中。在政治、文化、军事等各个领域,道德都能发挥作用。只要有人与人,人与社会,人与自然之间的关系存在,道德就会存在。

6. 层次性

任何一个历史阶段,道德都表现为一个多层次的结构体系,并且总有一个最基本的道德原则,在其支配下形成不同层次的具体道德规范。

7. 稳定性

道德与其他上层建筑,如政治、法律、艺术、哲学等相比,有更强的独立性和稳定性。道德虽然会随着时代的变迁而有所变化,但变化速度相对缓慢。道德观念的变化往往落后于经济基础的变化。

8. 实践性

道德是在人们的社会生活实践中产生的,同时又要回到社会实践中指导实践。道德同人的行为紧密联系在一起,道德规范只有通过社会实践才能转化为现实。

(四)道德的功能

1. 认识功能

道德是引导人们追求至善的良师,教导人们正确地认识自己对家庭,对他人,对社会,对国家负有的责任和应尽的义务;教导人们正确地认识社会道德生活的规律和原则,从而正确地选择自己的人生道路，约束自己的行为。正如恩格斯所指出，人们自觉地或不自觉地，归根到底总是从他们的阶级地位所依据的实际关系中——从他们进行生产和交换的经济关系中，获得自己的伦理观念。医学生正处于世界观、人生观、价值观的形成和发展时期，更应注重道德养成，涵养心性。

2. 规范功能

道德的规范功能是指在正确善恶观的指导下，规范社会成员在社会公共领域、职业领域、家庭领域的行为，并规范个人品德的养成，引导并促进人们崇德向善。道德和法律一样，都是通过规范人的行为发挥作用。

3. 调节功能

道德是社会矛盾的调节器，使人与人之间，个人与社会之间的关系臻于完善与和谐。人们在复杂的人际交往和人际关系中，不可避免地会产生各种矛盾，道德便是调整人际关系、解决矛盾纠纷的主要手段之一。道德通过社会舆论、风俗习惯、内心信念等特有的形式，调节、干预和纠正人们的行为，协调各种利益冲突，保证社会良性运转。

二、职业道德

（一）职业道德的含义

职业是职业道德产生和发展的现实条件，必须先有各种各样的职业，而后才有职业道德。作为社会分工的产物，职业是人类社会发展到一定历史阶段的产物。

职业道德是从事一定职业的人员在职业生活中应该遵循的道德规范。职业道德存在于各种职业中，对各行各业从业人员的职业行为发挥着规范、调节、评价、激励等重要作用。

（二）职业道德的特点

1. 行业性

职业道德是在特定的职业生活中形成的，与特定的职业义务、职业责任、职业特点相联系，不同职业具有不同的职业道德要求，不具有普遍性。

2. 约束性

职业道德是所从事行业约定俗成的道德行为规范，既要求从业人员自觉遵守，有些内容又通过立法形式加以强化和保障。

3. 多样性

由于各种职业道德的要求都较为具体、细致，因此其表现形式多种多样。

4. 实用性

职业道德通过具体的岗位职责、规章制度等形式体现，是人们每天都必须遵守的行为规范。

（三）职业道德的基本内容

无论从事何种职业，其职业道德都应该包括以下内容：

（1）从业主旨。提供优质服务或产品，并有利于本行业的生存和发展。

（2）职业态度。对自身从事行业的认可度、忠诚度。

（3）职业规范。从事该职业的基本行为规范。

（4）职业技能。从事该职业需要的技术和能力。

（5）职业责任。从业者对岗位和所在组织所负的责任和义务，以及本行业对社会所具有的责任和义务。

（6）职业道德动力。从业者发自内心的精神驱动力。

三、医学道德

（一）医学道德的含义

医学道德（medical morality）是社会占主导地位的道德在医学领域中的具体体现，有广义和狭义之分。广义的医学道德指在医学活动过程中形成的人的行为规范以及品德，不仅包括医学职业道德、医学科学道德、卫生管理道德，还包括患者道德。狭义的医学道德指医学职业道德，是医务人员在医疗卫生工作中形成的具有医学职业特征的，主要依靠社会舆论、传统习俗和内心信念来发挥作用的，用以调整医务人员与服务对象之间、医务人员与医务人员之间，以及医务人员与社会之间关系的道德观念和道德行为规范的总和。

（二）医学道德的特点

人类社会自有文化以来，医学道德就一直是医疗技术的重要组成部分。基于医学的特殊性，医学道德除了具有一般道德的特征外，还具有自身的特点。

1. 一般性与特殊性的统一

医学道德既要符合社会道德的一般要求，又要突出医学职业的特定要求；既要回答医学服务的共性要求，又要注意具体医学服务部门的个性要求。一般性与特殊性的统一，是医学道德的重要特点。

2. 继承性与时代性的统一

医学道德与医学相伴而生，医学的发展伴随着医学道德的发展。由于医学的特殊性质和服务对象的相对稳定性，医学道德的很多内容是可以超越时代而得以继承的。可以说，继承并弘扬医学道德传统是医学道德进步的基本条件。当然，随着社会的进步和医学的发展，医学道德也在与时俱进，其内容也在不断修正、丰富和完善，体现出时代的特征。

3. 稳定性与变动性的统一

医务人员的医学道德品质，是在医学实践过程中逐渐形成的比较稳定的心理状态和行为习惯，是道德认知、道德情感、道德意志和道德行为的统一体现。尽管在不同的历史阶段，医学道德规范及医务人员的品德的内涵会有一定的差别，但包含着相对稳定的因素，忠于医学、仁爱救人、信守诺言、无私奉献等一般被认为是医务人员应具备的美德。

4. 理论性与实践性的统一

医学自诞生之日起就不是单纯的技术，而是维护生命的一种道德实践活动。医务人员的个人品德也不是个人的某种先天禀赋，而是在长期的医学实践中，遵守社会道德规范，不断锤炼而形成的，具有很强的实践性。在社会历史条件和科学技术条件的变迁中，医学道德经历了从观念萌芽到理论形态的转变，医学道德理论反过来又指导医学实践。

（三）医学道德的作用

医乃仁术。医学道德的存在对社会具有重要的意义和作用。

1. 对医学人际关系的协调作用

医学是人学，在医学活动中存在着大量的人与人之间的交往，表现为不同类型的人际关系，如医患关系、医医关系、医护关系、医生与管理人员之间的关系等。随着医学的发展和社会的进步，特别是高新技术应用于临床，给医疗机构人际关系带来了许多新的问题。加强医学道德建设，不仅意味着医务人员要提升医学道德修养，端正服务态度，严守医学道德规范，做到文明行医，礼貌待患，尊重同行，团结协作，而且还意味着患者也应遵守就医道德，文明就医。责、权、利明确可避免医学人际关系冲突，促进医学人际关系和谐，也有利于提升医疗效果。

2. 对医疗质量的保障作用

医疗质量是医疗机构的生命线。医疗质量不仅指医疗服务的及时性、有效性和安全性，而且还包括患者的满意度、医疗工作效率、医疗技术经济效益，以及医疗的连续性和系统性等。医疗质量的这些要素被有机地结合起来，服务于患者，将产生医疗效果。医务人员医学道德修养的高低、医德医风的好坏，直接涉及患者的切身利益，影响医疗质量。在医学实践中，医学道德成为衡量医务人员优劣的标准之一，是调节医学工作中各种关系的有力杠杆。医务人员崇高的医学道德品质，有利于促进角色认同和履行职责。医务人员之间既分工明确，又通力合作，有利于落实"以患者为中心，患者至上"的服务理念，从而提高医疗质量。

3. 对医学学科的促进作用

医学是一座知识宝库，既包括医学技术知识，也包括医学道德知识。道德是一种精神力量，精湛的医学技术往往又是在高尚的医学道德的指导下获得的。国内外历代著名医家，无不怀着"普济众生""为病家谋幸福"的医学理想，投身医学事业。目前，医学的发展面临着更多的挑战，这就需要医务人员不断提升道德修养，为医学和医疗卫生事业发展贡献力量。医学道德形成的过程，也是医务人员思想觉悟、道德品质、医学执业水平提高的过程。树立高尚的医学道德，可以帮助医务人员坚定理想，激发责任感和工作热情，以积极进取精神，自觉钻研业务，开展医学研究，革新工作方法，遵纪守法，廉洁奉公，不断攀登医学高峰，不仅有助于医务人员个人价值的实现，而且有利于医学学科的健康发展。

4. 对社会文明的推动作用

医学道德建设是精神文明建设的重要组成部分，是建设社会主义精神文明的必经之路。

医疗行业是救死扶伤的特殊行业，是经济社会发展的窗口。良好的医学道德，有利于医务人员自觉抵制利己主义思想，自觉纠正行业不正之风。此外，人的情感是相互传递的，医务人员高尚的道德情感，可以传递给患者，患者也会把这种情感体验转化为自己的行为，并不断传递下去，促进社会风气的净化，推动社会文明的发展与进步。

第二节　医学伦理学概述

一、伦理

"伦理"一词，在中国古代早期是分开使用的。在我国古代文化中，"伦"的本义为"辈"，指人和人之间一代一代相连接，表示人和人之间的辈分次第关系，后来引申为"类""比""序""等"的意思。"理"的本义指加工玉石，后来引申出条理、规则、道理、治理、整理等含义。一般而言，"理"是指事物和行为当然的律则和道德。"伦"和"理"二字合起来组成"伦理"，指处理人伦关系的道理或规则。

在日常使用中，"伦理"与"道德"经常通用，都是处理人与人之间，人与社会之间关系应遵循的道理和规则。但"伦理"更具有客观、外在、社会性意味，具有较强的规范性，侧重理论，常指有关道德现象的道理，重视行为及其后果的探讨，注重对行为规范进行分析、论证和批判。伦理的核心是正当（适当、合适、合宜等）。"道德"多用于个人，含主观、内在、个体性意味，强调个体的内在操守方面，即主体对道德的内化和实践（主体的德性和德行），侧重实践，常指实际生活中的道德现象。道德的核心是善（或美德、德性等）。

二、伦理学

伦理学（ethics）是对道德现象的系统研究，亦称道德哲学。从学科分类上讲，伦理学属于哲学的分支学科。古代的一些哲学家对伦理学展开过研究和论述，古希腊哲学家亚里士多德命名了"伦理学"这个学科，并在雅典的学园里系统讲授伦理学，留下了《尼各马克伦理学》《优台谟伦理学》和《大伦理学》三部著作。中国哲学家对伦理学的研究，早在先秦诸子百家时就已展开，只是那时的研究并不是以伦理学学科的名义展开的。如今的伦理学已构建了一套包括原则、准则或规则在内的道德规范体系，分析和评判现实生活中涉及该不该、正当与否、善与恶的问题，进而指导人们的社会行为，协调人与人、人与自然、人与社会等各种关系。

三、医学伦理学

医学伦理学（medical ethics）是以医德为研究对象的一门科学，是医学与伦理学交叉的学科。作为伦理学的分支，医学伦理学属于应用规范伦理学的范畴。作为医学的组成部分，它属于基础医学的范畴。

四、医学伦理学的研究对象

任何一门学科，都有自己特定的研究对象。医学伦理学的研究对象就是医学道德，即医学领域中的道德关系和道德现象。

医学道德关系是指发生在医学领域中具有道德意义的人与人、人与社会之间的非技术性关系。医学道德关系不仅包括医务人员与患者之间、医务人员相互之间、医务人员与社会之间的关系，还包括医务人员与医学技术发展之间的关系。

医学道德现象是医学道德关系的具体体现，是一个由医学道德意识现象、医学道德规范现象的医学道德活动现象构成的有机整体。医学道德意识现象是指在医学道德实践活动中形成并影响道德行为的各种具体善恶价值的思想、观点和理论体系，如医学道德观念、医学道德情感、医学道德意志等。医学道德规范现象是指在一定的社会历史条件下评价和指导医学道德活动主体行为的准则，如医学道德戒律、医学道德箴言、医学道德规范、医学道德要求等。医学道德活动现象是指在道德意识的支配下，围绕着善恶评价的医学道德活动群体和个人行为的实际表现，如医学道德教育、医学道德修养和医学道德评价等。

五、医学伦理学的研究内容

医学伦理学作为一门不断发展的学科，在不同的社会和医学发展阶段，其研究内容也有所不同。从传统的医德学，到近代医学伦理学，再到现代医学伦理学，它的研究内容得到不断丰富和扩展。

（一）传统医德学的研究内容

传统医德思想根植于古代文化与哲学思想的土壤里，反映在经验医学模式的实践中，具有完善的理论体系和丰富的思想内容。在这一阶段，民间医师一般是以个体劳动者身份从事医疗活动的，医患之间是直接一对一的相对稳定的关系，医师独自承担对患者诊疗的全部责任。因此，传统医德学的研究范围一般局限于临床医疗方面，以医患关系为研究中心，内容包括不同社会历史时期的医德关系和医德现象，揭示医德的起源、本质、特点、功能、作用和发展规律，重点研究医德规范和医德评价的标准和方法。

（二）近代医学伦理学的研究内容

近代医学超越经验医学，逐步走向实验医学，生物医学模式随之确立，患者被当作生物体变量。1803 年，英国医生托马斯·帕茨瓦尔（Thomas Percival）出版的《医学伦理学》一书，标志着近代医学伦理学在西方成为一门独立的学科。在这一阶段，个体行医被医疗机构集体行医所代替，医患关系之外出现了医疗机构之间的关系、医务人员之间的关系。医学伦理学在传统医德学的基础上，开始研究行业自律的内容。

（三）现代医学伦理学的研究内容

第二次世界大战以后，医学快速发展，国际社会对第二次世界大战中出现的反人道医学行为进行了大量的反思，医学伦理学发展迅速。其研究范围从临床医学扩展到整个卫生保健领域，不仅对医学道德的含义、本质、特点、功能与作用，以及医学道德的产生与发展规律有了更为深入的研究，而且研究论证医学伦理学的理论基础、医学伦理关系、医学道德的基本原则、医学道德范畴、医学道德修养与评价、卫生政策，以及医学具体工作部门的道德规范。此外，医学伦理学还研究医学道德与医学模式的转变、医学目的的变迁、医学实践的发展之间的关系等。

20世纪60年代以来，医学技术突飞猛进，日新月异，取得了举世瞩目的成绩，特别是生命科学发展迅速。但科学技术具有两面性，在给人类带来福祉的同时也带来很多问题和困扰。这些问题已经超越了医学道德的范畴，需要全社会的共同参与和讨论，医学伦理学的研究领域随之扩展到了生命伦理学阶段。在原有的医学伦理学研究内容的基础上，生命伦理学侧重于研究人类辅助生殖技术与生育控制、器官移植、死亡标准与安乐死、人类胚胎干细胞、优生学、医药卫生资源的合理使用与分配等问题。

六、医学伦理学与相关学科的关系

（一）医学伦理学与哲学的关系

伦理学又称道德哲学，是人类道德生活进行系统思考和研究的一门科学，是现代哲学的学科分支。医学伦理学从属于伦理学，其本质上是医学哲学学科。可以说，哲学是医学伦理学之根，医学伦理学需要借助哲学的方法来研究医学领域中的道德现象、道德关系和道德问题，并致力于解决问题。

（二）医学伦理学与医学的关系

医学伦理学是医学与伦理学相互渗透、相互作用而产生的新兴交叉学科。医学伦理学与医学是互相依存、互相作用的。医学实践活动是医学道德产生和发展的基础，而医学道德又制约着医学实践的发展方向。医学伦理学与医学相辅相成，不可分离。

（三）医学伦理学与卫生法学的关系

卫生法学是研究卫生法律规范及其发展规律的学科。一般而言，伦理学为法学理论和法律体系的构建提供价值基础，法律为道德的实现提供制度保障。医学伦理学与卫生法学既有区别又有联系，两者相互作用，相互渗透，相互补充，共同调整医学领域中的社会关系，为维护社会秩序和人民的健康服务。

（四）医学伦理学与医学心理学的关系

医学心理学是研究心理活动与病理过程相互影响的心理学分支，研究心理因素在疾病病因、诊断、治疗和预防中的作用。医学伦理学与医学心理学是姊妹学科。良好的医学道德是从事医学心理学研究的前提，医学伦理学的研究需要从医学心理学中获取理论支持和补充。两门学科相互依赖，在相互促进中共同发展。

（五）医学伦理学与社会学的关系

社会学是一门用多重研究方法研究社会主客观事实的学科。社会学为医学伦理学的研究提供实证性的具体材料，同时对医学伦理学形成的理论提供强有力的支持；医学伦理学的研究为社会学的研究提供道德判断依据和原则。

此外，医学伦理学与宗教学、教育学、美学等均具有一定的联系。美国著名医学伦理学家恩格尔哈特（H. Engelhardt）认为，医学伦理学内容的拓展与丰富，要回到宗教信仰或某种终极视野之中。可见，医学伦理学要与这些相关学科互相渗透，互相借鉴，并不断吸取这些学科的最新研究成果来促进自身的发展与完善。

第三节　学习医学伦理学的意义和方法

一、学习意义

（一）有利于树立崇高的医德风尚

医学道德作为社会道德的一个组成部分，其水平高低和好坏，直接影响整个社会，影响人民的健康和千家万户的生活状态。高尚的医德对于改善社会道德风尚具有积极的作用。

（二）有利于提高医疗质量，改善医患关系，推动医学事业的发展

希腊医学之父希波克拉底曾说："医生有三件法宝，第一是语言，第二是药物，第三是手术刀。"医疗实践证明，医务人员仅有精湛的医术是不够的，还应有优良的医学道德，方可提高医疗质量。医学道德是影响医疗质量的重要因素，良好的医学道德是医疗优质服务和医疗管理水平的重要表现。高尚的医学道德可以使医患关系更加密切，保证医疗工作的顺利进行。可以提高医务人员的责任心，防范、杜绝医疗差错和医疗事故，从而提高医疗质量。医学生和医务人员系统学习医学伦理学，就能运用道德理论指导自己的医学实践，正确回答现代化医学实践中出现的道德问题，排除道德选择中的困难，为自己的医疗工作和科研找到正确的方向，推动医学事业的发展。

（三）有利于医学生全面发展，培养德才兼备的合格医学人才

人的全面发展，包括人的文化素质、道德素质、身体素质、业务素质的全面发展。医学人才的全面发展，除了身体素质外，既要有扎实的医学专业知识、专业技能，还要具备良好的人文素质、人文精神。医学教育的目标就是培养德、智、体、美、劳全面发展的具有科学素养和人文修养的医学人才。医学道德不仅是"德"的重要内容之一，从临床医疗实践的角度看，也是"智"的一个重要方面。新的医学模式对医务工作者的素质提出了全新的要求，医学道德素质已经成为医学生和医务人员必不可少的素质。要提高这些基本素质，就必须努力学习医学伦理学。

二、学习方法

（一）坚持辩证唯物主义和历史唯物主义的方法

医学伦理学以医学领域中的道德现象作为研究对象，这种医德现象属于历史文化范畴，有其独特的历史发展过程和社会文化特征。因此，学习和研究医学伦理学，必须把医德同一定社会经济关系、政治和法律制度及其他社会意识形态联系起来，深入研究医德赖以产生和发展的社会基础，探求医德发生、发展的根源和条件，从我国社会主义初级阶段的经济关系、医学科学的实际出发，坚持辩证唯物主义和历史唯物主义的方法，坚持以正确的理论为指导，才能真正掌握和发展社会主义医学伦理学，从而得出科学结论。

（二）坚持理论与实践相结合的方法

理论联系实际的方法，是马克思主义认识世界的科学方法，也是学习伦理学的基本方法。医学伦理学的理论既来自医学实践，又要受医学实践的检验。要做到理论联系实际，必须要认真学习和研究医学伦理学的基本理论及其相关学科的知识，同时要注意了解和掌握医学的发展动态，这样才具备理论联系实际的前提条件，才能对现实提出的各种医学道德问题作出科学的说明。坚持从实际出发，注意观察和调查在医疗实践中出现的各种伦理问题，针对各种伦理问题，进行实事求是、有的放矢的研究，从中找出规律。

➕ 本章小结

本章对道德、职业道德、伦理、伦理学进行了介绍，对医学伦理学的研究对象与内容、学习医学伦理学的意义和方法进行了阐述。医学伦理学能帮助学生全面识别医疗卫生实践和医学研究中存在的诸多伦理问题，培养伦理意识和决策能力，从容应对医疗卫生和医学研究中棘手的伦理难题；有助于培养学生的道德品质、信念与情感，提升道德境界与修养，坚守做人的原则，自觉履行道德义务和职业职责。

➕ 复习思考题

1. 什么是伦理学？
2. 什么是医学伦理学，其研究对象是什么？
3. 学习医学伦理学的意义和方法是什么？

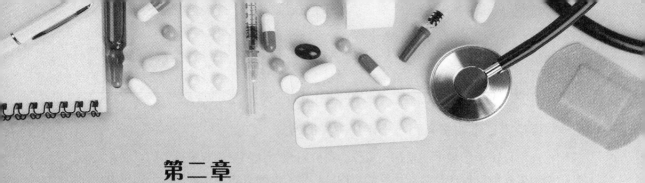

第二章
医学伦理学的形成和发展

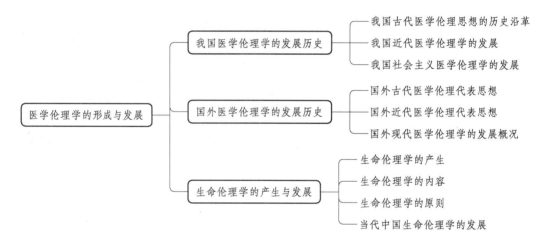

学习目标

掌握张仲景、华佗、孙思邈、李时珍、陈实功、喻昌、宋国宾、希波克拉底、迈蒙尼提斯等人的著作及医学伦理思想。掌握我国古代医学伦理思想精髓，学会分析和评价医务人员的医德实践。了解我国和国外医学伦理学的发展历史、生命伦理学的产生与发展。

思维导图

医学伦理学的形成与发展
- 我国医学伦理学的发展历史
  - 我国古代医学伦理思想的历史沿革
  - 我国近代医学伦理学的发展
  - 我国社会主义医学伦理学的发展
- 国外医学伦理学的发展历史
  - 国外古代医学伦理代表思想
  - 国外近代医学伦理代表思想
  - 国外现代医学伦理学的发展概况
- 生命伦理学的产生与发展
  - 生命伦理学的产生
  - 生命伦理学的内容
  - 生命伦理学的原则
  - 当代中国生命伦理学的发展

案例导入

患者张某某，男，35岁。因双侧甲状腺肿大，眼球突出，食欲亢进，体重减轻来院治疗。医生诊断为"甲亢"。经服药后无效，安排手术治疗。由于医务人员技术不熟练，动作粗糙，损伤了患者的喉返神经，导致患者失语，为此，患者及家属气愤地要求追究责任。

思考：该医务人员在医德方面存在哪些问题？

社会分工和医疗实践活动的推进使得医学伦理学随之产生和发展。本章将从古代医学伦理学、现代医学伦理学和当代生命伦理学三个阶段阐述医学伦理学的形成发展历史。

第一节 我国医学伦理学的发展历史

一、我国古代医学伦理思想的历史沿革

我国古代医学家们以优秀的品格、精湛的技术，为人类医学事业的发展作出了积极贡献，在长期的医疗实践中形成了独特的医学伦理思想。其中，"医乃仁术""生命至贵"等伦理观念，成为中国传统医学的基本道德指引，并贯穿中国医学道德体系，赋予中医学更高层次的德行境界。

（一）我国古代医学伦理思想的形成

古代医学伦理思想是劳动人民在长期同疾病抗争的过程中逐渐形成的。原始社会生产力水平极其低下，人类构木为巢或穴居野外，过着采集和狩猎生活。他们在打猎时难免受到损伤，在采集野果野菜时可能食用一些有毒植物，引起中毒甚至死亡。疾病的出现，治疗疾病的方法和经验也就随之产生和积累，人们本能地按摩、包扎、止血、挤压脓液、荫蔽降温等。为防止中毒和治疗疾病，人们对采集的各种野果、野菜等进行无数次地尝试、检验，逐渐积累了一些药物知识。在长期的生活实践中，人们逐渐产生了对病人的同情观念、互助观念、生命神圣观念、生命质量观念和保健观念。《帝王世纪》记载，"伏羲氏画八卦……乃尝味百药而制九针，以拯夭枉焉"；《淮南子·修务训》记载，"神农氏……尝百草之滋味，水泉之甘苦，令民知所避就。当此之时，一日而遇七十毒"，这些粗浅的防病治病的方法蕴藏着朴素的"仁爱救人"的医德思想，这表明医学伦理是随着医学的萌芽而产生的，古代医者已初步认识到医学的目的是"以拯夭枉""令民知所避就"。这一时期的医学伦理特点是积极探索治病救人的方法，了解药物对人的利弊，解除疾病给人们带来的痛苦。

奴隶社会时期，生产力的发展促进了社会分工，出现了专门掌管医事的医官。《史记》记载了春秋名医扁鹊"信巫不信医，亦不治也"，反映出医学开始脱离巫术而独立。到了西周，专门从事医疗活动的医师有了较细的分工，分为食医、疾医、疡医、兽医四种，并建立了一套医政管理和医疗考核制度。《周礼·天官》记载："则使医分而治之，岁终稽其医事，以制其食，十全为上，十失一次之，十失二次之，十失三次之，十失四为下。"这段记述不仅包含了对医疗技术的评价，也包含了最经典、最古老的医德评价。《周礼》以医生治病失误多少来衡量医生的优劣，"以制其食"，良医享有"十全为上"的荣誉和俸禄，而对"十失四为下"者应给予最低等的待遇。这说明当时的医德评价标准是，不仅要给患者治病，而且还要尽力争取治好。对医疗技术、医德进行评价，促进了医学科学的发展和医德水平的提高。

战国末期，封建社会取代奴隶社会，不断提高的社会生产力为医学的发展提供了物质条件。在西周之后秦汉之前，经过历代医家的共同努力，产生了我国第一部医学典籍《黄帝内经》，分《素问》《灵枢》两部分，共 18 卷 162 篇。它以古代朴素唯物主义医德观为指导，注重整体观念，强调生命的差异性和特殊性，主张"辨证施治"，阐述了有关生理、病理、诊断、防疫、治疗等医学问题。与之对应，《素问·阴阳应象大论》《素问·疏五过论》《素问·征四失论》《灵枢·师传篇》等篇章对医学道德体系有较全面的总结和阐释。如《灵枢·师传篇》专门论述了医生的责任和良心，告诫医生尊重文化、家庭和患者的差异性，遵守礼仪，以达

成医患合作，更好地为患者服务；《素问·疏五过篇》将五种行医过失列举了出来，并指出了医生必须具备四方面的医德；《素问·征四失篇》专门论述了医生在临床诊疗中易犯的四种失误，指出医术不精、学识浅薄、图名谋利、粗疏轻率、精神不专、志意不理和不负责任的行为是医生失误的主要原因，强调了传统医学的道德规范。这些医德专论，成为后世医生的必修课。《黄帝内经》成书时间长达400多年，总结了西汉以前的医学伦理思想与实践经验，其关于医德的论述，不但确立了我国古代医学理论体系的雏形，而且标志着我国传统医学伦理思想的初步形成。总之，奴隶社会末期，我国古代医学伦理思想已基本形成，并为后世医学伦理的研究、完善和发展奠定了坚实的基础，也是对医德义务论、美德论的丰富和发展。

（二）我国古代医学伦理思想的发展

1. 两汉和南北朝时期

我国传统医德历经西周东周、春秋战国逐步形成，至汉代又有了长足的发展。汉代医学名家辈出，西汉有著名医家淳于意（约前215—前140年），东汉有"医圣"张仲景（约150—219年）、名医华佗（约145—208年）和董奉（220—280年）。他们在医学上都有重大成就，对医学的发展作出了重要贡献。

张仲景是汉代杰出医学家，结合临床实践写下巨著《伤寒杂病论》，开创了中国医学辨证论治体系（理、法、方、药）。《伤寒杂病论》流传到日本、朝鲜、越南等国，在日本的影响甚至超过《黄帝内经》。这部巨著中的"自序"是一篇具有很高价值的医德文献，对医学的性质、宗旨、医学道德、医学的发展都作了精辟论述，指出治病不分贫富贵贱，"上以疗君亲之疾，下以救贫贱之厄，中以保身长全，以养其生"，阐明了自己济世救人的从医目的。"自序"中指出，医生要"精究方术""爱人知人"。他对当时因战乱频繁和疾病流行而失去救治的广大患者表达了深切的同情，并对当时医界中"不留神医药"而"竞逐荣势"的医疗作风予以愤怒地指责，强调诊治疾病要严肃认真，不能马虎草率。"自序"中不少关于医德的论述，一直为历代医家所称颂。张仲景当时被称为"医中之圣"，他的学说至今仍保持着强大的生命力。淳于意是我国病历的首创者，他留下的医案，被后世称为"诊籍"，是中国现存最早的病史记录。东汉末年，"建安三神医"之一的名医华佗，是我国历史上民间传说众多的医家，被誉为中国外科鼻祖。他医术精湛，熟练掌握了养生、方药、针灸和手术等治疗手段，精通内、外、妇、儿各科，诊断精确。他医德高尚，不慕名利，不攀权贵，坚持为民治病，乃至在旅途中也为患者开处方、扎针。他的两大发明也为人类健康作出了贡献，一个发明是麻醉药，即"麻沸散"，用于外科手术镇痛，可在全身麻醉下为病人进行外科手术；另一发明是"五禽戏"，教人锻炼身体，推崇强身健体以预防疾病。

南北朝时期，我国医学名家在继承前人朴素人道主义思想的基础上，进一步提出了崇尚医学人道主义的医学理论，涉及医德规范、医德准则、医疗道德以及性道德等，出现了一批像王叔和（约256—316年）等崇尚医德、严谨治学、精心诊治、济世救人的哲学家、医学家。

2. 隋唐时期

隋唐是我国封建社会发展的繁荣时期，名医辈出，突出代表有巢元方（生卒年代不详）、孙思邈（581—682年）、鉴真（698—763年）和王焘（生卒年代不详）等。唐代"药王"孙思邈对医德修养作了深入研究，是我国医学史上传统医德理论和医德规范的开拓者。他独具匠心地搜集整理并精心加工构思,编著了集古代医德之大成的《千金要方》和《千金翼方》,而且进一步发展了我国古代的医学伦理思想,并使之逐渐系统化,形成较为完整的体系。特别是《大医精诚》《大医习业》两篇著作,较为全面地论述了医生品德修养、学医目的、献身精神、专业学习、对待患者和同道的态度等医学伦理问题。他强调医家必须具备"精"和"诚"。"精"指精湛的医术,"诚"指高尚的医德。他明确指出,医者首先要有仁爱的"大慈恻隐之心""好生之德",对病人要"普同一等""一心赴救"。只有具备"精"和"诚"的医家才是"大医",即高尚且优秀的医家,而孙思邈就是一个被历史上众多医家所推崇的"精诚大医"。

3. 宋元时期

宋代传统医学伦理的内容更加丰富和规范,同时随着医学科学发展的需要,又出现了许多新的医学伦理观念,如人体解剖研究的观念、法医检验的道德观念、倡导优生的生命质量观念、环境卫生保护的伦理观念等,这些新的医学伦理观念的确立,使传统医学伦理有所突破和创新。此外,宋慈(1186—1249年)的《洗冤集录》、张杲(1149—1227年)的《医说》、寇宗奭(11—12世纪)的《医家八要》、林逋(967—1028年)的《省心录·论医》、陈自明(约1190—1270年)的《妇人大全良方》、南宋时的《医工论》等著作,对医德规范均有详细论述,反映了在这个时期我国医德规范、医德教育和医德理论已日臻完善。

金元时期,医学界出现了学派争鸣的局面,充分体现了学术创新精神。当时医学界出现了四大学派,即寒凉派刘完素(1120—1200年)、攻下派张从正(1156—1228年)、补土派李杲(1180—1251年)、养阴派朱震亨(1281—1358年)。这四大学派各树一帜,他们勇于突破旧的学说,提出新的学术见解,对医学发展起到了一定的推动作用。这一时期的医德除了继承"济世救人"的传统外,突出表现为:关心人民疾苦、热心救治、不计名利和不图回报的道德风尚,从实际出发著书立论、遵古不泥古、探索争鸣的创新精神,以及热衷医业、勤求博采、勇于实践、反对巫医骗术的科学态度和作风。如刘完素认为,"医道以济世为良,而愈病为善",评价一个医生的医道和医德根本一点就是医疗效果——济世和愈病。他在《保命集·原道论》中说,"主性命者在乎人,去性命者亦在乎人,养性命者亦在乎人,何则修短寿夭皆自人为",阐明人可以自己掌握自己的命运,而不是"天数命定"。这种重视人的尊严、尊重人的价值的思想就是人道主义精神,也是医学人道主义的一个新发展。

4. 明清时期

明代是我国封建社会经济又一个迅速恢复和发展的时期,特别是对外贸易的扩展,使人们开阔了眼界,促进了中外医药交流和医学伦理学发展,我国的医德规范、医德教育、医德理论发展到明代已日趋成熟、完善。明代大医药学家李时珍(1518—1593年)的巨著《本草纲目》,是一部学术价值高、医德价值也很高的医学典籍。他吸取了历代本草著作的精华,纠正了前人的错误,并冒着违犯当时统治者意志的风险,列举服食丹药的害处,告知群众服食丹药是愚昧的自杀行为。明代名医陈实功(1555—1636年)著有《外科正宗》,提出"医家五戒十要",对我国古代医德作了系统总结,提出了医德规范的若干条例,是医学伦理重要文献之一,此书后来被美国1978年出版的《生命伦理学百科全书》列为世界古典文献之一,与《希波克拉底誓言》和《迈蒙尼提斯祷文》并列。此外,李中梓(1588—1655年)的《内经知要》《医宗必读》、张介宾(1563—1640年)的《景岳全书》、徐春甫(1520—1596年)的《古今医统》、龚廷贤(1522—1619年)的《医家十要》等著作中阐述的医德规范,均对我国古代医学伦理学的发展作出了重要贡献。

清代医家在医德规范的探索与实践方面,既继承了前人医德学说的精华又有了新的发展。当时影响最大的是喻昌（约1585—1664年）所著的《医门法律》。本书的"治病"篇较为详细地论述了医生应遵守的职业道德原则和规范,突破了过去医家用"五戒""十要"等箴言式的说教方法论述医德原则的传统,而以临床"四诊""八纲"辨证论治的法则作为医门的"法",以临床诊治疾病时易犯的错误、提出的禁例作为医门的"律",两者结合称为"医门法律"。喻昌把医德寓于医疗实践之中,确立了医德评价标准,丰富和完善了我国传统医德评价理论,被后人称为"临床伦理学",这在我国医德史上又是一次重大突破。

总之,我国古代医学伦理思想在漫长的医疗实践中逐渐形成和发展,并经历代医家的实践探索和立论著作而日臻完善。

（三）我国古代医学伦理思想的精髓

我国历史文化悠久,医学伦理思想汲取了中国传统文化所蕴含的丰富哲学思想、人文精神、道德理念和政治智慧的精华,特别是儒家思想奠定了医学伦理思想形成与发展的基础,延续了医学道德的优良传统。以"仁爱"为核心的儒家伦理思想在医学实践中,强调患者利益为先,同情患者,爱护、帮助或者至少不伤害患者,倡导医生仁恕博爱、严于律己。道家崇尚自然,道教追求长生不老,提倡以养生养德的方式延长生命,形成中国传统医学中注重自我道德修养与健康管理的特点。佛教倡导大慈大悲、怜悯众生,其悲悯情怀为中国医学实践注入了同情、爱护和平等对待患者的道德品质。具体来说,我国古代医学伦理思想的精髓主要包括以下内容:

1. 注重医德自律和修养的职业传承

我国医学历来重视医德修养,医德深受传统文化影响。古代医业传承,一定要选品德好的人,形成了"为医先做人,做人先修德"的医训。《黄帝内经》不少篇章记载了对医者的道德要求,黄帝、岐伯、雷公是其中"圣人""真人""至人""贤人"的代表,也是古代众多医家道德形象的化身。按照《素问》提出的医德标准,医者并非是人人都干得了的。《素问·金匮真言论》说:"非其人勿教,非其真勿授。"这就是说不是这方面的人才不教,不能把医学知识传授给没有诚心、不能真正掌握医学精髓的人,这就要求医者必须勤奋学习,必须进行经常性的医德修养。《素问·气交变大论》亦说,"帝曰:余闻得其人不教,是谓失道,传非其人,慢泄天宝"。这就是说不是愿为广大群众服务的人,不是有志于医学的人,不宜传授其医术。《素问·方盛衰论》要求医者"是以诊有大方,坐起有常,出入有行……"《灵枢·师传》要求医者"入国问俗,入家问讳,上堂问礼,临病人问所便"。体察人情世故、保持良好医德是医德修养的基本要求。《素问·著至教论》说:"而道上知天文,下知地理,中知人事,可以长久……"《素问·示从容论》说:"若能览观杂学,及于比类,通合道理……"要求医生不但要对本专业有较深的造诣,还要了解天文、地理、人事,要博览群书,掌握多学科的知识。晋代的杨泉在《物理论》中说:"夫医者,非仁爱之士,不可托也;非聪明理达,不可任也;非廉洁淳良,不可信也。"孙思邈作为一个被历代医家所推崇的"精诚大医",毕生精力致力于医药学研究,他十分重视道德自律和修养,被人称为"孙真人"和"药王"。宋代成书的《小儿卫生总微论方》提出,"凡为医之道,必先正己,然后正物"。林逋在《省心灵·论医》中指出:"无恒德者,不可以作医。"宋朝名医张杲说:"为医者,须绝驰骛利名之心,专博施救援之志。"他还以"觅钱"还是"传道"(真心实意地继承与发扬医药技术)作为选择弟子的首要标准。明代医家李梴在论述为医者的品德修养时,他说用一句话来概括医德的要求,就是"不欺"。清代名医喻昌在医德修养上首倡医生自我反省,他希望世界上有"自讼之医"。

我国历代医家非常注重自身言谈举止,医风正派的医家举不胜举。陈实功在《医家五戒十要》的"五戒"中的二戒规定:"凡视妇女及孀尼僧人等,必候侍者在旁,然后入房诊视,倘旁无伴,不可自看。"张杲在《医说》中记载,北宋宣和年间的医家何澄,有一次为一患病缠年而百医不愈的士人诊治,其妻因丈夫抱病日久典卖殆尽,无以供医药,愿以身相酬。何澄当即正色说:"娘子何为此言!但放心,当为调治取效,切勿以此相污!"何澄的这种高尚的道德情操,一直为世代传颂。

2. 珍重生命、博济众生的"贵人"思想

生命是人最宝贵的东西,维护人的生命和健康,医生责任重大,医生必须珍惜一切人的生命。"人命至重"在传统医德中是最基本最朴素的观念。《黄帝内经》中说:"天覆地载,万物悉备,莫贵于人。"孙思邈强调生命神圣论观点,在《备急千金要方序》中说:"人命至重,有贵千金,一方济之,德逾于此。"隋唐两帝曾多次召其做官,他拒而不受,不但继承了我国古代医德思想,而且终身为民除疾治病。为解除麻风病人痛苦,他竟带600余名患者同住深山老林,不怕传染,亲自看护,精心医治,详细记录病情变化和治疗过程,对病人"莫不一一亲自扶养",共治愈了60多人。

中国传统医学中的"贵人"、生命为最高价值的观念奠定了中国传统医学一以贯之的敬畏生命、"博施济众"的基本思想,体现了高度尊重生命、服务于大众的社会责任感。《灵枢·师传篇》说医者应该"上以治民,下以治身,使百姓无病"。"上以治民"是培养良好医德的思想基础。战国名医扁鹊常常奔走于赵、齐、魏、秦诸国,为"济群生"遍游各地行医。林逋指出:"医生乃人命生死之所系。"(《省心录·论医》)明代名医徐春甫开创了我国最早的医学学术组织,同时也是世界医学史上第一个民间团体"一体堂宅仁医会",他把"医乃仁术"的思想贯穿于会规之中,主张拯民疾苦而不计功利。这些都体现了生命的珍贵,体现了医疗为民服务的优良传统。

3. "医乃仁术"、济世救人的行医宗旨

医学是以治病救人为目的的慈善事业,"医乃仁术"是医学仁道主义与医学本质的完美结合。我国儒家文化一直强调要"先知儒理""方知医理"。"儒医"是儒家伦理思想与医学密切结合的结果,仁爱原则既是儒家伦理思想的核心,也是中国传统医德思想的核心,其基本观点是爱人和行善。仁爱救人是医学的目的,济世活人是医生的神圣义务和崇高职责,治病救人就是施仁爱于他人。《孟子·梁惠王上》称:"无伤也,是乃仁术也。"历代医家皆以"医乃仁术"为行医宗旨、为医德的基本原则。《黄帝内经》要求医者既要有"耐心"又要有"爱心"。《素问·移精变气论》说:"闭户塞牖,系之病者,数问其情,乃从其意……"指出要耐心进行调查,同时还要有关爱病人之心,密切接触病者,掌握第一手资料。《灵枢·癫狂篇》说:"治癫疾者,常与之居,察其所当取之处……"治癫而"常与之居",没有"爱心"是办不到的。孙思邈强调医生必须"先发大慈恻隐之心,誓愿普救含灵之苦"。明代龚廷贤在《万病回

春》中的"医家十要"篇中说："一存仁心……二通儒道……三通脉理……四识病……十勿重利。"陈实功《外科正宗》中的"医家五戒十要"篇提出，第一"要"是先知儒理，然后方知医理。"医乃仁术"的命题即使在今天仍具有重要现实意义，它提示医学在任何时候都要坚持以人为本，要做到"仁"与"医"相结合，医患相互合作。

4. 不分贵贱、"普同一等"的执业准则

古代医家从"仁爱救人""医乃仁术"的道德观念出发，强调对病人一视同仁，"普同一等""一心赴救"。孙思邈主张医家要做到"若有疾厄来求救者，不得问其贵贱贫富，长幼妍媸，怨亲善友，华夷愚智，普同一等，皆如至亲之想"。宋代儿科著作《小儿卫生总微论方》中的《医工论》指出，"贫富用心皆一，贵贱使药无别"。明代医生闵自成"仁而好施，丐者盈门，一一应之不厌"；赵梦弼"赴人之急百里之外，中夜叩门，无不应者"，七八十岁时"犹救以往"。朱丹溪是金元时期四大医家之一，他行医"四方以疾迎候者，无虚日"，先生"无不即往，虽雨雪载途，亦不为止"。仆人告痛，先生谕之曰："病者度刻如岁，而欲自逸耶？""窭人求药无不与，不求其偿，其困厄无告者，不待其招，注药往起之，虽百里之远，弗惮也。"宋代医生张柄，治病救人"无问贵贱，有谒必往视之"。元末明初的名医刘勉曾任太医，在他一生的医疗实践中，把"不分贵贱，一视同仁"作为自己的信条，"富者我不贪其财，贫者我不厌其求"。在等级森严的封建社会，我国古代医家"普同一等""一心赴救"的优良医风是十分可贵的。

5. 重义轻利、忠于医业的奉献精神

我国古代医家地位较低，属于"三教九流"的中九流，和算命看风水的同属一等，称作"医卜星相"。尽管如此，儒家所推崇的重义轻利的价值观念、舍利取义的理想人格，依然对古代医家产生了深刻影响。在儒家义利观的指导下，中国传统医学道德反对医生把医术作为追求个人名利的手段，强调以济世救人为己任，严辨义利，当其他利益与服务患者发生冲突时，应坚持把患者利益置于首位，医者仁心体现在了学医动机的纯洁性上。许多医家不依附权贵，不图功名利禄，体恤患者疾苦，医风清廉，甘愿在民间行医，献身医学事业和民众健康。《素问》反映了我国古代医家不追名逐利，不贪图钱财，他们"乐恬憺之能，从欲快志于虚无之守"（《素问·阴阳应象大论》），安心于清心寡欲的生活，不做脱离实际的追求；"高下不相慕""嗜欲不能劳其目，淫邪不能惑其心"（《素问·上古天真论》），没有因地位高低所引起的羡慕，没有因嗜欲和淫乱邪说而引起视听混乱、心智动摇。宋代范仲淹有"不为良相，愿为良医"之说。华佗淡泊名利，一生三次弃官，忠于医业。传说"三国"时期江西名医董奉，隐居庐山，居山不种田，天天为人治病，亦不取钱，重病愈者，使栽杏五株，轻者一株，如此数载，得十万余株，郁然成林，并以每年所收之杏，资助求医的穷人。至今医界仍流传着"杏林春暖"的佳话，以赞扬医生的美德。明代医生潘文元医术高明，行医施药从不计报酬，他虽行医30年，但仍贫困得几乎没有土地。他死后，当地百姓万人空巷为他送葬，以表示哀悼和永远怀念。"杏林春暖"的佳话和"万人空巷"的传说，是我国古代医家重义轻利、清廉行医的典范。孙思邈指出，"医人不得恃己所长，专心经略财物，但作救苦之心，于冥运道中，自感多福者耳"。宋代张杲说："为医者，须绝驰骛利名之心，专博施救援之治。"清代名医费伯雄也说："欲救人而学医则可，欲谋利而学医则不可。"清代医家华岫云在《临证指南医案续》中记载"良医处世，不矜名，不记利，此其立德也"。

医学的发展永无止境，医者不仅要治病救人，还要为医学的发展贡献力量。这就要求医者既要遵循已有的经验，又要善于运用自己的智慧，独立思考，开辟新的领域。《素问·移精变气论》说："去故就新，乃是真人。"明代杰出医学家张景岳解释说："去故者，去其旧习之陋，就新者，进其日新之功。新而又新，则圣贤可以学至，而得真人之道矣。"晋代皇甫谧家中贫苦，自幼务农，20岁发奋读书，42岁因得风痹病半身不遂、耳聋，54岁因治病服寒石散又大病一场，险些丧生，但他并没有因为身体不佳而弃学，反而一心扑在针灸学的研究上。经过多年的不懈努力，终于写成了针灸学巨著《黄帝三部针灸甲乙经》，这是我国现存最早的针灸学专著，较为系统地阐述了针灸学的理论知识，为针灸学的发展奠定了深厚基础，他因此被后人称为针灸学之祖。明代李时珍的著作《本草纲目》是我国药物学的空前巨著，他抱着对患者负责、对天下苍生负责的态度，耗费毕生心血和精力，系统总结了我国16世纪以前医药学的丰富经验，对我国的医药发展做出了重要贡献。

6. 严谨审慎、精益求精的职业态度

药能治病，亦能致病，一纸处方关乎病人性命。历代医家学习医术，诊治疾病主张严谨治学、一丝不苟、谨言慎行、高度自觉。《黄帝内经》要求医者诊治既要从容不迫，谨慎、精细，分析病情又要"诊合微之事，追阴阳之变"（《素问·方盛衰论》），把各种诊察所得综合分析，忌带片面性。《素问·方盛衰论》说："持雌失雄，弃阴附阳，不知并合，诊故不明，传之后世，反论自章。"指出不综合分析，思想片面，就得不到好的效果。《素问·宝命全形论》指出，针灸时"如临深渊，手如握虎，神无营于众物"。《灵枢·九针十二原》亦说，"神在秋毫，属意病者"，要求医生聚精会神，明察秋毫，谨慎施治。《素问·疏五过论》《素问·征四失论》篇分别提到医生应避免五种过错、四种过失，《素问·征四失论》批判了那种"受师不卒，妄作杂术，谬言为道，更名自功，妄用砭石，后遗身咎""是故治不能循理，弃术于市，妄治时愈，愚心自得"的空谈、哗众取宠、术业不精的恶劣医风，即以荒谬为真理，言而无据，夸夸其谈、巧立病名、夸耀自己。告诫医生要从病理、心理等方面分析病因，才能为病人解除疾病。精通医理是实现仁爱救人的先决条件，医者必须医术专精，否则就会贻误人命。我国历代医训都要求为医者必须虚心好学，刻苦钻研，精益求精，立足于"不治已病治未病"（《素问·四气调神大论篇》），常以"临病如临敌""用药如用兵""用药如用刑"等说法来提醒医家诊治患者必须严谨认真，谨慎用药，不能粗心大意。张仲景"勤求古训，博采众方"，努力钻研医学。孙思邈提出，学医必须"博极医源，精勤不倦"（《大医精诚》），用药要"战战兢兢，如临深渊，如履薄冰"。徐春甫在《古今医统大全》中说："医本活人，学之不精，反为夭折。"清代名医徐大椿在《医学源流论》中提出："为医者，无一病不穷究其因，无一方不洞悉其理，无一药不精通其性。"他在《用药如用兵论》中说："是故兵之设也以除暴，不得已而后兴；药之设也以攻疾，亦不得已而后用。其道同也。"其著作《慎疾刍言》着重剖析医界流弊，在治法、制剂、煎药服药法等方面都强调严谨慎重，以期医家谨慎治疾，严禁错误用药、不合理用药。他说："疾病为生死相关，一或有误，追悔无及。故延医治病，乃以性命相托也，何可不加意慎择！""医药为人命所关，较他事尤宜敬慎。"

7. 互相尊重、同道互善的职业品质

中国古代医学主要遵循家族授受或师徒传授的模式，高度重视师道传承和尊重同道传统，倡导互敬互让、谦和谨慎、共同提高，深恶同行互相轻贬、辱人誉己、钩心斗角。孙思邈在

《大医精诚》论述了医生与同行之间的关系，"夫为医之法，不得多语调笑，谈谑喧哗，道说是非，议论人物。炫耀声名，訾毁诸医，自矜己德"。陈实功所著《医家五戒十要》倡议："凡乡井同道之士，不可生轻侮傲慢之心，交接切要谦和谨慎。年尊者恭敬之，有学者师事之，骄傲者逊让之，不及者荐拔之。"其同行范凤翼在《外科正宗》序中写道："我的同行陈实功君从来胸怀坦荡，仁爱不矜，表现了同业之间互相敬重，虚心好学的品德。"金元四大家中的养阴派首创人朱震亨（又名朱丹溪）（1281—1358 年）曾为一患结核病的女子治病，病将愈，但其颊上有两个红点不消。朱丹溪实无他法可医，于是他亲笔写信让病人家人请江苏省的葛可久治疗，果然患者得以彻底痊愈。徐春甫主张克己行仁，共勉互济。这些事例都反映出和谐的医际关系对恢复患者健康的重要性。

（四）我国古代医学伦理思想的特点和局限性

古代医学伦理思想，以"仁"和"义"为根本，以仁爱人，以义正己。"医乃仁术"，是两千多年来对古代医学伦理最集中和最深刻的概括。一般来说，我国古代医学伦理思想主要特点是：道德与政治紧密结合，为宗法等级制度服务；道德法律化，法律道德化；注重医德和医术的统一、医德规范与医德实践相结合；强调主体的道德修养；强调天人合一，人际关系和谐，讲究中庸之道；受儒家思想影响较深，儒家伦理道德对中国古代医学伦理起着支配作用。

我国古代医学伦理思想非常丰富，但受封建宗法思想、等级观念以及某些封建迷信思想的影响较大，存在历史和阶级的局限性。例如"三从四德""三纲五常"等封建道德观念，使妇女看病受到一些清规戒律的限制。如明代李梴的《医学入门·习医规格》中说："如诊妇女，须托其至亲先问证色与舌，及所饮食，然后随其所便，或证重而就床隔帐诊之，或证轻而就门隔帏诊之，亦必以薄纱罩手。贫家不便，医者自袖薄纱。"另外，封建统治阶级的"忠""孝""仁""义""礼"等伦理观念，对医德也带来消极影响。如"身体发肤，受之父母，不敢毁伤"，把尸体解剖视为不孝、不仁、不义行为而被禁止，严重阻碍了我国尸体解剖研究的进展。我国古代医德规范还有不少封建宗法等级制度的表现，如《礼记·曲礼》中记载："君有疾饮药，臣先尝之，亲有疾饮药，子先尝之。"这是封建的"君、臣、父、子"宗法等级观念的表现。

二、我国近代医学伦理学的发展

晚清时期，许多具有爱国主义思想和民族主义思想的医生开始探索救国救民的道路，他们的主张充实了我国医学伦理思想的内容，最杰出的代表人物是孙中山和鲁迅。孙中山（1866—1925 年）怀着"医亦救人之术"的意愿学医，其伦理思想是讲"仁爱"。他"济世为怀""粟金不受，礼物仍辞"，被人奉为"孙菩萨"。鲁迅也是怀着"医学不仅可以给苦难的同胞解除病痛，但愿真的还可以成为我们民族进行社会改革的杠杆"的希望学医的。这两人都是从重医德进而重政德的代表，从医人转为医国，从医家成为革命家。

19 世纪是西方医学飞速发展的世纪，同时也是西医东渐的世纪。西方医学通过传教士传入中国，建立教会医院，并在 1900 年之后，全面开展西医教育。1905 年，清政府派遣大量留学生赴日、美、法、德，其中一些留学生回国后成为中国西医界第一代骨干人物。中国传统医学受到西方医学的巨大冲击，由此展开了西医和中医旷日持久的碰撞、论争和融合。民国时期有三派观点：一派主张全盘西化，一派主张完全复古，一派主张中西汇通。这三派中，中西汇通派看到了中西医各自的长处，如施今墨、恽铁樵、张锡纯等代表人物，他们在主张中西医相互学习和促进祖国医学发展方面取得了卓越的成绩。从此，在我国逐步形成了中医、西医、中西结合并存，共同造福人类健康的新局面。1915年，中华医学会成立。1926年，《中国医学》刊出的中华医学会制定的《医学伦理法典》明确指出，医生的职责是人道主义，而非谋取经济利益，并对一般医疗行为进行论述，也论及经验不足的中国医生与经验丰富的外国护士之间的关系，体现了中国特有的医护伦理观。

1933年6月，爱国学者、现代医学教育家、我国医学伦理学先驱宋国宾（公元1893—1956年），撰写出版了我国第一部医学伦理学专著《医业伦理学》，他在书中以"仁""义"这一传统道德观念为基础，对"医师之人格""医生与病人""医生与同道""医生与社会"的"规己之规"作了精辟的论述，强调医生必须加强医德修养，"良医当勤其所学，忠其所事，出其热忱，修其仪表"。宋国宾的学说不仅在当时具有"众醉独醒之卓见"，而且为我国近现代医学伦理学的发展作出了重要贡献。社会各界特别是医务界称赞《医业伦理学》是"医界之座右铭""改良社会之要书"。

从我国近代医学伦理学的发展情况可以看出，这一时期医学人道主义精神得到了升华，突出体现了高度的爱国主义、人道主义和中西方文化交流的特色。

三、我国社会主义医学伦理学的发展

我国社会主义医学伦理学的形成以新民主主义革命时期的医德为基础。新民主主义革命时期的医德，包括革命根据地的医德、抗日根据地的医德、解放区的医德。中国共产党建党伊始，就把保障人民健康同争取民族独立、人民解放的事业紧紧联系在一起。党的二大把保护劳动者健康和福利写入党的纲领。在反对帝国主义、封建主义和官僚资本主义的革命斗争中，我们党为了适应长期革命战争的需要，从无产阶级和劳动人民的根本利益出发，在继承和发扬我国古代医德优良传统的基础上，创建了人民医疗卫生事业。1931年，毛泽东为红色卫生学校制定了"培养政治坚定，技术优良的红色医生"的医学教育方针。在抗日战争时期，中国共产党主要以援华著名医师白求恩为医德楷模，毛泽东在《纪念白求恩》一文中高度评价了白求恩的国际主义精神、共产主义精神、对技术精益求精的精神，号召共产党员和医务工作者向白求恩同志学习。这种跨越国界的献身精神，是对医学人道主义的生动诠释。1941年，毛泽东为中国医科大学题词："救死扶伤，实行革命的人道主义。"这是对当时医德原则的精辟概括，同时也反映了这一时期医疗卫生工作的显著特点和医务人员的优良医德，成为我国医学伦理的基本原则。毛泽东于1944年为延安卫生展览会题词"为全体军民服务"。同时，中国共产党还提出"一切为了伤病员"的口号，特别是要对来自国民党统治区的医务人员进行系统的思想教育，帮助他们树立正确的人生观和道德观，强调了全心全意为人民服务这一医护伦理原则。在毛泽东的著名题词和《为人民服务》《纪念白求恩》等著名文章的思想指导下，我国医务人员和患者形成了平等的同志式的新型医患关系。广大无产阶级医务工作者在长期救死扶伤、防病治病的医疗实践中形成的、具有战争特色、闪烁着共产主义思想的新民主主义革命时期的医德，是我国社会主义医德的基础。其主要内容有四个方面：一是忠诚于医药卫生事业，全心全意为保障军民健康服务；二是救死扶伤，实行革命的人道主义；三是刻苦钻研，对技术精益求精；四是团结互助，发扬集体主义精神。2017年，世卫组织颁发给中国政府"社会健康治理杰出典范奖"，称赞中国早在"健康融入所有政策"成为全球公共卫生界的口号前，就已经通过爱国卫生运动践行着这一原则，并为其他国家提供了可借鉴的模式。

中华人民共和国成立后，我国社会主义医学伦理学经历了曲折前进的四个阶段。

（一）中华人民共和国成立到"文化大革命"前（1949—1966年）

健康优先，历来是党和国家谋求发展的战略基点。中华人民共和国成立之初，我国就将医疗保障制度建设列上议事日程，以社会主义集体观和义务论为基础的医学伦理思想；以防病治病、救死扶伤，实行社会主义的人道主义、为人民群众服务的医德原则，在更加广泛的范围内得到体现和发展，在相当短的时间内改变了我国健康水平低下的状态，使人民群众的健康权利得到了保障。第一届全国卫生工作会议召开后，中国共产党领导全国人民确定了"面向工农兵""预防为主""团结中西医"的三大卫生工作方针。1952年，中共中央发起爱国卫生运动，组织力量防治危害人民健康最大的疾病，严格控制烈性传染病，如霍乱、鼠疫、血吸虫病等。在这一时期，党还在全社会开展了社会主义和共产主义思想教育，倡导学习白求恩精神，争取做白求恩式的医生，清除剥削阶级思想影响，广大医务人员思想觉悟和医德修养显著提高。在抗美援朝战争中，他们纷纷奔赴战场，为中朝人民和志愿军伤病员服务，为抗美援朝战争的胜利作出了应有的贡献。在和平建设时期，也谱写了像抢救钢铁工人邱财康等一曲曲医学人道主义的凯歌，为社会主义医学人道主义谱写了新的篇章。

（二）"文化大革命"十年动乱时期（1966—1976年）

这个时期社会主义医学人道主义精神遭到严重损害，社会道德和医德出现倒退。但许多医务人员仍然勤奋工作，坚守对人民健康负责的医疗宗旨。

总的来说，中华人民共和国成立后至党的十一届三中全会之前，我国的卫生政策侧重于预防为主，卫生工作重点放在农村和中西医结合上，体现了社会主义医学道德的价值取向，即为社会绝大多数人谋利益，社会主义集体主义原则是医学道德判断的基本标准。

（三）改革开放和社会主义现代化建设时期（1978—2012年）

20世纪80年代以后，在我国经济发展转型过程中，各方面利益、矛盾凸显，医学伦理问题一直处于我国现代生命伦理讨论的中心位置，传统的医学伦理思想不能再为医疗保健制度和医生医院的行为提供有力支撑，需要引入新的价值观。在此背景下，我国医学伦理思想迅速发展。我国学者一方面着手研究新形势下医学道德建设的途径，职业道德成为社会主义道德建设的重要内容之一；另一方面开始大力介绍国外生命伦理的研究成果和发展趋势，为我国生命伦理学科发展提供借鉴，提出了公正、效用、公益的原则，强调我国医疗卫生服务绝不是一般意义上的商品，医患关系也不是商品买卖关系，卫生体制改革应首先从国家宏观利益出发，保证基本医疗和社会预防，促进"人人享有卫生保健"目标的实现，坚持为经济社会发展服务的宗旨。因此，传统的医生个人美德和对患者的医护责任感必须与社会价值和公益相结合，才能较为完整的履行为病人健康服务的道德要求，义务论必须与价值论、公益论相结合，必须完善人道主义。

1981 年召开的全国医学伦理道德学术研讨会，讨论了对病人的人道主义、医学实验、器官移植、安乐死等问题，推动了我国医学伦理学发展。会议提出，我国的医学道德原则是"防病治病、救死扶伤，实行社会革命的人道主义，全心全意为人民服务"。以后 10 年的医学伦理实践证明，我国社会主义医德原则是符合中国国情的。1988 年中华医学会医学伦理学委员会成立，发表了中华医学会医学伦理学会宣言，提出了坚持卫生体制改革的道德原则：医患利益统一，患者利益居先；医疗数量质量统一，医疗质量居先；社会效益经济效益统一，社会效益居先；义利统一，信义声誉居先。该委员会还起草了《中华医学会会员职业道德公约》，医疗机构的医学伦理道德建设也得到重视；起草了《中华医学伦理委员会组织规章（草案）》，希望有条件的医院成立医学伦理委员会，推动医院医学伦理道德发展。1981 年和 1988 年，国家卫生部先后颁发了《医院工作人员守则和医德规范》《全国医院工作条例》《医院一般医德规范细则》《医务人员医德规范及实施办法》等，提出了救死扶伤、实行社会主义人道主义、同情和尊重患者、全心全意为人民服务等八项守则和八项医德规范。1991 年，国家教委颁布《医学生誓词》，注重培养学生的道德责任感，增强发展医疗卫生事业的使命感，提高职业道德水平。1999 年，《执业医师法》施行，以法律手段规范医生行为，维护了医患双方权益。进入 21 世纪以来，为了更好地满足人民日益增长的医疗卫生保健需求，更好地服务于人民卫生健康事业，中国医学界凝聚共识，塑造新世纪的职业精神。2011 年中国医师协会发布了《中国医师宣言》，在此基础上在 2014 年确立了新时代《中国医师道德准则》，规范了医师的道德底线，促使医师把职业谋生手段升华为职业信仰，要求医师遵从行业自律的要求，以医师职业为荣，笃行中国医师道德准则，传承和发扬医学文化。2012 年卫生部、国家食品药品监督管理局、国家中药管理局联合发布了《医疗机构从业人员行为规范》，这是我国较为全面的医疗职业规范文件。

20 世纪 80 年代开始，我国比较系统地进行医学伦理学教学和科研。1981 年，医学伦理道德学术研讨论会拉开了医学伦理理论研究新的一幕，标志着中国医学界理论界已认识到医学伦理理论建设与医学发展的关系，开始了医学伦理学理论建设。1988 年，《中国医学伦理学》杂志创刊，成为中国医学伦理学的专业学术期刊。随着我国医学院校医学伦理学课程的开设、医学伦理高级别学术会议的召开和医学伦理组织的成立，在社会主义市场经济条件下如何更新医德理论、加强医德医风建设、使医德理论思想更好地为医疗卫生实践服务等课题研究引起广泛关注，一大批医学伦理学教材陆续出版，逐步建立起具有中国特色的医学伦理学学科理论体系。

（四）中国特色社会主义进入新时代（2012 年至今）

党的十八大以来，党中央始终把保障人民健康放在优先发展战略地位。为了满足人民群众更高水平的医疗卫生服务需要，党对进一步做好医疗卫生事业作出了一系列重大战略部署，我国卫生健康工作重点逐渐由解决看病难、看病贵，转向管健康、促健康，制定修订《中华人民共和国基本医疗卫生与健康促进法》等法律，健康中国战略的制定和实施应运而生，走出了一条具有中国特色的卫生健康事业改革发展之路。健康是民族昌盛和国家富强的重要标志，预防是最经济最有效的健康策略。2016 年 8 月召开的全国卫生与健康大会具有里程碑意义，标志着我国社会主义伦理学成熟和完善。会议强调，健康是促进人的全面发展的必然要求，是经济社会发展的基础条件，是民族昌盛和国家富强的重要标志，是广大人民群众的共同追求，提出医务人员应弘扬"敬佑生命、救死扶伤、甘于奉献、大爱无疆"的精神。

新时代卫生与健康工作方针，以基层为重点，以改革创新为动力，预防为主，中西医并重，将健康融入所有政策，人民共建共享。2016年，中共中央、国务院印发《"健康中国2030"规划纲要》，描绘了健康中国建设的宏伟蓝图，"共建共享、全民健康"，是建设健康中国的战略主题。2017年，党的十九大提出实施健康中国战略。2019年，国务院印发《国务院关于实施健康中国行动的意见》，成立健康中国行动推进委员会，出台《健康中国行动组织实施和考核方案》。我们党立足更精准更有效的预防，推动预防关口前移。2020年9月8日，习近平总书记在全国抗击新冠肺炎疫情表彰大会上明确提出，要构筑强大的公共卫生体系，完善疾病预防控制体系，建设平战结合的重大疫情防控救治体系，强化公共卫生法治保障和科技支撑，提升应急物资储备和保障能力，夯实联防联控、群防群控的基层基础①。要完善公共卫生重大风险评估、研判、决策机制，完善应急预案，织牢国家公共卫生防护网。中西医结合、中医药并用，做好中医药守正创新、传承发展工作，建立符合中医药特点的服务体系、服务模式、管理模式、人才培养模式，使传统中医药发扬光大。要加大公立医疗卫生机构建设力度，发挥主力军作用，推进县域医共体建设，改善基层基础设施条件，落实乡村医生待遇，提高基层防病治病和健康管理能力，为人民提供全方位全周期健康服务。

新时代积极应对人口老龄化确定为国家战略，中共中央、国务院先后印发《国家积极应对人口老龄化中长期规划》《关于加强新时代老龄工作的意见》，国务院先后印发"十三五""十四五"国家老龄事业发展和养老服务体系规划，2021年，全国老龄工作会议召开，新时代老龄工作政策体系不断完善。截至2022年底，我国健康中国建设进展顺利，促进健康的政策体系基本建立，健康维护能力明显提升，卫生应急体系初步建立，卫生应急核心能力达到国际先进水平，居民参保率稳定在95%以上，全民医保基本实现，"一老一幼"健康水平进一步提高。

我国已建成了世界上规模最大的基本医疗保障网，主要健康指标总体上优于中高收入国家的平均水平，人民群众健康权益得到充分保障。这是中国共产党建党百年来坚持人民至上、生命至上的最好见证。2022年，国家药监局、农业农村部、国家林草局、国家中医药局研究制定的《中药材生产质量管理规范》等文件加强质量源头管理。中药科技创新不断深入，基层中医药服务能力显著提升，中医药服务更公平、更可及、更便利。不仅如此，中国共产党和中国政府秉持人类命运共同体理念，参与全球卫生治理更深更广，以实际行动倡导并推动构建人类卫生健康共同体，为守护人类健康作出了突出贡献。

新时代卫生健康事业发展成就巨大，很大程度上得益于我国卫生人才队伍整体素质不断提高，医疗技术能力与质量水平双提升，卫生科技发展日新月异。党中央肯定了广大医务工作者是人民生命健康的守护者，要求广大医务工作者用实际行动诠释医者仁心和大爱无疆，要求在全社会营造尊医重卫的良好氛围。仅在2000年至2017年间，医学科研共获得597项国家自然科学奖、国家技术发明奖和国家科技进步奖等国家奖励，其中吴孟超、王忠诚、王振义、屠呦呦和侯云德荣获国家最高科学技术奖。

---

① 习近平. 在全国抗击新冠肺炎疫情表彰大会上的讲话[M]. 北京：人民出版社，2020：24.

目前，我国社会主义医学伦理思想没有只停留在课堂、教科书、论文上，而是越来越深入到医疗、保健、卫生政策制定、医疗卫生技术研究开发、生命科学、环境保护、动物保护等更广泛的领域，深深扎根于医疗卫生保健和生命科学等多学科研究的实践中。当代中国医学伦理学，坚持以人为本、敬畏生命、医患和谐的价值理念，注重医疗服务的公益性和公平性，强调医德要求的理想性与底线性相统一，建立了具有中国特色的新时代医学伦理思想体系。

由于疾病谱、生态环境、生活方式不断变化，我国仍然面临多重疾病威胁并存、多种健康影响因素交织的复杂局面。在推进健康中国建设的过程中，我们要坚持中国特色卫生与健康发展道路，坚持基本医疗卫生事业的公益性，坚持正确处理政府和市场关系，为人民提供更好的卫生与健康服务。随着经济社会和医学技术的不断发展，以及人们对医学需求的增加，医学伦理将会面临更多有待解决的问题。我国医学伦理学正是在不断解决新问题的过程中得到发展的。

第二节 国外医学伦理学的发展历史

国外医学伦理学的演变和我国有明显的共性，发展历史比较悠久，国外医者对医学伦理同样重视。国外医学伦理学的形成、发展经历了三个阶段。

一、国外古代医学伦理代表思想

国外古代医学伦理思想起源于古代和中世纪，也就是文艺复兴之前。与我国古代相似，这一时期的医学伦理思想属于经验医学阶段。随着医学实践经验的积累，医学伦理思想逐渐形成理论体系，带有明显的自然哲学的特点，是一种以尽义务为宗旨的行医美德。同时，国外医学伦理思想深受宗教思想的影响。宗教对于许多医学伦理问题都有论述，是西方医学伦理思想的重要来源，并对其产生重要影响。

（一）古希腊的医学伦理思想

古希腊是西方医学的发源地，古希腊医学约在公元前 6 世纪至公元前 4 世纪形成。公元前 2000 多年，亚述和巴比伦就有了专门医师和民间医生的区别。约公元前 1900 年，《汉谟拉比法典》明确提出医生是一种专门职业，并且规定了医生的刑事和民事责任。随着医学的产生，医学伦理问题也出现了。古希腊哲学和宗教、科学并没有分化，古希腊哲学思想深刻影响了当时西方医学伦理思想，为其形成和发展奠定了基础。公元前 5 世纪左右，古希腊医学形成了不同的医学学派，都企图在思辨基础上建立一种可以解释生命现象的哲学体系，最具代表性的是希波克拉底的科斯学派。

古希腊医德最早是由名医希波克拉底（约前 460 年—前 377 年）提出来的。他既是西方医学的创始人，也是西方传统医德的奠基人。在希波克拉底生活的年代，医巫并存，医德也带有浓厚的僧侣医学和寺院医学的色彩。希波克拉底的主要功绩在于把古希腊原子论思想应用到医学领域，创立了"体液学说"，并把机体的生理、病理过程作为统一整体来认识，使医学逐渐摆脱了宗教迷信的束缚，创立了医学体系和医德规范。他的代表作是《希波克拉底全集》，收录了《誓言》《原则》《操行论》等医学伦理文献。《希波克拉底誓言》（以下简称《誓言》）为医生取信于民提供了思想武器，为西方各国的医生树立了楷模，后来欧洲人学医，都要手抚《誓言》宣誓。

《誓言》是一部经典的医德文献，奠定了西方医学伦理思想的基础，其主要内容包括：第一，阐明了行医的宗旨是"遵守为病家谋利益之信条"。第二，强调医生的品德修养，"无论至于何处，遇男遇女，贵人及奴婢，我之唯一的目的，为病家谋幸福，并检点吾身，不作各种害人及恶劣行为，尤不作诱奸之事"。第三，要求尊重同道，"凡授我艺者敬之如父母，作为终身同业伴侣，彼有急需我接济之。视彼儿女，犹如兄弟，如欲受业，当免费并无条件传授之"。第四，提出了为病家保密的道德要求，"凡我所见所闻，无论有无业务关系，我认为应守秘密者，我愿保守秘密"。第五，提出了行医的品质和作风，"我愿尽余之能力及判断力所及，遵守为病家谋利益之信条，并检束一切堕落及害人行为，我不得将危害药品给予他人，并不作该项之指导，虽有人请求亦必不与之"。这些医学伦理思想都曾极大地影响了后世医学和医德的发展，至今仍然是医务人员和医学生医学伦理道德教育的重要内容。但是，作为医学伦理学的古典文献，它也有一定的历史局限性，如提到自己的医术和行医成绩是神授予的，传授医学存在"家传"和"行会"特点，绝对排斥人工流产，主张不要接治那些濒于死亡的病人，以免引起麻烦等，这些思想也对后世产生了消极影响。

（二）古罗马的医学伦理思想

古罗马对医学伦理很早就提出了要求。公元前 450 年颁布的《十二铜表法》就记载了"禁止将死者埋葬于市之外壁以内""孕妇死亡时应去除腹中之活婴"等，还规定因医生手术疏忽而使奴隶死亡的要赔偿。公元 2 世纪，古罗马人占领古希腊后，继承了古希腊的医学和医德思想。古罗马时代医学的主要代表盖仑（Galen，129—199 年）继承了希波克拉底的"体液学说"，发展了机体的解剖结构和器官生理概念，创立了医学和生物学的知识体系，打开了早期实验医学之路，使古希腊医学和古罗马医学后来发展成为西方医学的基础。盖仑不仅对医学做出了贡献，而且在推动古罗马医德发展方面也有不少建树。他曾愤怒地指责当时罗马的一些医生把目标全放在用医疗技术换取金钱上，指出："作为医生，不可能一方面赚钱，一方面从事伟大的艺术——医学。""我研究医学，抛弃娱乐，不求身外之物。"这些医学伦理思想，对西方医学伦理学的发展起了一定作用。但盖仑的学说贯穿了唯心论和目的论，如他认为，人体的每个部分的功能都是上帝精心安排的结果；自然界中所进行着的一切活动都是有目的的，人的各器官都与一种预先固定好的目的相配合，灵魂是生命的要素，身体不过是灵魂的工具。盖仑的唯心主义世界观被基督教神学所利用，致使古罗马的医学伦理思想宗教色彩浓厚。

公元 476 年，西罗马帝国灭亡，欧洲奴隶制瓦解。在欧洲中世纪长达 1 000 多年的黑暗时代，宗教神学占据统治地位，医学伦理以宗教观念为轴心，医学和医德发展长时间处于停滞状态。中世纪的医学又称为僧侣的医学，医疗保健活动成为宗教的责任，中世纪的医生通常是牧师，医生的责任受到宗教观念的影响，治疗灵魂与治疗躯体并无严格的区别。

（三）古印度的医学伦理思想

古印度是世界文明的发源地之一，医学发展历史悠久。古印度医学伦理最早主要体现在公元前 5 世纪名医、外科鼻祖妙闻的《妙闻集》和公元前 1 世纪名医、内科鼻祖阇罗迦的《阇罗迦集》中。他们对医学本质、医师职业和医学伦理都有精辟的论述。《妙闻集》指出："医生要有一切必要的知识，要洁身自持，要使患者信仰，并尽一切力量为患者服务。甚至牺牲自己的生命，亦在所不惜。""正确的知识、广博的经验、聪明的知觉及对患者的同情，是为医者的四德。"《阇罗迦集》中也有对病人应有"四德"的提法，反对医学商业化。阇罗迦说："医生治病既不为己，亦不为任何利欲，纯为谋人类幸福，所以医业高于一切；凡以治病谋利者，有如只注意砂砾，而忽略金子之人。"公元 1 世纪医书《查拉珈守则》规定，医生应该"不分昼夜，全心全意为病人""即使医术高明，也不能自我吹嘘"，要"为病人隐讳""生命的知识无涯，因此必须努力"，等等，这些论述都体现了医学人道主义精神。

（四）阿拉伯的医学伦理思想

欧洲中世纪医学伦理思想受到宗教思想极大影响，发展缓慢。但在这一时期，阿拉伯地区的医德却有发展。它继承和发展了古希腊以来的医学和医德传统，成为世界医学史和伦理学发展史上的一个重要阶段。阿拉伯医学和医德最有建树的突出代表人物是犹太人迈蒙尼提斯（Maimonides，1135—1208 年），著有《迈蒙尼提斯祷文》（以下简称《祷文》），这是古代医德史上一部具有重要学术价值和广泛社会影响的文献。《祷文》提出，要有"爱护医道之心""毋令贪欲、吝念、虚荣、名利侵扰于怀"，要集中精力"俾得学业日进、见闻日广"，要诚心为病人服务，"善视世人之生死""以此身许职""愿绝名利心，服务一念诚，神清求体健，尽力医病人，无分爱与憎，不问富与贫。凡诸疾病者，一视如同仁"。总之，《祷文》在行医动机、态度和作风方面表现出了高尚的医学伦理思想，在医德史上是堪与《希波克拉底誓言》相媲美的重要文献之一。尽管如此，迈蒙尼提斯仍受到宗教神学的深刻影响，把医学和宗教联系在一起，把行医的成绩都归功为神的功劳，使其推崇的医学道德深深地蒙上了宗教迷信色彩。

二、国外近代医学伦理代表思想

国外近代医学伦理思想是从 14 世纪到 16 世纪的欧洲文艺复兴后开始形成的，实验医学是其主要基础。文艺复兴运动冲破了中世纪欧洲封建宗教的黑暗统治，当时代表新兴资产阶级生产关系的先进思想家们提出了人道主义口号，批判了以神道为中心的传统观念，医学人道主义应运而生。人道与神道的斗争，尖锐地反映在医学领域中。人道主义作为反封建统治的武器，为医学科学和医德摆脱宗教禁锢和经院哲学的束缚起了巨大作用，促进了以实验医学为基础的医学科学迅速发展。

16 世纪，解剖学之父、比利时医学家维萨里（Vesalius，1514—1564 年），不畏艰辛，勇于实践，历经 5 年，于 1543 年完成了《人体的构造》这本著作。他以科学事实驳斥了宗教神学关于"上帝造人"的无知妄说，动摇了传统的宗教伦理观念，纠正了盖仑解剖学中的许多错误观点，为现代人体解剖学奠定了基础，但最终被教会迫害致死。西班牙著名医生塞尔维特（Servetus，1509—1553 年）通过解剖学研究，发现了肺循环现象，否定了盖仑的"三灵气学说"。他的发现被天主教徒和基督教徒视为异端邪说，他为医学献出了宝贵生命。

17 世纪上半叶，建立在近代自然科学和思维科学基础上的实验医学开始出现。实验生理学的创始人之一、英国医生威廉·哈维（William Harvey，1578—1657 年），在塞尔维特等前人研究成果的基础上，用实验方法发现了血液循环，标志近代医学的大发展，成为生理学的先驱。恩格斯说，哈维"由于发现了血液循环而把生理学（人体生理学和动物生理学）确立为科学"，近代医学就牢固地在生物科学的基础上发展起来。

随着近代医学的发展和医疗卫生事业的日益社会化，特别是医院出现以后，对医学实验伦理道德不断提出了新的课题。医生除了个人行医外，集中行医日益成为医疗活动的主要形式，医疗卫生成了一种社会性事业，医生与病人的个人关系扩展为一种社会关系。针对这个新课题，不少医家进行了研究。18 世纪，德国柏林大学教授胡佛兰德（Hufeland，1762—1836 年）根据医生从医的目的、医患关系及医疗同事关系、查房、会诊、医德修养等问题提出了"医德十二篇"，它是《希波克拉底誓言》在新的历史条件下的继承和发展。胡佛兰德认为不应拒绝那些濒临死亡的病人。他说："即使病入膏肓，无药救治时，你也应该维持他的生命，为解除当时的痛苦来尽你的义务。如果放弃，就意味着不人道。当你不能救治他时，也应该去安慰他，争取延长他的生命，哪怕是很短的时间，这是作为一个医生的应有表现。"法国医学家、精神病学创始人比奈尔（Pinel，1754—1826），首先提出应以人道主义态度对待精神病人。他认为要尊重精神病人的人格，摒除不文明的言语和行为，要给他们良好的治疗。医学人道主义原则的提出，标志着医学伦理学进入了新的发展阶段。

1791 年，英国医学家、医学伦理学家托马斯·帕茨瓦尔（Thomas Percival，1740—1804 年）专门为曼彻斯特医院起草了《医院及医务人员行动守则》，并在此基础上于 1803 年出版了世界上第一部比较规范的《医学伦理学》著作，这标志着医学伦理学成为一门独立的学科。此书最大的特点是为医院而写的，对医学伦理学的重大贡献在于突破了医德学阶段仅有的医患关系的内容，引进了医际关系，即医务人员之间的关系、医务人员与医院资助者之间的关系等。1847 年，美国医学会成立，以托马斯·帕茨瓦尔的《医院及医务人员行动守则》为基础，制订了医德教育标准和医德守则，内容包括医生对病人的责任和病人对医生的义务；医生对医生即同行的责任；医务界对公众的责任，公众对医务界的义务，等等。1864 年，为解决战争中伤病员的救护和战俘问题，由瑞士发起在日内瓦召开会议，签订了《万国红十字会公约》，规定了医务人员在敌对双方保持中立性原则，成立了战地救护和战俘救护的组织机构。1949 年，61 个国家在日内瓦举行会议，订立了《关于保护战争受难者的日内瓦公约》。从此以后，医学伦理学走向成熟，日益向着系统化、规范化、理论化方向发展。

三、国外现代医学伦理学的发展概况

20 世纪以来，医学科学的社会化使医学对社会担负起越来越多的道德责任。各国以前虽然制定了许多医德规范，但已不适应医学和医德发展及国际交流的需要，制定世界医务人员共同遵守的国际性医德规范很有必要，不少影响较大的医德规范文件应运而生。

1946 年，纽伦堡国际军事法庭通过了著名的《纽伦堡法典》，制定了关于人体实验的基本原则：一是必须有利于社会，二是应该符合伦理道德和法律观点。1948 年，世界医学协会

出版了经过修改的《希波克拉底誓言》，并汇编了《医学伦理学日内瓦协议法》，标志着现代医学伦理学的诞生。1949 年，世界医学会在伦敦通过了《世界医学会国际医德守则》，进一步明确了医生的一般守则、医生对病人的职责和医生对医生的职责共三个方面的内容。1953 年，国际护士会议制定了《护士伦理学国际法》，1965 年在德国法兰克福会议上修订并采纳，并于 1973 通过时作了重要修改。1964 年，第十八届世界医学大会通过了《赫尔辛基宣言》，制定了关于指导人体实验研究的重要原则。此宣言于 1974 年又作过重要修改，强调了人体实验要贯彻知情同意原则。1968 年，世界医学大会第 22 次会议通过了《悉尼宣言》，确定了死亡道德责任和器官移植道德原则。1972 年 10 月，第十五次世界齿科医学会议通过了《齿科医学伦理的国际原则》，作为每位齿科医生的指南。1975 年，第二十九届世界医学大会通过了《东京宣言》，规定了对拘留犯、囚犯给予折磨、虐待、非人道的对待和惩罚时医师的行为准则。1977 年，第六届世界精神病学大会通过了关于精神病医生道德原则的《夏威夷宣言》。以上这些文件，都从不同方面对医务人员提出了国际性的医学道德原则。

与此同时，各个国家相继制定了全国性的医德法规与文件。1962 年日本最高法院制定了《安乐死条件》，1966 年日本颁布了《医道纲领》，1971 年制定了《日本齿科医疗伦理章程》。1982 年日本医学会制定了《医院伦理纲领》。1963 年英国医学会制定了《关于人体实验研究的准则》，1974 年英国国家科学院（NAS）发布了《基因工程研究工作的规定》。1968 年美国医学会发表了《器官移植的伦理原则》，1973 年美国医院联合会提出了《病人权利法案》，1976 年美国护士会（ANA）制定了《美国护士章程》，1984 年美国生育学会发表了《关于体外授精的道德声明》，1988 年颁布了《美国医院的伦理守则》。1970 年《苏联和各加盟共和国卫生立法纲要》对医务人员的医德作了明确规定，1971 年苏联最高苏维埃通过了《苏联医师宣言》，要求每一名医学毕业生要进行宣誓。1978 年丹麦制定了《丹麦医学生毕业誓词》。1988 年法国颁布了《生命伦理法》。

1981 年召开的第十二届国际医院协会会议就医院与初级卫生保健、医疗评价、残疾者等问题进行了探讨。国外学者对残疾人的医学伦理问题也很重视，1989 年、1990 年分别召开的第一届、第二届国际医学未来学术讨论会，均把残疾人的医学伦理问题列入主要议题。

随着经济全球化、社会信息化、文化多样化发展，健康作为人权的最核心价值获得广泛认同，人类的健康需求日益增加。在多种因素影响下，医疗卫生面临的不仅仅是个体疾病的治疗，而是更为广泛的人类健康问题，建构新的职业价值、塑造符合时代发展潮流的职业精神成为必要。守护人类健康、促进社会和谐，是医学界担负的神圣使命。2002 年，英国内科学会、欧洲内科联盟等学术团体发表了《新千年医师职业精神：医师宣言》，获得了国际医学界的广泛认同。2005 年，中国医师协会也加入了推行《医师宣言》的活动。

第三节 生命伦理学的产生与发展

现代医学的发展在很大程度上依赖于科学技术的进步。20 世纪以来，基因检测和干预、克隆技术、干细胞研究等生命科学的发展，推动医学技术不断发展进步。医学技术的发展一方面改善人类健康，造福人类；另一方面也给人类发展带来了前所未有的影响和困惑，所引发的伦理问题受到全世界医学界、哲学界、法律界、新闻界和公众的极大关注。患者权利与知情同意、生殖技术与生育控制、安乐死与脑死亡、优生学与缺陷新生儿处理、卫生资源分配等问题所带来的伦理之争，使传统的医学伦理对现实操作层面上的约束显得空泛和无力，由此催生了一种新的理论，即生命伦理学。

一、生命伦理学的产生

生命伦理学是当代技术、社会、价值观念等多方变革交织后的产物，也是人文学科对科学技术发展的回应，它的兴起与科研伦理密切相关。生命伦理学是一门新兴学科，旨在应对科学、医学技术、生物技术的发展和医疗卫生保健的演变使人们面临的种种伦理难题。生命伦理学与医学伦理学有时间和实践层面的相关性，但生命伦理学的发展空间已超越医学范畴，发展成为跨越医学、哲学（伦理学）、生命科学、法学、管理学、政治学、环境科学等多学科领域的交叉学科。

（一）生命伦理学产生的背景

1. 多元文化的交流交融交锋

多元文化的交流交融交锋是生命伦理学产生的社会基础。在经济全球化、社会信息化、文化多元化背景下，多元文化、思想、价值的交流交融交锋成为社会的普遍现象，引发政治、经济、教育、医疗卫生等诸多领域的深刻变革。

生命伦理学诞生于美国。20世纪六七十年代是美国历史上重要的文化和社会变革时期，以人权为核心的各种社会文化运动和伦理思潮风起云涌，公民权利运动矛头直指社会不公平和不平等；女性主义迅速兴起，在人工流产立法和现代生育观念风潮下，提出妇女生殖权利的问题等。20世纪70年代，一系列医学伦理事件的发生促进"患者权利运动"，最终促成美国医院联合会在1973年通过了《病人权利法案》，使患者"医疗、护理、康复、转院、知情、同意、资料、保密、试验、查账"等十大权利得到确认和保证。在这样的社会和文化变革背景下，人们从只注重对生命伦理术语、概念的意义和用法，道德判断的基本性质和功能等进行批判和分析的元伦理学，转向规范伦理学和应用伦理学，道德哲学重新回归现实生活，开始对现实的伦理命题进行研究和分析，生命伦理学由此获得了发展的内在动力。

2. 科技应用的伦理问题与科技伦理的兴起

高新生命科技的医学应用所面临的伦理问题与科技伦理兴起，是生命伦理学产生的直接原因。20世纪中期以前，科技的负面作用并未充分地显现出来，人们普遍认为科技是推动社会发展的动力和源泉。在科学技术和社会人文的共同推动下，生命伦理学受到医学家、哲学家、社会学家、法学家、决策者和公众的广泛关注，人们开始反思科学研究的正当性。20世纪中后期，基于现代医学科技对人与人性的全面侵犯的背景，人们已经认识到科学技术成果的应用以及科学研究行为本身需要伦理规范，生命伦理学正是医学人道主义面对医疗现实反思的产物。

3. 生命科学技术的发展与人类生命伦理观念的转变

生命科学技术的迅猛发展和广泛应用，开启了人类医学的新阶段，但也带来了复杂和尖锐的医学伦理问题。比如人的尊严、权利与义务、生与死的界定与意义、对疼痛的忍受、科学研究和技术应用的边界与规范等，引发了若干没有标准答案的伦理冲突和对人类命运的担心。此外，随着经济社会的发展，人们的生命伦理观念发生转变，出现了诸如安乐死等问题的争论。

正是在多种因素的共同作用下，生命伦理学应运而生。

（二）推动生命伦理学发展的重要因素

1. 医疗卫生事业面临的新问题

人类医疗技术水平和医疗卫生事业的长足进步，使人类健康有了更高水平保障，但也带来了一些问题和挑战，如医疗费用大幅攀升，严重冲击了许多国家的医疗制度，推动了各国医疗卫生体制改革。医疗卫生体制改革涉及许多伦理问题，以及卫生政策、体制和发展战略问题。如医疗卫生资源如何公正分配，如何使绝大多数人获得最佳的医疗服务，政府的卫生政策如何做到公正公平，政府的责任是什么，如何建立相互信任的医患关系，政府、医疗机构、医务人员与患者怎样协调才不会引起严重的利益冲突，如何处理医患纠纷，等等。这些新问题的解决亟需新的伦理智慧。

2. 医学模式的转变

随着医学分科的细化，医生走进越来越窄的专业领域，医学专业化导致非人格化倾向，医学科学关注疾病的生物学方面，器官和疾病的生物和生理方面被不断强化，而失去了对患者整体性的关注，忽视了人本身，忽视了医疗的社会性和人性化，医生与患者的关系由以前的密切转为陌生。医学科学史和人类对于自己生存状态的反思和审视的结果，再次把医学作为人的文化哲学来研究，医学模式作为人们观察、处理疾病和健康的思维方式和行为方式，作为一种医务职业活动方式，必然随之发生改变，即由原来的生物医学模式向生物—心理—社会医学模式转变。新的医学模式从大卫生观出发，认识到人的健康应包括机体、心理、社会适应能力等方面，它强调医学应是完整的人的医学和"活人"的医学。人类追求健康的生存，而真正健康的生存只有在最佳的自然和社会环境中才可实现。延长寿命并不是唯一追求的目标，生命质量是人们所重视的主要内容，人们越来越关注病人的意愿是否得到尊重。新的医学模式强调关注患者、关注社会，注重技术和服务的共同提高，为现代医学开拓了广阔的空间，赋予了更丰富的内涵。

3. 传统医学伦理观念的转变

传统医学伦理学提出的医生道德义务、道德价值和信念是绝对的，这些规范或价值并不能无条件地适用于一切情况，比如单纯的生命神圣论解决不了生命质量和生命价值的问题，传统的死亡标准无法应对脑死亡的问题，并将阻碍器官移植的发展。这些新的伦理难题的出现，亟需赋予旧的医学伦理观念以新的道德内容，或者提出新的伦理观念，以促进传统医学伦理观念的转变。

进入 21 世纪的生命伦理学表现出两个发展趋势：一是生命伦理学向原来的医学与生命科学领域深入发展，出现了基因生命伦理学、临床生命伦理学、生物研究生命伦理学等；二是生命伦理学向生命哲学、生命教育等更为广泛的人文社会科学领域发展。

二、生命伦理学的内容

（一）生命伦理学的定义

生命伦理学是应用伦理学的分支。生命伦理学一词来源于两个希腊词 bios（生命）和 ethics（伦理学）。20 世纪 70 年代初，生命伦理学（Bioethics）最先在美国产生，标志着医学伦理学发展到一个崭新阶段。1971 年，美国威斯康星大学教授波特在《生命伦理学：通向未来的桥梁》一书中首次使用"生命伦理学"概念。他把生命伦理学定义为：生命伦理学是一门新的学科，它把生物学的知识和人类价值体系知识结合起来，用生命科学以争取生存、改善生命质量，同时有助于我们确定目标，更好地理解人和世界的本质，有助于对幸福和创造性的生命开具处方。1978 年，美国华盛顿乔治大学肯尼迪生命伦理学研究所编写的《生命伦理学百科全书》将生命伦理学定义为"对生命科学和生活保健领域中人类行为的系统研究，用道德价值和原则检验此范围内人的行为"的科学。生命伦理学关注全部生命道德现象，重点审视前沿生命科学技术运用于人类所引发的道德难题，运用伦理学的理论和研究方法，在跨学科跨文化的情境中，解决生命科学研究与实践中的伦理问题，包括对决定、行动、政策、法律运行的系统研究。

（二）生命伦理学的研究范畴

（1）医疗卫生专业中的伦理学问题，如医患关系的道德。

（2）生物医学和行为研究的道德问题，如人体实验、行为控制的伦理问题。

（3）医学面临的广泛的社会问题，如医学高技术中的医德难题、公共卫生事业、遗传、人类生殖、生育控制、优生、死亡、器官移植、安乐死中的道德问题。

（4）提高、改善人类生命以外的动物、植物的生命质量和发展潜力，如动物试验和植物保护等方面的道德问题。

（三）生命伦理学的研究范围

生命伦理学研究产生于生命科学实践领域中的伦理问题，相较于以往的医学伦理学，其研究范围很广且有很大不同。传统医学伦理学研究医疗过程中人与人之间的关系，研究医学范围内的道德规范、道德原则和医生的个人伦理。随着医学的快速发展和医疗卫生保健日益社会化，生命伦理学的研究范围有不断扩大的趋势，它不仅研究医疗过程中人与人之间的关系，而且研究人与自然的关系。它超出了医疗职业范围，扩大到整个卫生保健领域，既包括环境中的伦理问题，也包括性、生殖、遗传、人口中的伦理问题，以及各种与卫生事业相关的社会政治道德问题，如贫困、失业、歧视、暴力等对人类健康的影响。

（四）生命伦理学的研究领域

生命伦理学是在跨学科和跨文化条件下应用伦理学方法系统研究生命科学和卫生保健中的伦理问题的一门学科，可分为六个研究层面：

1. 理论层面

研究生命伦理学道德、哲学基础及其学术思想渊源、发展史、基本原则与科学本质、规律、评价体系、生命伦理学语言和逻辑、思想动力及研究方法与教育策略等。

2. 临床层面

着重研究临床医学实践中的种种伦理困惑，如人体器官移植、遗传咨询、辅助生殖技术、人工流产、产前诊断、临终关怀及安乐死等问题，这些生与死的选择需要伦理精神支撑。

3. 受试者及其关联群体保护层面

着重探讨人体试验中如何尊重受试者及其与受试者相关联群体的自主性、保护受试者权益，还涉及适当保护实验动物等问题。

4. 政策和法规层面

探究在医疗领域的利益冲突管理和高新技术的临床应用所涉及的政策、条例制定、行政和行业管理及法律法规等问题。例如卫生经济伦理问题、医疗改革、保险与医院工作、医院伦理委员会、卫生政策与法制建设等。

5. 公共卫生层面

探讨如何维护和促进人类健康、如何处理个人权利与公众健康的关系等。例如公共卫生防控措施与个人隐私权、知情同意权、稀缺资源的公平分配等相关伦理问题。

6. 文化层面

探究文化、历史、传统、宗教、民族心理、风俗、社会经济形态及教育水平和自然生态等因素对生命伦理学学科的影响，同时研究由于文化偏好的不同而形成的医学选择的差异与生命伦理学和其他学科之间的关系等。

从广义上讲，生命伦理学研究可分为两大层面，其一为学术理论层面，研究生命伦理学作为一门学科的思想、学术基础和理论框架，以及研究论证的方式和方法；其二为实践、规范和决策层面，研究医学实践、人体试验，以及所有与生命相关的伦理政策和道德规范，这也是生命伦理学作为应用研究的集中体现。

作为一门新兴学科，生命伦理学是以生命科学、生物医学、生物技术以及医疗卫生实践中的伦理问题为导向，解决这些领域中"应该做什么"和"应该如何做"的问题。生命伦理学虽然以现实问题为导向，但同样涉及我们对生命的最深层次的看法，比如生命是什么、应该如何定义生命，更为重要的是，人是什么、人可以在什么意义上支配自己的身体、人应该如何决定自己的生与死、人应该如何维护自己的尊严、如何善待生命等。生命伦理学的研究内容除了指向现实所涉及的生命技术伦理问题的解决之外，还包括道德哲学层面对生命的追问。

三、生命伦理学的原则

生命伦理学的原则是在生命科学研究领域人们应遵循的行为准则，它不是一般伦理原则在生命科学领域的延伸，而是生物科学技术与伦理相互作用的产物。生命伦理学的原则是生命伦理学非常重要的理论问题。

20世纪80年代，生命伦理学被介绍到中国，其基本原则受到广泛重视，对我国生命伦理学影响较大的有：

（一）恩格尔哈特的"二原则说"

1986 年，美国生命伦理学家恩格尔哈特的著作《生命伦理学的基础》首次出版后立刻成为生命伦理学领域的权威之作。他提出的处理生命伦理问题的允许原则和行善原则，对于人们深入思考人性、道德和生命医学问题，具有启发作用。他认为允许原则是主要的，在一个俗世的多元化的社会中，涉及别人的行动必须得到别人的允许才能做，即己所不欲，勿施于人，只有经过他人的允许或同意，才能对他人采取某种行动（如治疗），未经允许是背离道德的。

（二）比彻姆和查尔瑞斯的"四原则说"

美国著名生命伦理学家比彻姆和查尔瑞斯提出处理生命伦理问题的自主原则、不伤害原则、行善原则、公正原则。"四原则说"在生命伦理学的原则中影响最大，为生命科学研究提供伦理框架，是伦理决策的首选，亦被欧美许多医学组织视为医业的职业行为依据。生命伦理"四原则说"引入我国后，自主原则改为尊重原则，行善原则改为有利或有益原则。

有利原则断言了行动者维护或增进他人利益的义务，不做不应该做的事以及做应该做的事，可以分为积极的和消极的两个方面。无伤原则断言了行动者维护他人利益，保护此种利益不被减损的义务。通常来说，无伤原则所断言的乃是行动者的一种消极义务，即行动者不可减损他人的利益。尊重原则断言了行动者尊崇他人、视他人为一个具有自身目的的利益主体的义务，包括尊重被研究对象的自主权、知情同意权、保密权和隐私权等。作为伦理原则的公正是指根据一个人的义务或应得而给予公平、平等和恰当的对待，不应分性别、年龄、肤色、种族、身体状况、经济状况或地位高低等，决不能进行歧视。

（三）蒂姆的"五原则说"

美国著名生命伦理学家蒂姆提出了处理生命伦理问题的五条基本原则：生命价值原则、善良原则、公正原则、诚实原则、个人自由原则，体现了自由、平等、人权、公正等伦理价值，适应了人们基本的伦理道德需要。

四、当代中国生命伦理学的发展

党的十一届三中全会以来，随着我国改革开放的深入和科技进步，人们的道德观念、价值观念发生了重大变化。我国社会主义医学伦理学面临生命伦理学的挑战，遇到了安乐死、临终关怀、人类辅助生殖技术、器官移植等大量社会、伦理、法律等问题，我国医学伦理工作者为此开展了一系列学术活动。在我国生命伦理领域，比较突出的问题是关于安乐死的辩论。1986 年，陕西汉中的安乐死事件历经 5 年多的审判才结案，引起国内对安乐死问题的广泛关注。目前，我国虽然对安乐死没有立法，实行安乐死还存在诸多有待解决的问题，但公众通过安乐死问题受到了一次生命伦理教育，对我国生命伦理道德的影响是不可低估的。1988年，全国首次安乐死和脑死亡理论研讨会在上海召开。1990 年，全国性健康道德专题讨论会在上海召开。1999—2001 年，我国的生命伦理学学术活动十分活跃，主要集中在人类基因组研究、克隆技术研究、遗传生殖技术发展应用等相关伦理问题的凸显和探讨的白热化；器官移植等临床医学领域与伦理学相关案件的出现及媒体的关注；国家卫生保健制度及机构改革与生命伦理学学术界的参与；生命伦理学、医学伦理学领域对医学生、医务人员职业道德的重视和反思；中国与国际生命伦理学界加强合作、多次联合召开会议；关于生命伦理学研究的论著陆续出版；等等。进入21世纪，随着经济社会的不断发展，人们更加重视健康，身体健康成为生命质量的核心，健康与健康伦理不仅是全人类生存与发展的首要问题，而且是医学伦理学研究的重要课题。当代医学实践和医学科学的发展进步，把医学伦理学推向了生命伦理学的崭新阶段。

目前，生命伦理学在中国已走过40多年的发展历程，虽起步较晚但发展较快。医学科学的社会化，使医学担负起越来越多的道德责任，社会各界和医务人员越来越认识到规范医务人员的道德行为、提高医务人员的道德修养的重要性。同时，当代生命科学、生物技术等发展及其所带来的大量社会、伦理、法律等问题及其影响，使我国医学伦理学面临生命伦理学的挑战，中国正从传统医学伦理学向生命伦理学扩展，形成了生命伦理学的学科形态、学术思维、学术内容和研究方法。

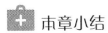 本章小结

随着社会分工、医疗实践活动推进、医学发展，医学伦理学形成和发展起来。中外医学伦理思想各自经历了古代医学伦理学、近代医学伦理学、现代医学伦理学和当代生命伦理学四个阶段。本章主要介绍了我国和国外古代、近代、现代医学伦理学的发展，重点介绍了我国古代医学伦理思想的精髓和我国社会主义医学伦理学的发展。介绍了生命伦理学的产生、内容、原则以及当代中国生命伦理学的发展概况。

复习思考题

1. 中外医学伦理学发展史上最著名的代表著作有哪些？并列举最著名的代表人物。
2. 何谓"杏林佳话"？何谓"一针救二命"的民间传说？
3. 我国古代医学伦理思想的精髓是什么？作为一名医学生，应如何看待古代医学道德？
4. 生命伦理学产生的社会历史条件有哪些？

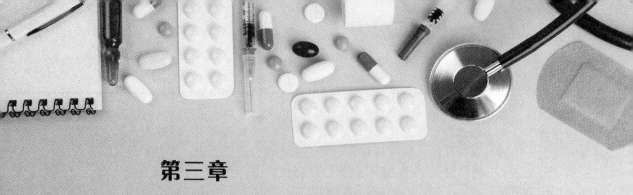

第三章
医学伦理学基础理论

学习目标

掌握道义论、效果论、美德论和生命论等理论的主要内容；培养和增强学生运用相关理论分析与解决未来职业生涯中伦理问题的能力，同时自觉运用相关理论指导个人的医疗行为。

思维导图

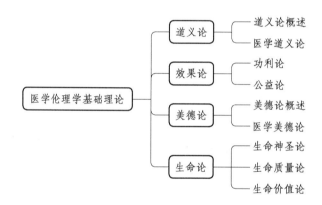

案例导入

2014 年 11 月 13 日中午 12 点，我国最小早产婴儿李思源在西南医院出生。她在妈妈肚子里只待了 23 周，出生时体重 660 克，身长 28 厘米，仅 1 根筷子长。医护人员亲切称她为"筷子娃娃"。如果能够活下来，她将是中国成功存活最小的早产婴儿。这个孩子成了西南医院儿科所有医生的牵挂，医护人员都在期盼生命的奇迹。但同时医护人员也表示，28 周以下的早产儿可能会出现大脑发育不全，语言、智力、情感等不如正常人的情况，也会间接影响四肢和躯干的协同。小思源就算熬过这一关，以后的日子也可能很艰难。

思考：你认为小思源的父母应该如何选择？

任何一种理论的产生都离不开现实活动。医学伦理学的基础理论同样也是在认识与解决现实医学伦理问题的过程中形成、发展和成熟的。同时，医学伦理学还批判继承了包括哲学、伦理学等在内的人类优秀思想成果。

第一节 道义论

从历史逻辑、理论逻辑和现实逻辑等多重维度来看，道义论一直以来都是伦理学中的重要理论。道义论是围绕责任、义务等进行论述的理论，主要考察个体的行为是否符合道德原则、是否属于正当性的行为。道义论与医学相联系后，形成了医学道义论。医学道义论同样在医学伦理学中占有重要地位。

一、道义论概述

（一）道义论的含义

道义论是具有"道义"色彩的理论的统称，也可以将其称为"非结果论""义务论"或"务本论"，它是道德哲学的一个重要分支，是探讨关于个体行为正当性、正义性的伦理学理论。

它侧重于从行为动机来衡量某一种行为是否应当实施，力争从源头上避免产生不道德的行为。换言之，道义论评价行为正误的依据，并不是行为的后果，而是行为的动机和标准。如果某个行为的初始动机是"善"的，行为符合道德标准，那么不管它结果如何，都是道德的。因此该理论的核心是责任与义务，进一步突出了道德理性的地位。

（二）道义论的发展历史

1. 中国道义论的发展历史

虽然中国传统文化中并没有明确提出"道义论"一词，但早在春秋时期儒学中就已经萌芽了道义论思想。儒家思想中的"道义"主要指代"仁义"或者"义"，指的是严格遵守封建礼教道德原则和规范。孔子就曾这样谈论仁义，"君子喻于义，小人喻于利"。孟子认为："何必曰利？亦有仁义而已矣。"宋明理学在继承孔孟思想的基础上明确提出，"不论利害，惟看义当为与不当为"。到了这个时期，我国基本上把"义"确定为了重规范与动机，轻后果与结论的道德行为标准。

2. 西方道义论的发展历史

在西方，道义论萌芽于古希腊时期。苏格拉底是西方最早提出道义论的人，苏格拉底用"平静的死亡"印证了他本人对道义的敬畏。在他之后，柏拉图、德谟克里特都从"道德""善良""义务"等维度作出了相关阐述，可以视为道义论在西方的源头。18 世纪的德国哲学家康德最早将道义论作为一种完整的理论提出来。康德的道义论是典型的规则道义论。康德以人是理性动物为出发点，在对功利主义的批评中逐步形成了道义论的观点，搭建了以"义务"为核心的道义论体系。他指出，人必须尽义务，而不能考虑其他的外在因素，如个人的利益、感性欲望等。在康德看来，只有完全处于职责的行为才真正具有道德价值。

（三）道义论的类型

道义论分为行为道义论和规则道义论两种。

1. 行为道义论

行为道义论又被称作行为非结果论或行为义务论。行为道义论否定有任何普遍的道德规则可以指导人们的道德行为，认为个人无须伦理规则就能直接把握应该做什么，必须根据具体的境况，以直觉、良心和信念来决定最后应该做什么。但到底什么是良心、直觉和信念呢？如何保证人们在良心、信念和直觉的引导下做出正确的伦理判断呢？行为道义论无法回答。

2. 规则道义论

规则道义论即规则义务论，该理论认为道德原则具有普遍的适用性，只有符合具有普遍性的道德原则的行为，才具有道德意义。是否符合伦理规范和原则是判断行为正误的标准，这些原则规范的指引远比过去的经验重要。

（四）道义论的评价

1. 道义论的现实意义

道义论伦理学是西方伦理学史上的重要理论流派之一，其内涵非常丰富，在人类思想史上有重要的地位和价值。它强调关注道德行为的动机，强调道德理性的基础性地位，把道德理想看作道德行为的内在本质，能够从源头上遏制不道德的行为。因此，该理论能够引导全社会作出正确的道德选择，从道德层面调节全社会的行为，克服现实生活中的道德危机，对维护人类社会的稳定与发展起着至关重要作用。

2. 道义论的局限性

道义论伦理学也有明显的缺陷。首先，道义论伦理学没能在辩证法的指导下把握动机和效果的关系。道义论伦理学只关注道德动机，导致效果和动机相对立。这一理论可能无法指导人们全面、公正、客观地评价他人的道德行为，如出现"好心办坏事"的情况将难以在道义论的指导下得到正确评价。尤其是随着科技的发展，这一现象也许会加剧。其次，随着社会进步以及个人所扮演的多重社会角色，社会义务要求也随之复杂化。如可能会出现需要对多个社会主体尽义务但义务之间相互矛盾与冲突的情况，行为主体不管如何选择都会违背道义论。

二、医学道义论

（一）医学道义论概述

由于医疗卫生行业的特殊性，社会对医疗领域从业人员的道德标准较高，因此，道义论被引入了医学领域。从历史发展来看，很长时间内医学道义论都在医学伦理学中占据了主导地位。医学道义论是道义论在医学领域的拓展和深化，既丰富了道义论的理论形态，也为医学领域提供了具体的理论指导。医学道义论突出强调了医务人员需要承担的道德义务和责任，指明了医务人员必须具有较高的道德品质。如医学道义论规定了救死扶伤是医务人员的道德责任。同样的，医学道义论主张从行为动机的角度来评判医务人员的行为是否符合道德标准与规范。

（二）医学道义论的意义与局限性

1. 医学道义论的意义

医学道义论在医学伦理学中占有一席之地，它以规则、标准的形式明确了对医务人员在道德层面的要求，能有效指导医学行为。首先，医学道义论能够有效引导医务人员作出正确的道德选择。医学道义论既是社会评价医务人员的标准，又是医务人员约束和评判自我的规范。医学道义论有利于医务人员清晰认知什么是不道德的行为、什么是道德的行为，能够帮助医务人员依靠内心的信念主动选择和自觉践行道德的行为。其次，医学道义论有利于克服医疗领域的道德危机。从深层次看，医患纠纷等事件层出不穷道德缺失是不可忽视的原因。医学道义论可以帮助医务人员正确把握医患间的伦理关系，督促医务人员认真履行服务患者的基本职责，使医患关系发生积极转变。

2. 医学道义论的局限性

首先，医学道义论没能在辩证唯物主义的指导下全面、正确地认识医疗行为动机和效果的关系。医学道义论过多地关注医疗行为动机，却没能注意到"好心办坏事"这一现象也是客观存在的。其次，医学道义论对医护人员缺乏较强的约束性。医学道义论仅仅是从个人责任与使命的角度，来探讨医务人员应该做什么、不该做什么，这一标准相对而言是"软"标准，完全靠医务人员内心的善良、使命感、良心作为保证，忽视了人的七情六欲和道德自律的偶尔缺位。

第二节 效果论

效果论也被称作"结果论"，其中最具有代表性的理论是功利论与公益论。与道义论主要关注行为动机恰恰相反，该理论片面认为判断行为对错的标准是行为后果，只有取得了良好效果的行为才是道德的行为。

一、功利论

（一）功利论的含义

功利论亦为效果论，是一种有较大影响力的伦理学理论。该理论代表人物是杰瑞米·边沁（Jeremy Bentham）和约翰·史都华·米尔（John Stuart Mill）。功利论认为应该以行为的功利效果作为道德价值的基础或基本评价标准。功利论认为，决定一个行动在伦理上是否道德，关键要看行为的后果以及后果的好坏。只要某一行为带来的后果是好的，能给大多数人带来最大的幸福和快乐，那么这一行为就是道德的。

（二）功利论的类型

古希腊的哲学家亚里斯提卜、伊壁鸠鲁，中国古代的墨子是最早研究功利论的思想家，他们的思想中孕育了功利论的雏形，但这些理论并不完整。18 世纪末至 19 世纪初期，经过英国哲学家、经济学家边沁和英国哲学家、政治思想家米尔的努力，功利论正式成为一种完善的哲学系统。后人在继承他们理论的基础上发展形成了诸多流派。根据应用的方式可分为以下两种：

1. 行动功利主义

澳大利亚的斯马特、弗莱切尔是行动功利主义的主要代表人物。行动功利主义认为由于每个人所处的情景不同，无法制定统一的道德原则。主张直接以行为的效果作为评价行为正当与否的标准。即人在行为选择时，应以功利主义为指导，选择一种为自己和为所有与此相关的人带来最大好结果的行为。

2. 规则功利主义

规则功利主义也可以成为准则功利主义，最早由米尔创立。该理论与行动功利主义相对立。规则功利主义认为，如果每个人都能够永远遵守同一套道德规范，就能产生最大快乐值。这一理论强调道德规则的重要性，主张以一条规则来决定在特殊的情况下该怎么办。

（三）功利论的意义及局限性

功利论的出现有效弥补了道义论"重动机，轻结果"的局限性。与道义论重动机不同，功利论更关注效果，可看作是对道义论缺陷的有力弥补。但功利论也可能会诱导"重结果，轻动机"的情况出现。如果只偏重功利论，仅仅以快乐和幸福来评判行为的正确与否，可能会给现代医学领域带来诸多的伦理难题，也许会伤害到部分人的合法利益。总而言之，道义论与功利主义都没能用辩证的思维方式看待问题，属于片面评价方法。

（四）医学功利论

1. 医学功利论的含义

功利论作为对道义论的补充与矫正，在医学领域也有较大的应用价值。功利论延展到医学领域，形成了内容丰富的医学功利论，也可以称作医学后果论。医学功利论源远流长，最早可以追溯到古希腊时期。该理论主张把医学道德行为后果作为是否符合医学道德规范、评价医学道德行为正确与否的重要依据。该理论认为，可以在行为后果预设的引导下，促使医务人员作出正确的行为选择，使医学行为符合道德标准。随着社会化程度的不断加深，人与人之间联系的程度日益紧密，医学功利论的内容由以前的仅包括服务对象的利益扩大为了包含患者家属、医学界乃至整个人类社会的利益。医学功利论不再只是关注当下的利益，也放眼于人类社会发展的长远利益和根本利益。

2. 医学功利论的局限性

作为医学伦理学基础理论的医学功利论，能够指导医学道德规范制定，弥补仅靠医学道义论指导的不足。但医学功利论同样未能厘清医学动机与医疗效果的关系，表现出了一定的局限性：完全以医疗效果为导向对医疗行为进行评价，可能会忽视医务人员在动机、道德行为执行中所遵守的道德规范，不利于全过程全方面地评价医务人员。

二、公益论

（一）公益论概述

1. 公益论的含义

公益论同样属于后果论的范畴，最早由约翰逊和赫尼格斯提出。公益论认为应从公共利益和绝大多数人的利益出发，公益论即关于公共利益的理论，是根据行为是否以社会公共利益为直接目的而确定道德规范的后果论。医学伦理学的公益论更倾向于关注全社会人员的身心健康和人类社会的长远发展，使医疗活动对病人、其他社会群体乃至后代都是有利的。虽然公益论进入医学伦理学体系的时间并不长，但其在改善人类社会环境和节约资源等方面起到了越来越重要的作用。

2. 主要内容

（1）群体公益。顾名思义，公益就是指公众的利益，指绝大多数人的利益。医疗公共服务效果的衡量标准并不仅仅是单一的医疗服务的经济效益或社会效益。而是强调在医疗服务中，坚持经济效益与社会效益并重、社会效益优先，二者共同来评定医疗公共服务效果。

（2）后代公益。公益论不仅关注眼前的利益，还关注长远利益与根本利益。不仅强调当代人的健康，还提倡保障后代的健康，同时为子孙后代提供可持续发展的环境和条件，如保护环境、节约资源等。

（3）医疗群体公益。医疗卫生服务虽然强调以病人为中心，但也要兼顾医务人员的合理诉求与正当利益。

3. 基本原则

公益论认为在处理个人利益与集体利益的关系时，应当坚持个体利益与群体利益兼顾，以群体利益为重的基本原则。在处理当前利益与长远利益的关系时，应当坚持当前利益与长远利益兼顾，以长远利益为重的基本原则；在处理局部利益与整体利益的关系时，应当坚持局部利益与整体利益兼顾，以整体利益为重的基本原则。

（二）公益论的意义及局限性

在当代社会，公益论正发挥着越来越大的指导作用。公益论能够有效引导医疗卫生机构和医护人员从根本利益、长远利益与群体利益出发，公正合理地解决出现的各种利益矛盾，能够有效降低医学道义论带来的不良影响。

但是公益论本身仍有许多局限性。首先，公益论仍然属于后果论的范畴，主要依靠行为的结果对医疗行为进行评价。其次，公益的标准尚不明确。如对后代是否有益，无法在较短时间内作出评判，得出明确答案。

第三节 美德论

顾名思义，美德即美好高尚的道德。社会的有序运转、人与人之间关系的和谐、人类社会的发展都离不开美德。因此，人类社会普遍重视美德的养成与运用，各行各业都依靠美德来约束从业者的言行，在医疗卫生领域亦是如此。中国传统医学道德历来十分强调美德，扁鹊、华佗、孙思邈、葛洪、施今墨等都是古代医德的典范，他们用自己的身体言行、言传身教使传统美德传承下来，逐步形成了今天的美德论。

一、美德论概述

（一）美德论的含义

美德论相比于其他复杂抽象的伦理学概念，更加简单明了。美德论是以美好的道德为起点，研究什么是美好的品德、人应该具有什么样的美德，以及怎么样才能习得美好的品德。美德论研究核心是人的内心，是人关于美德的深度认同与现实践行。

（二）美德论的历史发展

在古代中西方社会中，美德论都是出现较早、内容较丰富、践行较多的伦理学理论形态。在整个伦理学思想中都占据有极其重要的地位。

1. 中国美德论的历史渊源

孔子及其儒家学派不仅对道义论具有较深的论述，对于美德论也具有较多的观点和看法。《中庸》指出："莫见乎隐，莫显乎微，故君子慎其独也。"《大学》指出："诚其意者，毋自欺也。"曾子也提出，要"吾日三省吾身"。而后，宋明程朱理学也有对美德的论述，充分肯定了道德修养的作用，强调"尊贤"和"谦逊"等美德。当然，除了儒家之外，道家、墨家思想中也有涉及美德的观点，许多观点直至今日对规范与调整社会群体的行为仍具有指导作用。

2. 西方美德论的历史溯源

西方对于美德的研究最早可以追溯到古希腊。苏格拉底首开先河，他非常关注对人自身的研究，在对人自身的研究中逐步开始了对品德的研究。苏格拉底将美德与知识完全对等起来，自觉将真与善、知识理性与价值理性内在地统一了起来。亚里士多德为西方德性伦理学奠定了系统的理论根基。首先，亚里士多德批判继承了前人的理论。其次，他认为无论做什么，终极目标都应该是对善、对美德的追求。再次，他论述了德性的习得离不开社会实践。最后，他论述了德性的目的，明确指出德性的目的在于达到幸福，而追求善和幸福就是合乎德性的实践活动。近代以后，西方对于美德论的研究虽有衰落但并未间断，形成了丰硕的研究成果。

二、医学美德论

（一）医学美德论的含义

医学美德论来源于现实的医学实践，又能进一步指导医务人员对自己的行为进行约束。医学美德论以医学领域内的美德为研究对象，研究和探讨医务人员应该具有什么样的道德品格。同时，引导医务人员自觉养成和修炼美德，从而能够获得社会与他人的良好评价。不同的时代、不同的国家、不同的民族对于医学道德的规范和规定存在偏差。如中国传统德性伦理在医学实践中提倡清廉正直、精湛医术、仁爱救人等医德规范。

（二）医学美德论的主要内容

医务人员服务的对象是人，因此从古至今，社会在道德方面对医务人员就有较高的要求。医学美德论包含了仁慈、诚挚、严谨、公正和节操五个方面的内容，这五个方面的内容都包含着对中华优秀传统文化的继承与发展。仁慈具体说来就是医务人员应具有人博爱的精神。唐代药王孙思邈曾说"杀生求生，去生更远""虽曰贵人贱畜，至于爱命，人畜一也"。诚挚关键在"诚"。"诚"，在中国传统文化中占有重要地位，孟子曾指出"诚者，天之道也，思诚者，人之道也。"当今社会，诚信也是社会主义核心价值观中的重要内容，对社会安定团结和个人的发展起着关键作用。在医疗领域，诚挚既包括对患者及其家属真诚，也包括诚信科研、坚持真理。如果医务人员不具备诚挚这一品格，可能会损害患者身体与精神的双重利益，甚至与患者产生纠纷。严谨指的是严肃谨慎，细致周全地对待工作。由于医务人员的工作内容是挽救人的生命，这就要求医务人员在工作中务必要坚持严谨的工作态度，事事认真，时时认真，将严谨变成终身的习惯。公正要求医务人员在医疗活动中，平等地对待所有患者，尊重所有患者的人格与权利。同时在医疗资源的配置、占有、使用、收益等方面坚持原则，不徇私情。节操指的是医务人员自觉抵制外部诱惑，严格遵守道德规范，是坚定的道德品质的体现。医务人员应坚持自觉抛弃错误的利益观，树立正确的利益观，在正确利益观的指导下处理个人利益和患者利益之间的关系，始终坚持以患者的利益为重。如宋朝张杲曾说："为医者，须绝驰骛利名之心，专博施救援之志。"

（三）医学美德论的意义与局限性

1. 医学美德论的意义

医学美德论是医学伦理学的重要理论基础，是医学伦理学不可或缺的组成部分，中西方医德思想都对医务人员有较高的美德要求。首先，医学美德论是指导医疗卫生工作顺利开展的思想基础。其次，医学美德论中提出的美德是医务人员工作的基本准则，能够有效引导和规范医务人员的行为，有利于医务人员塑造完美的人格。

2. 医学美德论的局限性

随着医学实践的进步，医学美德论的缺陷也逐渐凸显。首先，医学美德论只提出了"应该具备什么样的美德"，但对如何习得美德缺乏实质性的建议。其次，与法律相比，道德的约束是相对较弱的。随着医疗社会化的进程不断加快，仅仅依靠医学美德论的指导无法有效提升整个行业的道德水平，更需要制度化的管理和法律的制约。

第四节 生命论

生命论也称生命观，是一种关于生命的本质和意义的观点和看法。医学伦理学所讲的生命论主要侧重于探讨人类自身生命的本质和意义。随着医疗实践的不断发展，生命论经历了生命神圣论、生命质量论和生命价值论三个发展阶段。生命神圣论是传统生命论，也是一种最为永恒的生命论；生命质量论和生命价值论是现代生命论，是对生命神圣论的丰富和发展。

一、生命神圣论

（一）生命神圣论概述

生命神圣论认为生命是神圣不可侵犯的、生命无价，是在对外部世界的盲目崇拜和对生命的无限敬畏中逐步形成的。生命神圣论常常与宗教联系在一起，后在文艺复兴运动中得到了进一步发展。该理论主张人的生命至高无上，在任何情况下都应该竭尽所能挽救和维护生命。生命神圣论主张无条件地敬畏生命和爱护生命，一切剥夺自己或他人生命的行为都是不可取的。如古希腊数学家、哲学家毕达哥拉斯就曾明确指出："生命是神圣的。因此我们不能结束自己或别人的生命。"

（二）生命神圣论的意义与局限性

1. 生命神圣论的意义

首先，生命神圣论明确了治疗疾病、减轻病痛和延长生命是传统医学的目的。它无时无刻不警醒着人们生命是神圣的，是人类社会开展所有活动的生理基础，对人类社会的持续性发展起到积极作用。其次，生命神圣论从道德的角度厘清了医学活动的终极目的，将挽救生命和维护健康作为医务人员的重要职责，为医务人员的工作指明了方向。最后，生命神圣论为医疗行业与医学职业的产生提供了理论依据。正因生命神圣，就需要专门的学科和专业的人才潜心研究如何维护与挽救生命，使人们在受到伤害时能得到专业救护，而不至于失去生命。在今天，生命神圣论同样具有重要的指导作用。

2. 生命神圣论的局限性

随着医学手段的不断更新与医学技术的强大，生命神圣论的缺点逐渐暴露。生命神圣论过于强调生命的数量和长度，以至于使医疗活动一味地追求生命的长度，而忽视了生命的质量，割裂了量与质的辩证关系。同时造成医疗资源的浪费，割裂了集体利益与个人利益的辩证关系。

二、生命质量论

目前，人们不再满足于在生命神圣论的视域下考察生命。更多的人主张不仅仅要延长生命，更重要的是努力提高和增加人的生存质量。活着不是唯一的目的，人们更希望活得体面、幸福和美满。因此，传统的生命神圣论不再能完全满足人们的需求。于是，生命质量论应运而生。

（一）生命质量论的含义

生命质量论是以生命的质为核心，以生命的存在状态为评价对象，衡量生命对自身、他人和社会存在价值的一种伦理观。生命质量论强调人类要具有更高的生命质量，生命质量的高低与主次决定了对生命的取舍，应该对高质量生命的人给予更多的保障。生命质量论的基本道德信条是：尊重人的生命，接受人的死亡。

（二）生命质量论产生的现实原因

生命质量论产生于 1950 年左右，该理论的产生离不开生物医学工程技术的发展。随着现代医学生物技术的进步，医疗水平的持续提高，安乐死、器官移植等带来了剧烈的伦理冲突。人口激增，环境污染严重等这一系列的矛盾该如何解决，仅靠生命神圣论无法作出完美回应，生命神圣论的局限性日益凸显。现实呼唤新的理论，在对相关问题的回应中，人类关于生命的认识实现了飞跃，生命质量论由此产生。

（三）生命质量论的意义与局限性

1. 生命质量论的意义

首先，生命质量论的产生是人类思想史上的巨大进步，人类主动更新了关于自我的认识，该理论的产生证明了人类能够更加客观、理性地看待生命与自我。其次，生命质量论为制定长远的人口政策和环境政策提供了合理依据。最后，生命质量论能够更加有效合理地配置医疗资源，减轻患者痛苦，减轻家人和社会的负担。

2. 生命质量论的局限性

生命质量论与生命神圣论一样，即缺乏辩证思维，只把患者个人当作自然人、抽象人，而忽视了人的本质是一切社会关系的总和。生命质量论只看到高质量生命对个体的意义，而忽视了即使是低质量的生命也有存在的意义。另外，生命质量论对于生命质量的认识还比较狭隘。例如，将"绝症"完全等同于不治之症是不正确的。随着医学技术的日趋完善，"绝症"也可能变成"可治之症"。

三、生命价值论

（一）生命价值论的含义

随着近代各种价值理论的兴起，生命价值论发挥着越来越关键的作用。生命价值论是一种将生命神圣与生命质量相统一的崭新理论。生命价值论是指根据生命对自身和他人、社会的作用，采取不同对待方式的生命伦理观。生命价值论将人的生命的价值作为应该如何对待生命的尺度。判断生命价值主要根据以下两个因素：一是生命的内在价值，即生命本身的质量，包含体力和智力两个方面，是生命价值判断的前提和条件。二是生命的外在价值，即生命对他人和社会的贡献。

（二）生命价值论的意义与局限性

1. 生命价值论的意义

生命价值论完善了人类关于生命的理论，是对生命神圣论和生命质量论的丰富与深化，生命价值论的出现，要求人类提升自我素质，谋求更好的发展，这在很大程度上体现了人类对自身的思考更加深刻、成熟与理性。

2. 生命价值论的局限性

生命价值论主张以价值为准则来对所有的生命进行评价，但价值本身就是一个具有主体性、多维性的概念，同一客体对不同的主体可能会有不同的价值。所以，笼统地以统一的价值标准来评价所有的生命，是不科学的，也是不现实的。同时价值可分为现实价值和潜在价值，潜在价值不会在当下显现，会随着时间、条件的推移逐步显示，因此可能会对生命的价值产生误判。这些都是生命价值论面临的窘境。

 本章小结

医学伦理学的基础理论是医学伦理学学科大厦的基石，包含道义论、效果论、美德论和生命论等。道义论是关于责任、使命的道德理论，它以道德规范和戒律的形式表达人们应当怎样开展自身的行为和生活。效果论包含功利论和公益论，认为判断人的行为在伦理上对错的标准是该行为的后果，道德行为的目的是要带来好的结果。美德论是以行为者本身为中心的，重点研究有道德的人应该是什么样的人。生命论又被称为生命观，是一种关于生命的本质和意义的观点和看法。

 复习思考题

1. 简述道义论的意义和局限性。
2. 简述功利论和公益论各自的优势和不足。
3. 简述美德论的含义以及医务工作者必须具备的美德。
4. 简述生命论的基本内容。

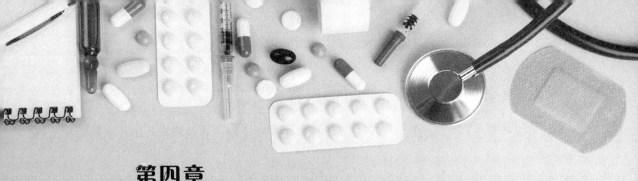

第四章
医学伦理学的基本原则、规范与范畴

 学习目标

正确认识和理解医学伦理学的基本原则、规范与范畴，为今后的职业发展奠定良好的理论基础，提升医学伦理素质，加强医德修养，涵养职业道德。

 思维导图

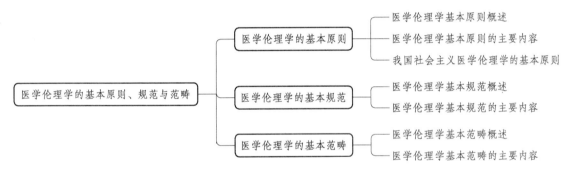

医学伦理学的准则体系包括医学伦理学原则、医学伦理学规范和医学伦理学范畴三个主要内容。医学伦理学原则是医学伦理学准则体系中最根本的伦理依据，处于准则体系的最高层次，医学伦理学规范和范畴是对医学伦理学原则的阐释和细化，用以规范和指导医务人员的行为，培养职业道德，提升医德修养。

第一节 医学伦理学的基本原则

一、医学伦理学基本原则概述

医学伦理学的基本原则是一切医学伦理关系所必须遵循的基本准则，是各种医学道德所必须遵守的根本指导，集中反映了某一医学发展阶段及特定社会背景下的医德基本精神，也是衡量医务人员个人行为和职业道德水平的最高标准，在医学伦理学准则体系中居于最高层次和主导地位。

二、医学伦理学基本原则的主要内容

我国医学界普遍认同的医学伦理学基本原则为有利原则、尊重原则、不伤害原则和公正原则。

（一）有利原则

有利原则是指医务人员在医疗实践活动中把对患者健康有利放在首位，积极促进患者的生命健康，时刻为患者着想，切实为患者谋利益的伦理原则。患者利益包括客观利益，如缓解、治愈、康复、节约治疗时间、降低治疗费用等，也包括主观利益，如受人尊重、鼓励和安慰，因恢复健康而产生的心理愉悦，等等。在当今社会，人民群众对优质医疗资源的需求越发迫切，医务人员在坚持有利原则的过程中应为患者提供更为优质的服务，树立以患者为中心的服务理念，帮助患者对利害得失全面权衡，选择受益最大、伤害最小的医学决策。这里的受益最大是指在现有医学发展水平或在当地医院的技术条件下诊疗效果最好、最显著；伤害最小是指在疗效相当的情况下，应以安全度最高、副作用最小、风险最低和伤害最小作为选择诊疗方案的主要参考因素。同时还要兼顾耗费最少的要求，即医务人员在保证诊疗效果的前提下，选择耗费卫生资源最少的诊疗方案，尽最大可能减轻社会、集体、患者及家属的经济负担。

无论是在西方还是中国的医学道德体系中，有利原则都是一条最基本、最重要的道德原则。有利原则也是医学道德的最高原则，当医学道德原则之间发生冲突或者矛盾时，医务人员的医学道德行为选择以不违背有利原则为基准。

（二）尊重原则

在医学伦理学中的尊重原则从狭义上讲是指医患双方都应尊重对方的人格尊严、真诚相待，侧重医务人员应当尊重患者的人身权利和人格尊严。从广义上讲则强调医务人员在诊疗、护理的实践中，尊重患者的人格权和自主权。患者的人格权包括一般人格权和具体人格权。一般人格权包括人格独立、人格自由、人格尊严全部内容的一般人格利益，并由此产生和规定了具体人格权。具体人格权包括生命权、健康权、姓名权、肖像权、隐私权、名誉权、荣誉权等权利，患者上述权利都应得到医务人员的尊重。其中，尊重患者的隐私权是因为基于职业的特点，医务人员有获悉患者隐私的便利，因此，医务人员除非法定、授权或者患者同意，不得泄露和公开患者的病例资料、病情和其他隐私。自主权是指自然人在不违背国家法律和法令的条件下，自己做主，不受外力支配和驱使的权利。患者的自主权是指在接受诊疗和护理的过程中，有独立的、自愿的决定权，突出表现为知情同意权，即患者在理性状态下对诊疗措施作出独立的自愿的决定。尊重患者的自主权要求医务人员必须向患者提供病情资料，向患者说明并让其理解自己的身体状况、适用的诊疗措施，以及各项诊疗措施的益处、副作用、危险隐患等情况，使其知情达到最高限度，然后让患者依据自己的判断，自行进行诊疗决策。当然，这只适用于能够作出理性决定的人，医务人员对非理性的行为加以阻止和干预是正当的，是对患者的有效保护。

尊重原则体现了医学人道主义精神的必然要求，是保障患者权利的必要条件。虽然尊重原则侧重于医方对患方的尊重，包括对患者家属的尊重，但是医患双方的相互尊重、体谅、关爱是建立良好医患关系不可或缺的基础。

（三）不伤害原则

不伤害原则也叫无伤原则，是一条底线原则，是医学伦理的最低要求，是医学人道主义的广泛共识和突出体现。不伤害原则是指在诊疗过程中患者不应该受到生理上或心理上不应有的损害。医学诞生后，手术的创伤、药物的毒副作用、辅助检查引发的不适等不同程度的医疗伤害不可避免地出现了。因此不伤害原则不是指绝对地不使患者受到任何伤害，它主要强调医务人员应秉持对患者生命健康高度负责的态度，正确对待医疗伤害，帮助患者权衡利弊，选择最佳诊疗方案，并在临床工作中关注患者的病情变化，使患者免受不必要的身体、精神伤害和经济、时间上的损失，并把不可避免但可控制的伤害降到最低。

不伤害原则的提出主要是为了避免医务人员因在主观上存在恶意，而出现对患者的生命健康不负责任，或者本应该预见而未能预见、能够控制而放任伤害的行为。

（四）公正原则

医学伦理学中的公正原则是指社会上的每个人都有平等享有卫生资源、平等就医的权利，具有使用卫生资源的权利。公正原则主要包括两个方面的内容：一是医患交往公正。每一位患者都应得到医务人员公平的对待，医务人员对每一位患者的人格、权利、正当健康需求给予同等的、普遍的尊重、关心和爱护，不因患者年龄、性别、社会地位、经济状况、宗教信仰的不同而区别对待，对经济贫困患者、老龄患者等弱势群体，应给予更多的、真诚的医学关怀。二是资源分配公正。医疗卫生资源是指满足人民群众身体健康、心理健康的现实可用的人力、物力和财力的总和。医疗卫生资源分配和其他社会公共资源分配的原则相一致，即公平优先、兼顾效率、合理利用、优化配置，但同时医疗卫生资源分配还应坚持平等、先到先救助、紧急者优先的原则。医疗卫生资源分配分为宏观分配和微观分配。宏观分配是指政府对总体医疗卫生资源的分配，应做到统筹兼顾、优化配置，发挥现有医疗卫生资源效益最大化，充分保证人人享有基本医疗保障，并在此基础上满足人们多层次、多样化的医疗保健需求。微观分配是医疗机构和医务人员在诊疗过程中根据患者就诊所需而进行的卫生资源的分配，如住院床位、手术排期、稀缺医疗资源等的分配。

公正原则有利于构建和谐的医患关系，最大限度发挥现有医疗卫生资源的效益，提高整体医疗水平，满足人民对健康的多层次需求。

三、我国社会主义医学伦理学的基本原则

在不同的社会发展阶段，医学伦理的基本原则是具有差异的。在继承和弘扬中华优秀传统道德的基础上，伴随着我国医学事业的发展和进步，国内相关学者们逐步总结、提炼并形成了社会主义医德基本原则。1981年，全国第一届医德学术讨论会在上海举行，会议首次明确提出我国社会主义医德的基本原则是"防病治病、救死扶伤、实行革命的人道主义，全心全意为人民服务"。20世纪80年代中后期，学者们又对这一概念进行了调整和修改，并形成了沿用至今的社会主义医德基本原则，即"防病治病、救死扶伤""实行社会主义的人道主义""全心全意为人民的身心健康服务"，这也是社会主义医学伦理学的基本原则。

（一）防病治病、救死扶伤

医学是通过科学或技术的手段处理人体的各种疾病或病变，增进人类健康的科学，因此，医学职业服务的对象就是人类的健康和生命。医学职业的特点决定了"防病治病、救死扶伤"是医务人员的根本任务和神圣职责。医务人员应当坚持人民至上、生命至上，发扬人道主义精神，弘扬敬佑生命、救死扶伤、甘于奉献、大爱无疆的崇高职业精神，恪守职业道德，遵守执业规范，提高执业水平，履行防病治病、保护人民健康的神圣职责。两千多年前，《黄帝内经》提出"上医治未病，中医治欲病，下医治疫病"，足见预防疾病的重要性，"防病治病"体现了以预防为主、防治结合的医德理念，医务人员应承担完整的医学道德责任，正确地认识和处理对患者、健康人群、生态环境及社会等多重义务关系，肩负起防病和治病的使命。"救死扶伤"要求医务人员要把患者的生命和健康至于心中最高位置，以同情仁爱之心、高超的技术水平、严谨的工作态度对待每一名患者。总的来讲，"防病治病、救死扶伤"原则要求医务人员具备高尚的医德和精湛的医术，更好地服务于人民群众的生命健康。"防病治病、救死扶伤"是社会主义卫生健康事业的根本任务。

（二）实行社会主义的人道主义

广义的医学人道主义是指在医学活动中，特别是在医患关系中表现出来的同情、关心病人、尊重病人的人格与权利、维护病人利益、珍视人的生命价值和质量的伦理思想。社会主义的医学人道主义与资本主义的医学人道主义具有本质区别。社会主义的医学人道主义是中华优秀传统医德的继承与创新发展，以全心全意为人民服务、解放全人类为价值追求，体现了社会主义制度下对人的生命价值的根本尊重。一是以为患者消除疾病造成的痛苦为宗旨，关心、爱护患者；二是全体人民拥有平等的医疗权；三是尊重患者的人格，维护患者的合法权益，保护患者隐私不受侵犯。

（三）全心全意为人民的身心健康服务

"全心全意为人民服务"是社会主义道德的核心，要始终将人民置于最高位置。医务人员工作的根本任务和价值追求决定了他们是通过"防病治病、救死扶伤"的具体工作来体现"全心全意为人民服务"，具体指向"全心全意为人民的身心健康服务"。"全心全意为人民的身心健康服务"要求医务人员把人民群众的身心健康作为工作的出发点，树立为人民群众身心健康服务的理想信念，热爱人民、关心人民，维护患者的生理健康，照护患者的心理健康，正确处理个人利益与患者利益、集体利益与社会利益之间的关系，把维护患者、集体和社会的利益放在首位，具备无私奉献、拼搏奋斗、敢于牺牲的精神品质。"全心全意为人民的身心健康服务"是社会主义医学伦理学基本原则的最高要求，是社会主义医德的根本宗旨和核心内容，是对社会主义医务人员道德的根本要求。

第二节 医学伦理学的基本规范

一、医学伦理学基本规范概述

（一）医学伦理规范的含义

规范是指约定俗成的或明文规定的准则或标准，道德规范是社会向人们提出的、应当遵循的行为准则，是各种社会规范中的一种普遍的行为规范，是通过教育的影响和社会舆论的力量使人们形成一定的信念、习惯和传统，用以约束个人的行为，调整个人和社会以及人与人之间的关系。

医学伦理学规范又称医德规范，是以高尚医德为指导的，依据一定的医学伦理学理论和原则制定的，用以调整和规范医疗卫生工作中医务人员与患者之间、医务人员与医务人员之间、医务人员与社会之间各种复杂的医疗人际关系的准则和评价医学行为善恶的具体标准。

（二）医学伦理规范的本质

医学伦理规范的本质主要体现在以下三个方面：一是医学伦理规范是对医务人员在医学道德行为和道德关系普遍规律的反映；二是医学伦理规范体现了社会对医务人员的基本道德要求；三是医学伦理规范是对医学伦理原则的具体阐释和有益补充。

（三）医学伦理规范的作用

医学伦理规范的作用主要体现在以下四个方面：一是医学伦理规范是医学伦理学准则体系中的构成主体，对医务人员在医疗活动中"应该做什么，不应该做什么"作出了明确而具体的回答，规定了医学伦理范畴的实质内容和价值遵循。二是医学伦理规范是进行医学道德评价的明确标准，医务人员在医疗活动中行为的是与非、善与恶、对与错都要用医学伦理规范来衡量。三是医学伦理规范是加强医院科学管理的重要机制，医院的科学管理不仅体现在医疗设备现代化、医务人员技术精湛、管理体制机制健全等方面，也包括制定相应的医学伦理规范，加强医务人员的道德建设，这是完善医院管理的重要保障。四是医学伦理规范是医德修养的主要内容，在医疗活动中，医务人员应该持续地用医学伦理规范来指导和校正自己的言行，进而提高自身的医德修养。

二、医学伦理学基本规范的主要内容

为了构建和谐的医患关系，促进医务人员道德水平的提升，进而更好地满足人民群众对医疗卫生事业的需求，国家相关部委针对不同医务人员群体制定颁布了关于医学道德的规范条文，这可以看作是对医学伦理学基本规范的准确解读和具体阐释。

（一）医疗机构从业人员行为规范

卫生部、国家食品药品监管局、国家中药管理局于2012年6月26日联合印发了《医疗机构从业人员行为规范》，明确了医务人员所应遵循的8条基本从业规范。

1. 以人为本，践行宗旨。坚持救死扶伤、防病治病的宗旨，发扬大医精诚理念和人道主义精神，以病人为中心，全心全意为人民健康服务。

2. 遵纪守法，依法执业。自觉遵守国家法律法规，遵守医疗卫生行业规章和纪律，严格执行所在医疗机构各项制度规定。

3. 尊重患者，关爱生命。遵守医学伦理道德，尊重患者的知情同意权和隐私权，为患者保守医疗秘密和健康隐私，维护患者合法权益；尊重患者被救治的权利，不因种族、宗教、地域、贫富、地位、残疾、疾病等歧视患者。

4. 优质服务，医患和谐。言语文明，举止端庄，认真践行医疗服务承诺，加强与患者的交流与沟通，积极带头控烟，自觉维护行业形象。

5. 廉洁自律，恪守医德。弘扬高尚医德，严格自律，不索取和非法收受患者财物，不利用执业之便谋取不正当利益；不收受医疗器械、药品、试剂等生产、经营企业或人员以各种名义、形式给予的回扣、提成，不参加其安排、组织或支付费用的营业性娱乐活动；不骗取、套取基本医疗保障资金或为他人骗取、套取提供便利；不违规参与医疗广告宣传和药品医疗器械促销，不倒卖号源。

6. 严谨求实，精益求精。热爱学习，钻研业务，努力提高专业素养，诚实守信，抵制学术不端行为。

7. 爱岗敬业，团结协作。忠诚职业，尽职尽责，正确处理同行同事间关系，互相尊重，互相配合，和谐共事。

8. 乐于奉献，热心公益。积极参加上级安排的指令性医疗任务和社会公益性的扶贫、义诊、助残、支农、援外等活动，主动开展公众健康教育。

（二）中华人民共和国医学生誓言

《中华人民共和国医学生誓言》是1991年9月国家教委高等教育司发布的文件。医学誓言的主要内容是：

健康所系，性命相托。当我步入神圣医学学府的时刻，谨庄严宣誓：我志愿献身医学，热爱祖国，忠于人民，恪守医德，尊师守纪，刻苦钻研，孜孜不倦，精益求精，全面发展。我决心竭尽全力除人类之病痛，助健康之完美，维护医术的圣洁和荣誉，救死扶伤，不辞艰辛，执着追求，为祖国医药卫生事业的发展和人类身心健康奋斗终生。

（三）中国医师道德准则

2014年6月25日中国医师协会公布了《中国医师道德准则》，对医师应遵守的医学道德行进行了全面的规范。《中国医师道德准则》共40条，涵盖基本准则、医师与患者、医师与同行、医师与社会、医师与企业5个方面的道德遵循。

1. 医师道德的总体要求是坚持患者至上，给予患者充分尊重；敬畏生命，以悲悯之心给予患者恰当的关怀与照顾；不因任何因素影响自己的职业行为，拒绝参与或支持违背人道主义的行为；在临床实践、教学、研究、管理或宣传倡导中，承担符合公众利益的社会责任；终身学习，不断提高专业知识和技能；以公平、公正的原则分配医疗资源，使其发挥最大效益；维护职业荣耀与尊严，保持良好执业状态。

2. 医师对待患者应遵循以下规范：不因患者年龄、性别、婚姻状况、政治关系、种族、宗教信仰、国籍、出身、身体或精神状况、性取向或经济地位等原因拒绝收治或歧视患者；耐心倾听患者陈述，建立相互尊重的合作式医患关系；以患者可以理解的语言或方式与之进行交流，并尽可能回答患者提出的问题；不以不实的宣传或不正当的手段误导、吸引患者；不以所学的医学知识和专业技术危害患者或置患者于不必要的风险处境；不应将手术、特殊检查和治疗前的知情同意视为免责或自我保护的举措，更不应流于形式或视为负担，而应重视与患者的沟通和宣教；医师享有对患者处方、治疗或转诊等技术决策的自主权，当患者利益可能受到损害而医师本人无力解决时，应主动通过相关途径寻求解决；选择适宜的医疗措施，对于经济困难的患者尽量给予医疗帮助或协助其寻找救助途径；追随医学进步，不断更新知识，通过自我提升，更好帮助患者；在医疗实践中，严格区分治疗行为与实验行为，恪守职业道德；正确评价自己的医疗能力，在个人技术有局限性时，应与同事商讨或寻求帮助，以求得到合理诊疗方案；在临床实践中应时刻关注可能威胁患者安全的危险因素，并积极向管理者提出危险预警和改进建议；在指导医学生临床诊疗活动中应避免给患者带来身心损害；慎重对待患者对于维持生命治疗的选择，尊重丧失能力患者在其丧失能力之前所表达的意愿，可通过生前遗嘱、替代同意等方式，最大限度地保护患者的权益；为患者保守秘密，避免在公共场合讨论或评论涉及患者隐私或有身份识别的信息；除信息公开可能对患者造成伤害而需要隐瞒信息的情况外，患者有权知道病历上与其相关的信息及健康状况，但病历上如涉及第三者的保密信息，医师则应征得第三者同意才可以告知患者；尊重患者的合理要求和选择，尊重其接受或拒绝任何医疗建议的权利；面对失去意识的急危患者，应寻求法定代理人的同意，在无法联系患者法定代理人时，医师可默认为患者同意，报经医疗机构管理者或授权负责人同意后施救。对自杀患者，也应挽救其生命；对行为能力受限的患者，应尽量让其在诊疗过程中参与决策；如果患者法定代理人或授权人禁止为患者提供必要的治疗时，医师有义务提出异议，如在危急时则以患者利益至上而从事医疗行为；发现患者涉嫌伤害事件或者非正常死亡时，应向有关部门报告，并应特别关注对未成年人、妇女和精神障碍者的人身保护；在宣告患者死亡时，要严格按照临床死亡标准和相关医疗程序施行。在患者死亡后，应当安慰家属，告知其善后事宜。

3. 医师与医师之间应彼此尊重，相互信任和支持，正确对待中医、西医各自的理论与实践；公正、客观评价同行医师的品格和能力，不包庇和袒护同行，积极参与医疗技术鉴定和出庭作证等法律程序；不应相互诋毁，更不得以不正当方法妨碍患者对其他同行的信赖；应与同行相互学习与交流，并将自己的技术和知识无私地传授给年轻或下级医师。

4. 医师作为特殊职业从业者，在处理个人与社会关系时，应遵循以下规范：给予急需医疗帮助的人提供适当的医疗帮助并负有专业责任；对社会负有解释科学知识的专业责任，医师应成为公众健康的倡导者、健康知识的传播者和公众健康危险的警示者；要意识到团体、社会和环境在患者个人健康方面的重要影响因素。要在公共健康、健康教育、环境保护、生态平衡、社会福利以及相关立法等方面发挥积极作用；应确保所参与的项目研究符合科学和伦理道德要求。

5. 医师在处理与企业的关系时应遵循以下规范：不得因医药企业的资助而进行有悖科学和伦理的研究，不能为个人利益推销任何医疗产品或进行学术推广；对于医药企业资助的研究，医师应该在公布、展示研究成果或宣教时声明资助事实；医师不得参与或接受影响医疗公正性的宴请、礼品、旅游、学习、考察或其他休闲社交活动，对于企业的公益资助、临床研究或学术推广应按规定申报和说明；应当抵制医药企业假借各种名义向医师推介的处方药品搭售、附赠等促销活动。

（四）中华人民共和国医师法

2022年3月1日起施行的《中华人民共和国医师法》，对医师的道德规范作出了明确：

医师应当坚持人民至上、生命至上，发扬人道主义精神，弘扬敬佑生命、救死扶伤、甘于奉献、大爱无疆的崇高职业精神，恪守职业道德，遵守执业规范，提高执业水平，履行防病治病、保护人民健康的神圣职责。

医师依法执业受法律保护，医师的人格尊严、人身安全不受侵犯。

第三节 医学伦理学的基本范畴

一、医学伦理学基本范畴概述

范畴是反映和概况客观事务本质联系的基本概念。医学伦理学基本范畴又称医学道德范畴，是医学领域中关于道德现象及其特征和关系等普遍本质的基本概念，是人们对医学伦理现象的总结和概括，具体包括权利与义务、理智与情感、胆识与审慎、荣誉与幸福等。

二、医学伦理学基本范畴的主要内容

（一）权利与义务

医学道德领域的权利与义务在概念上同政治、法律层面的权利与义务既有联系又有区别。在政治、法律范围内，权利和义务是对应的，在医学道德领域强调义务且不以权利为前提。

1. 权利

1）患者的权利

患者拥有损害赔偿请求权、知情同意权、病历资料查阅复制权和隐私权。患者的损害赔偿请求权是指患者在接受医疗机构的医疗服务过程中，生命权、身体权、健康权、隐私权等权利遭受侵害时，请求责任人予以赔偿的权利。《中华人民共和国民法典》第1218条规定："患者在诊疗活动中受到损害，医疗机构或者其医务人员有过错的，由医疗机构承担赔偿责任。"患者的知情同意权由患者的知情权和同意权两部分构成，是指患者对于自己的病情等得以了解的权利和对于治疗方案等得以同意的权利。《中华人民共和国民法典》第1219条规定："医务人员在诊疗活动中应当向患者说明病情和医疗措施。需要实施手术、特殊检查、特殊治疗的，医务人员应当及时向患者具体说明医疗风险、替代医疗方案等情况，并取得其明确同意。"患者的病历资料查阅复制权是指患者对于自己的病历资料得以查阅和复制的权利。《中华人民共和国民法典》第1225条规定："患者要求查阅、复制前款规定的病历资料的，医疗机构应当及时提供。"患者的隐私权是患者私生活方面权利的集合体，主要包括患

者私生活安宁权、空间隐私权和医疗事务的自我决定权等权利。《中华人民共和国民法典》第1226条规定："医疗机构及其医务人员应当对患者的隐私和个人信息保密。"

2）医务人员的权利

《中华人民共和国医师法》规定，医师在执业活动中拥有以下权利："在注册的执业范围内，按照有关规范进行医学诊查、疾病调查、医学处置、出具相应的医学证明文件，选择合理的医疗、预防、保健方案；获取劳动报酬，享受国家规定的福利待遇，按照规定参加社会保险并享受相应待遇；获得符合国家规定标准的执业基本条件和职业防护装备；从事医学教育、研究、学术交流；参加专业培训，接受继续医学教育；对所在医疗卫生机构和卫生健康主管部门的工作提出意见和建议，依法参与所在机构的民主管理以及法律、法规规定的其他权利。"

2. 义务

1）患者的义务

患者应履行以下基本义务：积极地接受治疗，保持和恢复健康的义务；尊重医务人员，珍惜他们劳动，文明就医的义务；支持医学科学研究和医学教育的义务；遵守医院各项规章制度的义务。

2）医务人员的义务

《中华人民共和国医师法》规定，医师在执业活动中应履行以下基本义务：树立敬业精神，恪守职业道德，履行工作职责，尽职尽责救治患者，把减轻患者痛苦、维护患者健康作为自己的神圣使命；遵循临床诊疗指南，遵守临床技术操作规范和医学伦理规范等；尊重、关心、爱护患者，依法保护患者隐私和个人信息；努力钻研业务，更新知识，提高医学专业技术能力和水平，提升医疗卫生服务质量；宣传推广与岗位相适应的健康科普知识，对患者及公众进行健康教育和健康指导；法律、法规规定的其他义务。

（二）理智与情感

理智是辨别是非，明晰利害关系以及控制自己行为的能力。情感是态度这一整体中的一部分，它与态度中的内向感受、意向具有协调一致性，是态度在生理上的一种复杂而又稳定的 评价和体验。理智对情感起着把握、调控、驾驭、优化的作用。

1. 医务人员的理智

医务人员的理智是因其职业特殊性要求他们具备的医德理性修养，包括医德认知能力和智慧素质，以及医德自制能力和决断能力。具体而言，医务人员应正确认识和对待患者的病情，在治疗过程中不以个人利益为提前，遵循科学规律，不盲目自大，也不冲动决断，在医学允许的范围内尽最大努力满足患者本人及其家属的需求，为患者提供最优质的服务。

2. 医务人员的情感

医务人员的情感主要是指因职业需要而应具备的同情感、责任感和事业感。同情感是医务人员应具备的最为基础的道德情感，表现为对患者的遭遇、病痛和不幸能够感同身受，予以理解，给予道义和行动上的支持和帮助，愿意积极地帮助患者消除病痛。责任感是对同情感的进一步升华，是指医务人员能够将挽救患者生命、维护患者健康作为自己工作的第一责任，并为此自觉担当救死扶伤的神圣职责。事业感是最高层次的医学道德情感，是指医务人员热爱医学事业，为了促进卫生医疗事业发展、守卫人民群众的生命健康，不断地探索医学奥秘，精进业务能力，全身心地投入工作当中。

（三）胆识与审慎

胆识是指人们不怕危险的精神、不惧挑战的勇气和化解风险的能力。审慎是指人们的思考和行为周密而谨慎，是对人、对事详查细究、慎重对待、严谨从事的一种道德品质和处事态度。

1. 医务人员的胆识

医务人员的胆识是指具备为患者预见风险的能力水平，并敢于承担和化解诊疗过程中的各种风险。胆识可以支撑医务人员在抢救危、重、急、险患者的时候作出更优化的医疗选择，争取最好的结果，尽可能避免损害，还可以帮助医务人员精、准、快地对病情作出判断和处理，维护患者的利益。

2. 医务人员的审慎

医务人员的审慎体现在医务人员严谨扎实的工作作风上，包括审慎诊断、审慎治疗以及诊断治疗过程中与患者、家属沟通相处时语言上的审慎和行为上审慎。医务人员应熟悉操作规范并严格遵守执行，在工作中兢兢业业、一丝不苟，同时还要不断提升自己的业务能力，做到精益求精，以高度负责的严谨态度对待患者。

（四）荣誉与幸福

荣誉是人们履行了职责或者义务后所得到的道德上的褒奖和赞扬，是鼓舞和推动人们自觉地为社会和他人做贡献的精神力量。幸福是人的根本的总体的需要得到某种程度满足后所产生的愉悦感，一种是物化的幸福，一种是精神上的享受。人们在获得荣誉后往往会油然而生一种幸福感，因而荣誉与幸福是相联系的道德范畴。

1. 医务人员的荣誉

医务人员的荣誉是指社会舆论对医务人员道德行为及其社会价值的肯定、赞扬和褒奖，是对医务人员的医疗行为的一种反馈与评价。医德荣誉主要包括两个方面的内容：一是社会和人民群众对医务人员履行职责和义务的高尚道德行为的肯定；二是医务人员对行为的社会价值的自我意识，受到肯定后的自我满足感、自我认同感，进而更加严格要求自己，不断努力，珍惜荣誉，再创佳绩。

2. 医务人员的幸福

医务人员的幸福是指医务人员由于职业而获得的精神满足，是医务人员在防病治病、救死扶伤的实践中，因自己职业理想和人生价值的实现而感受到的职业认同和价值认同。医务人员的幸福主要包括两个方面：一是在工作中能发挥自己的聪明才干，帮助患者解除病痛，守护好患者的生命健康，并在这个过程中感受到精神上的满足；二是医务人员经过自身的努力，在守护人民群众生命健康，推动卫生医疗事业发展的进程中以出色的表现、优异的成绩为社会做出贡献，享受到他人、社会的尊重和荣誉，由此带给内心极大的满足和快慰。

➕ 本章小结

医学伦理学的基本原则、规范与范畴是医学伦理学的核心内容，共同构成了医学伦理准则体系。医学生通过学习和理解医学伦理学的原则、规范与范畴，可以加强医德修养，并通过实践在今后的职业发展中成长为医德医术兼备的专业人才，为中国特色社会主义事业贡献力量。

➕ 复习思考题

1. 社会主义医学伦理的基本原则包括哪些？
2. 医学伦理学的四项基本原则是什么？
3. 医学伦理规范具有哪些积极作用？
4. 简述患者的权利与义务、医务人员的权利与义务。

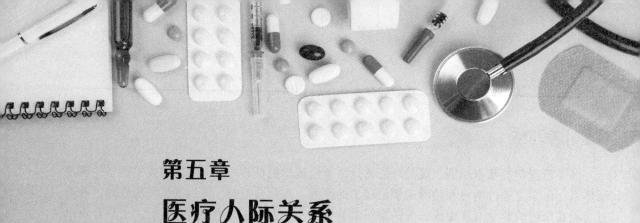

第五章
医疗人际关系

学习目标

掌握医患关系的性质、医患关系的类型，熟悉医疗人际关系、医患关系、医际关系、患际关系的概念，了解正确处理医务人员之间关系的意义、医务人员之间关系的道德原则。通过学习，医学生能够在今后的工作岗位上正确处理医疗人际关系。

思维导图

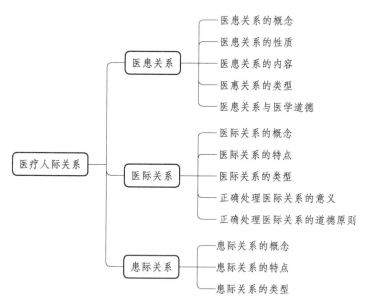

医疗人际关系是在医疗互动中产生的一种特殊社会关系。它是医疗活动的基本条件。在生物、心理、社会因素相统一的现代医学模式下，和谐的人际关系本身就具有积极的医疗意义。一般说来，医疗人际关系包括医患关系、医际关系和患际关系三种人际关系，其中，医患关系是医疗人际关系的核心关系。在临床医疗实践中，医疗人际关系直接影响到医疗质量和医疗效果。认真研究和正确处理医疗人际关系，对于正确指导临床医疗实践，加强医院管理，发展医学伦理学，促进人类文明进步都有着十分重要的理论意义和现实的指导意义。

第一节　医患关系

一、医患关系的概念

医患关系是医疗人际关系中最重要、最基本的人际关系。它是随着医疗活动的产生而出现的一种双向关系。那么，什么是医患关系呢？医患关系是指以医务人员为主体的医方和以患者为主体的患方之间在医疗实践活动中所发生的相互关系。它是医疗人际关系的核心，良好的医疗关系是一切医疗活动的前提与关键。

医患关系有狭义和广义两种内涵。狭义的医患关系是指医生个体与病人个体之间相互交往的关系。广义的医患关系是指包括医生、护士、医技人员、医疗行政管理人员和后勤服务人员在内的医方与包括患者本人、患者家属、患者陪伴、患者单位等在内的患方之间所产生的相互关系。换句话说，广义的医患关系是指以医生为主体的医疗群体与以患者为主体的患方群体之间的关系。著名的医学家亨利·西格里斯（Henry Ernest Sigerist，1892—1957 年）曾指出，"每一个医学行动始终涉及两类当事人：医生和病人，或者更广泛的话，医学团体和社会，医学无非是这两群人之间多方面的关系"。

二、医患关系的性质

医患关系作为临床医疗中的主要关系，它本身具有如下性质：

（一）医患关系是契约关系

契约关系是指医患之间的一种非法律性的关于医患双方责任与利益的约定。在这种关系中，医患双方都有一些共同的利益。医患关系实质上是一种供求关系，医方是供给者，患方是需求者。患者为了解除病痛，求助于医务人员，在诊治过程中，医务人员的行医行为和患者的求医行为实际上已形成一种契约关系。

1. 病人和医生都具有独立的人格

病人在医疗实践活动中，尽管有求于医生，希望医生能尽快帮助自己恢复身心健康，但医患双方在人格上是完全平等的。在治疗方案的选择上，双方的人格是独立的，任何一方不得将自己的意志强加于另一方，更不能以强迫命令、威胁等手段签订治疗契约。医患之间应平等相待、互相尊重。医生在诊治活动中，对患者应不分民族、性别、职业、地位、亲疏关系，既要尊重患者的权利，又要尊重患者的人格；同样，患者在求医过程中，应尊重医生的劳动，尊重医生的人格和医疗自主权。

2. 医患关系是自愿进入合作的关系

患者找医生看病是自愿的，医生的工作职责是为患者解除疾苦，医生有对患者进行诊治的义务。同时，治疗患者是医生的工作内容，也是医生的自愿行为。因此，医患双方在诊疗过程中均是自愿进入的合作关系。

医患双方在诊治过程中均应坚持自愿原则。自愿原则是医患关系中的一个重要基本原则，贯穿于医疗活动的始终，它的内容包括：第一，医患双方有权按自己的意愿自主选择治疗方案；第二，患者有权选择医生，医生也有权接受自己的诊治对象；第三，医患双方承诺的内容是自愿约定的；第四，医患双方可以自愿补充、变更、解除医疗契约；第五，发生医疗纠纷时，除强制医疗关系外，双方可以自愿选择解决争议的方式。

医患关系中的自愿原则也不是绝对的，它必须以遵守国家的法律法规、遵守社会公德和医疗原则为前提，不得扰乱医疗秩序，损害医患公共利益。

（二）医患关系是信托关系

患者找医生看病是因为患者相信医生能为自己解除病痛，将自己的身体托付给医生，希望医生能让自己早日恢复身心健康。患者按照自己的意愿和要求委托医生能给予最优化的治疗，医生在接受病人的委托后，根据自己掌握的医学知识和积累的临床经验，选择最优化的治疗方案给予患者治疗。由此可见，医患关系是一种信托关系。

1. 患者在医患关系中处于弱势地位

在医患关系中，由于医生比患者掌握了更多的医学知识和医疗技术，一般说来，医生处于主导地位，患者处于弱势地位。

2. 医患关系不是陌生人关系

虽然医生与患者在第一次治疗活动前可能是素不相识的，但随着医疗活动的开展，双方有了认识和了解的机会，进而建立起了信任关系，这种关系不同于在公共汽车上相遇的陌生人之间的关系，它是医疗活动中必然存在的一种信托关系。

3. 患者的求医行为包含对医生的信任

患者找医生看病，患者包含了对医生的信任。如果患者不相信医生能够治好自己的疾病，他（她）是不会找医生看病的。

信任是医患关系的支柱，患者对医生的信任直接关系到医疗活动的开展和医疗效果的好坏。患者对医生的信任包含对其服务态度、技术水平、道德修养、年龄资历等的信任。

患者就医是以信任医生为前提的，如果患者对医生不信任就很难建立真诚和谐的医患关系。因此医生应不断加强医德修养，提高医疗技术水平，取信于患者。而患者要相信医生，对医生要真诚相待，认真执行医嘱，争取最佳的医疗效果。

（三）医患关系是多元化关系

随着社会的发展和生活水平的提高，人们越来越重视生命的质量，关注生命的价值。医患关系不再是狭义的医生和患者的关系，它已发展成为一种多元化关系，不仅包括医务人员和患者的关系，还包括患者的家属、医疗资源的管理者和分配者。

1. 患者的家属（医患关系的第三方）

传统的医患关系一般是指医生和患者的关系，现代医学上的医患关系的患方还包括第三方，即患者的家属。患者的家属在医疗活动中具有举足轻重的作用。他们不仅是患者的陪伴者，而且还是治疗方案决策的参与者。特别是急危重症患者、婴幼儿患者和神志不清的患者家属，对医疗活动具有不可忽视的作用。

2．医疗资源的管理者和分配者（医患关系的第四方）

医疗资源包括医疗物质资源和医疗人力资源。医疗资源的管理者和分配者主要是指医院的上级主管部门。在医患关系中，医疗资源的管理者和分配者已成为医患关系的第四方关系，他们对医疗资源的决策和分配直接影响到医院的发展水平和方向，进而影响到医患关系的改善状况。

3．医患关系也是平等的人际关系

医患之间虽然在掌握医学知识多少上存在差异，但医生与患者的人格和尊严是平等的。所以要公平、公正地对待每一位患者。公正原则是卫生资源分配的基本原则，医疗资源的管理者和分配者在卫生资源的分配中要掌握的伦理原则包括：第一，满足初级保健的原则；第二，照顾弱势人群的原则；第三，重视预防保健的原则；第四，既要坚持人人平等的原则，又要根据患者病情的轻重缓急予以不同分配的原则。

三、医患关系的内容

医患关系是医疗人际关系中的医学主体与客体之间的一种双向关系。根据医患关系的特点，我们将医患关系的内容划分为两大部分，即医患关系的技术方面和医患关系的非技术方面。二者既有区别又有联系。

（一）医患关系的技术方面

医患关系的技术方面是指在实际医疗措施的决定和执行中医患双方发生的相互关系。换句话说，就是医患双方在临床诊断、药物治疗、手术治疗、护理等医疗技术交往过程中所产生的关系。例如，对慢性阑尾炎患者，医务人员在治疗过程中是采取药物保守治疗还是采用外科手术治疗，需要征求患者家属的意见，让病人知晓治疗的原则和过程，让患方参加治疗方案的讨论，听取病人对治疗的意见，取得患方的认同，这些均属于医患关系技术方面的内容。

医患关系技术方面的交往最基本的表现是在医疗实践中医患双方的主动性大小问题，也就是说医患双方谁占主动，谁占被动的问题。一般来说，在医患关系的技术方面，医方占主动地位，患方占被动地位。因为医方相对患方而言，掌握了更多的医学知识和医疗技术，在技术上是内行。在治疗过程中一般是由医方主动提供治疗原则和方案，然后由患者选择。

在医患关系技术方面的交往中，医方要正确处理好两个问题：一是要承认医方在医疗技术方面的主导地位，要充分发挥医方在医疗过程中的主导地位，同时也要充分调动患者在医疗活动中的主观能动性，让患者积极配合医方的治疗，参与治疗方案的决策。二是要反对过分强调医方的主动性，一切听从医方的安排和处理意见，患方只能被动接受治疗。要防止出现"家长式"的医患关系，避免医疗纠纷的出现。

（二）医患关系的非技术方面

医患关系的非技术方面是指在医疗实践过程中医方和患方在社会、心理、伦理方面所产生的关系。它是医患关系中最重要、最基本的关系，也是医学伦理研究的一个重点关系。与医患关系的技术方面相比，非技术方面的关系更能引起患方的注意。因为大多数患者对医学知识和医疗技术知之甚少，参与程度不高。患者在与医方的接触中，感触和体会最直接的是医方的医疗态度和医疗作风。如医方对患者是否热情，是否关心和同情患者，是否认真和耐心听取病人的主诉意见等。在临床医疗实践中，往往会出现这样的情况：虽然医务人员的医技水平不高，但只要医方的服务态度好，对病人给予热情和关心，患方不但不会责备医务人员，反而还会对医务人员予以感激和赞扬。这说明在医患关系中，多数患者是从非技术方面来看待和处理问题的。因此，作为医务工作者不仅要有精湛的医疗技术，还要具有高尚的医德品质。

在医疗实践中，医患关系的技术方面和非技术方面不是完全分开的，往往是融合在一起的。技术关系是医患关系的基础，没有技术关系就不可能发生医患关系的其他内容。而非技术关系是医患关系的重要内容，它在很大程度上影响着医患关系的质量。因为医患关系是一种双向关系，要建立和谐的医患关系需要双方的共同努力。在医患关系的技术方面，建立良好的医患关系，医方应当发挥主要作用，因为医方是患方的"老师"和"保护神"；在医患关系的非技术方面，患者对建立良好的医患关系要充分发挥能动作用，因为患者的文化修养、道德水平、心理素质对医患关系产生着深刻的影响。人们在评价医患关系时，多数时候对非技术方面的评价要依赖于对技术方面的评价。对于医务人员，尽管患者很难在技术方面进行监督，但仍然应该以病人的利益为重，应不断加强理论学习，熟练掌握医疗技术，把技术方面和非技术方面有效地结合起来，为实现医学目的而努力奋斗。

四、医患关系的类型

医患关系的类型有基本类型和演变类型两大类。

（一）医患关系的基本类型

关于医患关系的类型划分，国内外许多学者按不同的划分标准提出了不同的划分类型。但在国际上比较认同的是美国学者萨斯和荷伦德于1976年在《医学道德问题》上发表的题为《医患关系最基本模型》的文章中提出的医患关系三种模型的划分方法。其划分依据是医生和患者的地位和各自发挥主动性作用的大小。医患关系的三种基本类型是：

1. 主动—被动型

在主动—被动型医患关系中，医生始终处于主动地位，患者处于被动地位，患者只能服从医生的行医行为，不能发表自己的意见和看法，只能被动接受治疗。这种类型的局限性在于医患双方没有相互发生作用，医者只把病人作为一个单纯的生物体进行治疗，患者的主观能动性得不到充分发挥，大大影响了医疗效果。这种类型的优点在于能充分发挥医生的主导作用。因此，它只适用于昏迷、休克、精神病患者、智力低下者及婴幼儿等不能表达主观意志的病人。

2. 指导—合作型

指导—合作型是目前广泛存在于医疗活动中的一种常见的医患关系类型，它是构成现代医患关系的基础模型。其特点是医患双方在医疗活动中都是主动的，能够相互发生积极作用。

医生具有权威性，充当指导者，患者配合医生，主动述说病情，提供病史。其优点是能够充分发挥医患双方的主动性，有利于提高医疗效果，有利于及时纠正医疗差错。但从总体上看，医患权利仍然是不平等的，在医患关系中，医方仍然具有权威性。因此，这种类型适用于能够表达自己病情和个人意愿的患者。

3. 共同参与型

共同参与型是一种医生和病人共同参与治疗活动的医患关系模型。它是现代医患关系的发展模型。患者不仅能主动配合医生的诊治工作，还主动提出个人意见，同医生一起共同商讨治疗方案和措施，积极参与治疗，共同作出决定，它改变了病人处于被动地位的局面。其优点是能提高治疗效果，改善医患关系，增进医患双方了解。因此，这种类型适用于具有一定医学知识的病人和慢性病患者。它是医疗活动中应当大力提倡的一种医患关系。

可以看出，医患关系的三种类型各有一定的适用范围。随着医学科学的发展和医学模式的转变，我们应当大力提倡共同参与型，以达到充分发挥病人主观能动性的目的，充分尊重病人权利，努力提高医疗效果。

近年来，也有人将医患关系的基本类型分为权威型、协作型、消费型三种类型。权威型相当于"主动—被动型"和"指导—合作型"；协作型相当于"共同参与型"；消费型是新出现的一种模型，其特点是患者主动性大于医者，医者按照患者的要求行医。如在公费医疗过程中，患者需要什么，医者就满足什么。总之，由于划分的依据不同，其划分的类型也不同。

（二）医患关系的演变类型

医患关系是医学道德的一个重要组成部分，它始终离不开社会道德的制约和影响。不同的历史时期，由于生产力发展状况不同，其医学发展的水平也不尽相同，不同的医学发展水平，其医患关系的特点也不尽相同。因此，我们从人类社会发展的历史阶段来划分，可以将医患关系划分为三种演变类型。

1. 古代的医患关系

原始社会是一种没有剥削、没有压迫、人人平等的社会形态。为战胜自然灾害和防止野兽袭击，人们之间不得不团结合作、相互关心、相互帮助。由于生产力水平十分低下，基本没有独立的医学职业分工，人们的医疗活动仅限于一般的相互关照，谈不上医学治疗。因此，原始社会的医患关系是"自助互救"的关系。

奴隶社会是人类历史上第一个阶级社会，奴隶主与奴隶之间是压迫与被压迫的关系。奴隶主是生产资料的所有者，拥有一切特权，享受医疗权利。奴隶是奴隶主的私有财产，可以任意被占有、出卖和宰杀，根本谈不上享有医疗权利。因此，奴隶社会的医患关系是一种"主仆关系"。

尽管封建社会也是一个人剥削人、人压迫人的阶级社会，但与奴隶社会的奴隶相比，农民有一定的独立性。医生是为地主阶级服务的，偶尔也为农民患者治疗疾病，但这种治疗在一定程度上带有较强的怜悯和恩赐性质。因此，封建社会的医患关系是一种"恩赐关系"。

古代医学主要是经验医学，其基本特征是整体性，医者对患者要全面考虑和整体负责。古代的医患关系呈现三个特点：一是医患关系的直接性；二是医患关系的稳定性；三是医患关系的主动性。

2. 近代的医患关系

从欧洲文艺复兴运动以后，医学成了独立的学科体系。在医学实践中又逐渐形成了以生物医学为基础的医学模式，它从人的生物属性来认识健康和疾病，把医学研究对象仅仅看作是生物学人体，忽视人的社会属性，呈现三种趋势：一是医患关系的物化趋势；二是医患关系的分解趋势；三是患者与疾病分离趋势。

3. 现代的医患关系

随着现代医学的发展，疾病谱和死亡谱发生了变化，人类对疾病的认识也发生了变化。医学界认为引发疾病的因素与病人的心理状况、环境因素、生活方式、生活习惯密切相关。1977年，美国精神病学和内科学教授恩格尔（G. L. Engle）首次提出了"生物—心理—社会"医学模式，成为现代医学发展的重要标志。医患关系呈现三种发展趋势：一是强化医学服务的根本宗旨；二是确立双向作用的医患关系；三是扩大医疗服务范围。

五、医患关系与医学道德

（一）医患关系的民主化趋势对医德的要求

随着我国社会主义民主政治建设的不断推进，医患关系的民主化趋势越来越明显，对医德提出了更高的要求。在医患关系中，医务人员应讲究医德，把治病救人视为应尽职责，既要尊重病人的权利，又要尊重病人的人格。同样，病人也要尊重医务人员的劳动，理解医务人员的工作，积极配合治疗。医患关系是双向的，相互尊重，平等合作，互不伤害，民主协商是提高医疗效果的关键之一。

（二）医患关系的法制化趋势对医德的要求

任何一个社会的稳定和发展，都必须依靠一套完整的制度来调整和维系。随着我国社会主义法制化建设的进一步加强，尤其是与人民群众生命健康安全相关的医疗法规进一步完善，医患之间的法律关系越来越健全，医患关系的法制化趋势对医德的要求也随之发生了很大变化。患者享有的医疗卫生服务权利和医务人员的行医权力同样受到法律保护，这就要求医务人员在医疗活动中必须遵守有关法律法规，任何超越法律法规允许的行为，都要承担相应的法律责任。

（三）医患关系的物化趋势对医德的要求

随着科学技术的飞速发展，各种先进的医疗仪器不断涌现，医务人员在医疗活动中大量使用物理、化学等医疗设备，改变了传统的经验医学的治疗方法。医务人员在给患者诊疗时，对医疗设备产生了很大的依赖性，它如同一个屏障，隔在医患之间，成为医患关系的第三种媒介，减少了医患双方交流的机会，淡化了医患感情，使医患关系在某种程度上被物化了。医患关系的物化趋势要求医务人员在医疗活动中加强与患者的情感交流，要关心爱护患者，对患者充满爱心，减少患者对医务人员的陌生感，增加患者对医务人员的亲切感，达到医患互动之目的。

第二节 医际关系

一、医际关系的概念

医际关系是指医务人员彼此协调、互助、合作的人际关系。它包含医生与医生之间、医生与护士之间、医护人员与医技人员之间、医务人员与行政管理和后勤人员之间的人际关系。通俗地讲，医际关系就是医务人员之间的关系。医际关系是医疗人际关系的重要组成部分，也是医学伦理学研究的主要对象之一。

二、医际关系的特点

医际关系的主要特征是医院内部医务人员相互之间的工作联系。由于医际关系本身涉及的对象是医院的内部职工，因此它具有如下特点：

（一）目的的同一性

医务人员工作的目的都是为了防病治病，救死扶伤。不管是医护人员，还是医技、行政后勤人员，工作涉及的对象都是病人，目的都是消除病人的疾苦，保障病人的生命健康。因此，医务人员之间要相互帮助，相互信任，相互配合，共同为实现医学目的而努力工作。

（二）工作的协同性

随着现代医学的发展，医学分工越来越细，治疗一个病人不可能单靠某一个医务人员或某一个科室甚至一家医院来完成，需要医务人员之间相互配合。医务人员由于分工不同，在医疗活动中起的作用也不相同。因此，医务人员要紧密配合，协同一致。医务人员要本着为病人服务的宗旨，团结协作。团结协作是提高医疗质量、获取最佳疗效的前提保证。

（三）工作的竞争性

现代社会已步入竞争时代，医务人员之间为了提高医疗质量和自身知识水平，必然存在竞争。但医务人员之间的竞争必须坚持相互学习，公平竞争的原则。这是由医学本身的性质所决定的。我们提倡的竞争应该是充分发挥个人技术专长，以维护和增进人类健康为目的的公正平等的竞争。要反对把竞争理解为垄断医疗技术、相互保密、互不合作、争名夺利的极端个人主义倾向。

三、医际关系的类型

根据医际关系的特点，我们将医际关系分为四种类型：

（一）医生与医生之间的关系

医生与医生之间客观上存在着职称不同、能力大小不同、职位不同等差别。医生与医生之间应相互尊重、相互帮助、相互信任、相互合作、相互学习、彼此监督、公平竞争。

（二）医生与护士之间的关系

医护关系一般指医生与护士在工作中分工协作，相互配合的职业关系。医生与护士要相互合作，共同为恢复患者的健康而努力奋斗，只有二者紧密合作，才能使患者的生命、健康受到保证。

（三）医护人员与医技人员之间的关系

医生、护士、医技人员在医疗活动中的分工不同，在治疗过程中发挥的作用也不相同，但大家的目标都是一致的，都是为了病人的身心健康。因此，医护人员与医技人员之间要平等相待、相互尊重、彼此信任、紧密合作。

（四）医务人员与行政后勤人员之间的关系

医务人员与行政后勤人员之间存在着领导与被领导的关系，但他们都是平等的。医务人员与行政后勤人员要相互理解、相互配合、彼此尊重、共同参与。

四、正确处理医际关系的意义

（一）有利于医学事业的发展

随着医学科学的不断发展，人们对现代医学的认识也越来越深入，医学分科越来越细，已有几十个门类，数百个分支学科。同时，自然科学、社会科学的研究成果在医学中得到广泛运用，相关学科之间的联系越来越紧密。医学一方面出现了分化趋势，另一方面又出现了综合趋势。医学学科的整体化趋势要求医务人员之间要密切配合，相互交流与合作。正确处理好医务人员之间的关系有利于整个医学事业的发展。

（二）有利于医院整体效应的发挥

医院是一个有机整体，如果医务人员之间建立起和谐融洽的医际关系，每一个人在工作中心情舒畅，其工作的主动性、积极性和创造性能得到充分发挥，工作效率也会大大提高。反之，如果人际关系紧张，群体缺乏凝聚力，各自为政，互不配合，其群体的整体工作效率和潜力的发挥将大大降低。

（三）有利于医务人员成才

一个人的成才除自身努力外，还需要良好的人际关系。人际关系是人才成长的重要外部条件。如果医务人员能够正确处理好人际关系，大家相互鼓励，共同提高，就很容易成就一番事业，这对医务人员的成长成才有十分重要的作用。

（四）有利于建立和谐的医患关系

在医疗实践中，医务人员之间的关系是通过共同为患者服务建立起来的人际关系。如果医务人员相互支持和协作，就有利于患者疾病的诊疗和机体的康复。这对于建立良好和谐的医患关系有着积极的促进作用。如果医务人员之间关系紧张，必然影响医疗活动的正常开展，也可能影响患者的利益，甚至会引发医患矛盾和纠纷。因此，正确处理好医际关系是建立和谐医患关系的前提。

五、正确处理医际关系的道德原则

医际关系的道德原则是在医学道德基本原则指导下，正确处理医务人员相互关系的具体原则。

（一）共同维护患者利益和社会公共利益

医务人员的共同职责和义务是防病治病，维护患者生命健康。在诊疗过程中，医务人员应始终将患者的利益放在首位。医务人员在维护患者利益的同时，还要维护社会公共利益。当患者利益与社会公共利益发生矛盾时，应当兼顾二者利益，实现二者的统一；当二者利益无法兼顾时，应以社会公共利益为重。

（二）彼此平等、互相尊重

在医院里，由于分工不同、专业水平高低不同、领导者与被领导者承担的责任不同，医务人员的职业权利也有所不同，但医务人员之间在人格和尊严上是平等的。相互尊重是建立和谐医际关系的前提。

（三）彼此独立、相互支持和帮助

由于医务人员的专业分工不同，其工作岗位也相对独立。但全体医务人员的工作目标是一致的，都是为了解除患者病痛，维护患者的生命和健康。因此，医务人员应遵循分工合作、相互支持、互相帮助的原则。

（四）彼此信任、相互协作和监督

现代的医疗卫生保健活动是一种群体性的活动，仅靠医务人员个人是很难完成的。只有大家共同努力，团结合作，才能高效率地完成医疗卫生保健工作。医务人员在工作中还要相互监督，防止出现损害患者利益的行为。发现他人出现医疗差错，要客观公正对待，不能包庇、隐瞒或袖手旁观。如果自己出现医疗差错，要勇于承担责任。

（五）相互学习，共同提高和发挥优势

每一个医务人员都有自己的优势和长处，大家要相互学习，取长补短，对医疗技术要精益求精，要不断提高专业技术水平，经常交流知识经验，在专业上优势互补，发挥自身优势，达到共同提高之目的。

第三节　患际关系

一、患际关系的概念

患际关系是指患方与患方之间的人际关系。它主要包含患者与患者之间、患者与其陪伴者之间、患者与家庭之间的相互关系。患际关系是医疗人际关系中的从属关系，也是临床医疗实践中不容忽视的一种道德关系。

二、患际关系的特点

（一）目的的一致性

患者到医院都是为了预防和治疗疾病，消除和减轻病痛，恢复和增进健康。患者的陪伴和患者的家庭对待病人的状态大多数是一致的，都希望患者早日恢复身心健康。可见，患际之间的目的具有一致性。

（二）相遇的偶然性

门诊患者寻医相遇是偶然的，住院患者住在同一病区、同一病房也是偶然的。患者的陪伴者在医院相遇也是偶然的。因此，患际关系具有偶然性的特点。

（三）关系的松散性

由于患者与患者的相遇具有较大的偶然性，因此患者与患者之间的关系一般都难以长久维持，大多数患际关系具有松散性的特点。当然，不排除少数病人之间，昔日由于同病相怜，而后成为患难之交的朋友。

三、患际关系的类型

根据患际关系的特点，我们将患际关系分为三种类型：

（一）互助型

患者与患者之间由于相同的目的、共同的心理需要而相互同情、相互帮助、相互体贴、相互礼让；患者的陪伴之间相互关心，相互帮助，为患者提供便利，如帮助患者打水、洗脸、送饭等。这种互助型患际关系有利于病人早日恢复身心健康。

（二）冷漠型

患者与患者虽然同住一间病房，但互不搭理，互不往来，关系冷漠。这种冷漠型的患际关系对治疗疾病有一定的消极作用。

（三）冲突型

患者与患者之间因为某种利益关系互不相让，特别是住院病人们常因为使用公共设施的先后顺序而发生争执，进而发生冲突，导致双方关系紧张。这种冲突型的患际关系，不但对治疗疾病有一定的消极作用，而且会加重患者的心理负担，不利于患者身心健康的恢复。

患际关系中出现的矛盾，常常需要医务人员进行调解和处理。良好的医患关系和医际关系有利于改善患际关系，而良好的患际关系对提高医疗效果有一定的积极作用。

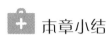 ## 本章小结

医疗人际关系是医疗互动中产生的一种特殊社会关系。它是医疗活动的基本条件。一般说来，医疗人际关系包括医患关系、医际关系和患际关系三种人际关系，其中，医患关系是医疗人际关系的核心关系。医患关系是医疗人际关系中最重要、最基本的人际关系。它是随着医疗活动的产生而出现的一种双向关系。医患关系是指以医务人员为主体的医方和以患者为主体的患方在医疗实践活动中所发生的相互关系。医际关系是指医务人员彼此协调、互助、合作的人际关系。它包含医生与医生之间、医生与护士之间、医护人员与医技人员之间、医务人员与行政管理和后勤人员之间的人际关系。通俗地讲，医际关系就是医务人员之间的关系。患际关系是指患方与患方之间相互交往的人际关系。它主要包含患者与患者之间、患者与其陪伴者之间、陪伴者之间、患者与家庭之间的相互关系。

复习思考题

1. 医患关系有哪些特点？
2. 正确处理医务人员之间关系有哪些重要意义？
3. 试述医患关系基本类型的划分依据及各自的优缺点和适用范围。
4. 试述正确处理医际关系的道德原则。

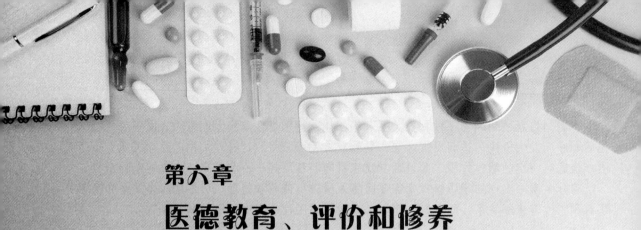

第六章
医德教育、评价和修养

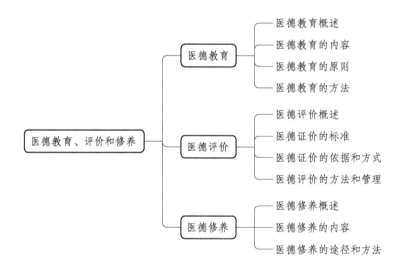

➕ 学习目标

掌握医学道德教育的内容、原则和方法,熟悉医德评价、医德修养的概念,了解医德评价的方法和管理、医德修养的途径和方法。医学道德的教育、修养和评价相互作用、相互影响,对于医务人员形成良好的医学道德作风具有十分重要的意义。

➕ 思维导图

- 医德教育、评价和修养
  - 医德教育
    - 医德教育概述
    - 医德教育的内容
    - 医德教育的原则
    - 医德教育的方法
  - 医德评价
    - 医德评价概述
    - 医德证价的标准
    - 医德证价的依据和方式
    - 医德评价的方法和管理
  - 医德修养
    - 医德修养概述
    - 医德修养的内容
    - 医德修养的途径和方法

第一节 医德教育

一、医德教育概述

医学道德教育是指在医学教育和医疗卫生实践中,以遵循道德教育的基本规律为前提,针对医学生和医务人员系统地进行医学伦理精神传承、医学伦理文化培育、医学道德规范学习以及将其转化为职业行为的教导和训练过程。医德教育的目的是围绕业已成熟并不断创新的医学道德的文化、知识和实践体系,确立职业道德境界、有效激发职业情感、严格规范职业行为、培养良好职业习惯。医德教育的内容和形式,其专业性和实用性比一般的思想政治工作强。

二、医德教育的内容

医学道德教育是向医学生及医务人员传授医学道德理念，指导他们医事行为的活动。医德教育对于医务人员、医疗机构和医疗实践活动都具有重要的意义，其内容主要包括医德认知教育、医德情感教育、医德意志教育、医德信念教育、医德行为习惯教育等内容，旨在提高医务人员的医德修养。

（一）医德认知教育

医学生和医务人员对医德关系，以及调节这些关系的原则、规范和范畴的认识、理解和接受统称为医德认知，如医德医风的基本理论、医德医风的体系规范等。认知是行为的先导，只有提高医德认知，强化医德理论知识传授，医学生和医务人员才能够形成对医德基本理论和方法的系统认知，才能够掌握社会主义医德的原则和内容，并能依此判断自己和他人的思想和言行。

理论是行动的指南，医学生和医务人员会因为缺乏医德认知教育而裹足不前，跟不上时代的步伐。由于在学校教育阶段的医学道德教育对象是青年人，因此医学道德认知教育与社会公德、家庭美德教育的方式有比较明显的区别，一般不是从道德行为的训练养成开始，而是从基本的医学伦理理论知识入手。学习者的人格特征、兴趣爱好、同理心等因素，都会对医学道德认知教育产生重要影响。

（二）医德情感教育

医德情感是指医学生和医务人员在履行医德义务后，从内心深处体会到的、自然而然流露出来的一种情感。医德情感教育能够从内心深处激发医学生和医务人员的责任感和事业心，培养医学生和医务人员对医疗事业和患者的深厚情感。不仅如此，医德情感教育还能培养医学生和医务人员正确的医学人道主义精神，使医学生和医务人员感受医德的尊严和价值。良好、稳定的医德情感的形成，能促使医务人员严守职业准则，积极践行医德规范，全心全意为患者服务。

古人云："无恒德者，不可以做医。"医学生和医务人员对医德的认识理解应逐步深化，经历一个由浅至深、由片面到全面的过程。而医德情感需要持续积累，不可能一蹴而就，需要逐步推进，坚持不懈，不断丰富教育内容。面对社会中不道德行为带来的不良影响时，更要将医德情感教育视为长期任务，持之以恒，常抓不息。

（三）医德意志教育

医德意志是指医学生和医务人员具有坚韧不拔的毅力和履行医德义务的能力，自觉克服内心的障碍和外在的困难。医务人员的医德意志并非与生俱来，也不会自发形成，而是需要通过持续不懈的教育来培养。在医德实践中，由于社会风气、个人习惯，以及医疗服务的特殊性等因素，医学生和医务人员可能会面临各种困难和挫折。医学生和医务人员难免受到不良社会思潮的影响，形成错误的价值观。医德意志教育有助于引导医学生和医务人员树立正确的价值观，形成高尚的医德，履行应尽的职责。在医德教育过程中，受教育者的医德情感得到加深，医德意志得以增强，认知得到提升。医德认知教育为医德情感的培养提供了动力，使受教育者的医德意志更加坚定。如果缺乏医德认知的指导，医德情感可能变得盲目，从而可能出现极端的医德意志。

（四）医德信念教育

医德信念是指医学生和医务人员对业已形成的医德知识产生的一种发自肺腑的真诚信仰，以及发自内心的强烈责任感。它在医德的"知、情、意、行"要素中处于核心地位，是医德品质结构的主要组成部分。医德信念不仅是推动医学生和医务人员形成医德行为的动力，也是医德认知转化为实际行动的中心环节。树立医德信念有助于医学生和医务人员坚定医学道德意志和正确的行为取向，其坚定性、稳定性和持久性的特点，能够使他们自觉地、坚定不移地对自己的医德言行进行自我监督和自我控制，始终坚定初心。

（五）医德行为习惯教育

医德行为习惯是医务人员在特定的医德认知、医德情感、医德意志、医德信念的引导下，逐渐形成的行为活动习惯，这些习惯表现出经常性、持续性和自然性的特征。医务人员的医德水平可以通过其医德行为习惯来评估。医德教育的目标之一是将对医务人员的医德要求转化为稳定的医德行为习惯，这需要通过提高医德认知、培养医德情感、锻炼医德意志、确立医德信念来实现。

三、医德教育的原则

医学道德教育的原则来源于对医德教育实践的总结和归纳。这些原则反映了医学道德教育的客观规律，是在实施医学道德教育时所需要遵循的基本准则和要求，也是提高医学道德教育效果的重要保障。

原则的确立有助于指导医学道德教育的具体实施。这些原则通常涵盖了医德教育的内容、方法、途径以及培养目标等多个方面的内容。遵循这些原则，可以确保医学道德教育的有效性，从而为医务人员的道德素养和职业道德水平的提升提供支持。

（一）目的性原则

医德教育必须有的放矢，否则可能会陷入困境。我国社会主义医学道德教育旨在培养医德高尚、全心全意为人民群众身心健康服务的医务工作者。因此，这一原则应当贯穿医德教育始终。不论采用何种教育方式，医德教育都应当聚焦培养医学生和医务人员崇高的道德素养，强化医德医风的建设，以更好地保障人民群众的身心健康。

确保医德教育的有的放矢性，意味着要根据不同阶段和需要，有针对性地选择教育方法和内容，使医务人员在不同的职业发展阶段都能受益。医德教育应当紧密结合医学实践和社会现实，注重培养医务人员的职业操守、责任感和社会担当，使他们真正成为社会所需要的优秀医疗人才。

（二）理论联系实际原则

理论联系实际原则是一个重要的原则。向医学生和医务人员传授医德理论、医德原则和医德规范，对于培养医务人员良好医德品质具有基础性作用。缺乏医德理论教育会使医学生和医务人员的行为无法与社会发展步伐同步，也无法与医学科学相适应。若医学道德教育脱离医学实践，就会失去其主要目标，就不能有的放矢地解决问题。因此，医德理论必须与实践紧密结合。只有将医德理论与实际医学实践有机结合，医学生和医务人员才能更好地理解、深化和巩固医德认识，从而在实际工作中正确践行医学道德。

（三）疏导原则

行为是医学生、医务人员内心信仰主导的结果。纠正他们错误的医德认知和行为不能采取强迫的方式，而应当遵循积极疏导的原则。所谓疏导，即通过良好的沟通和理性的讲解来引导医学生和医务人员。教育者要采用正面教育的方式，找出问题，讲清道理，指明方向，耐心说服，以帮助受教育者提升认识水平，克服负面因素，实现思想和行为的转变。

通过积极疏导，能够更好地形成正面的教育氛围，帮助医学生和医务人员认识到自己的行为对患者和社会的影响，从而在医疗实践中展现更高的道德水准。

（四）因人施教原则

教育学的普适原则是因人施教。考虑到每个受教育者的年龄、文化程度、性格特点和职业背景各不相同，医学道德教育也必须遵循这一原则。医学道德教育不能简单地停留在一般性的教育上，必须有的放矢，因人施教，才能取得良好的教育效果。个性化的医学道德教育需要根据受教育者的职业特点和背景，选择合适的案例和情境，使他们能够更直接地将道德理念应用于实际工作中。

四、医德教育的方法

医德教育需要从多个方面入手，注重实际和应用，创新教育方法。医德教育的方法主要是指通过课堂教学、模仿学习、角色扮演、志愿服务等途径来培养医务工作者的医德素质。这些方法旨在引导学生正确认识和对待医患关系、培养其良好的医德医风、提高其医学伦理素质。

（一）课堂教学

课堂教学是指通过授课教学，让受教育者获得系统理论与行为指导，并以考核的方式验证教学效果。

医学道德学习与社会公德、家庭道德教育学习的方式有较明显的区别，一般不是从道德行为的训练养成着眼，而是从基本的医学伦理理论学习入手。由于医学生已基本形成人生观与价值观，在接受新的职业准则知识与规范的过程中，存在着认知选择与整合过程，他们虽然能够通过相关的知识考核，但并不一定能够成功地将理论内化于心、外化于行。从医学道德课堂教学的过程看，采取理论结合实际、案例讨论与分析、撰写相关论文等方式，有利于强化学习效果。

（二）模仿学习

模仿学习又称为社会学习，是指人类学习某种新行为模式，只需要通过观察另一个人的行为及其结果，不需要外界的强化，就能表现出完全相同的行为，前提是模仿者内心认同该行为及其结果是正确的、合理的和有价值的，对该类行为的情绪体验是正面的，就会通过自我肯定的促进机制再现他人的行为。

模仿学习是医学道德教育的无形育人方式，是社会环境育人的核心路径。授课的老师、带教的前辈、媒体塑造的榜样典型等，都会不知不觉地成为模仿对象。在现实生活中，医务人员的从业环境与社会文化相互作用，从这个角度看，有效的医学道德教育还需要构建规范的医疗卫生行业从业文化。

（三）角色扮演

角色扮演是医学道德教育的虚拟实践学习方式，是一种情景模拟活动。要求医学生扮演指定的医务人员或患者角色，在模拟的医疗活动场景中开展模拟诊疗活动。角色扮演能够使医学生体验人与人交往的实际过程，从而唤醒医学生的同情心与同理心，间接检验课堂学习的有效性，强化其良好的职业道德行为模式。同时，角色扮演指导教师的指导和点评，会引导医学生做出正确的举动。

（四）志愿服务

医学生的志愿服务是医学道德教育的实践途径，即要求医学生到医院为患者提供特定时长的志愿服务。医学生通过实际的医疗卫生活动，尤其在与患者的接触与沟通中，感受自己学医的初心是否与医学现实相吻合，是否毫不动摇。志愿服务的过程就是提升医学生的自我发现能力和增强其对医学职业的真实认同感的过程。那些真心认同医学职业且具有博爱精神的从业者，对医学道德具有较高的认可度与接受度，在职业活动中亲身践行医学道德要求的可能性更高。

第二节 医德评价

医学道德评价是医务人员医德实践活动的重要形式，它有助于促使医务人员形成正确的医德观念和崇高的医德品质。同时，医学道德评价也是一种无形的精神动力，对于提升医务人员的医德品质，形成高尚的医德风尚，促进医学科学的发展以及推进社会主义精神文明建设具有重要的意义。

一、医德评价概述

医德评价是对医疗卫生机构和医务人员的医德行为作出的善恶评判，是人们依据一定的医德理论、原则和规范进行的。医德评价按评价主体的不同，分为两种：一是社会评价，二是自我评价。社会评价是指患者和社会其他人员对医务人员行为、医疗卫生机构活动的道德评价。自我评价是医务人员对自身及其所属的医疗卫生机构的道德评价。

医学道德评价有助于推动医务人员内化医德观念，引导他们在实际工作中践行良好的医学道德。通过医德评价，医务人员可以充分认识到自己的责任和使命，提升自己对患者、社会和职业的尊重，从而形成高尚的医德品质。通过赞扬和嘉奖具有医学道德的医务人员，可以在全社会营造尊重医德、崇尚医学道德的文化氛围，推动医学道德榜样的形成。

二、医德评价的标准

医德评价标准是指衡量医疗机构和医务人员医疗行为善恶程度及其社会效果优劣的尺度和依据。这些标准提供了评价医务人员医德表现的准则和指引。由于地域环境、受教育程度等因素的差异，以及个人道德认知和道德修养的变化，医务人员的医德评价存在着一定程度的差异。但是，医德评价也有一定的客观标准，这种客观标准的确定以人民群众的健康利益和社会进步作为出发点和落脚点。目前，我国医德评价的客观标准主要包括以下几个方面：

1. 疗效标准

疗效标准具有衡量医务人员医疗行为的有效性和治疗效果的作用，包括是否取得了合理的疗效、是否充分尊重了患者的知情同意权以及是否提供了必要的医疗救助。

2. 社会标准

社会标准的内容包括考虑医务人员的医疗行为是否符合社会公认的道德标准，是否遵循了法律法规、伦理规范和职业道德，以及是否有利于保护和改善人类生存环境。

3. 科学标准

科学标准的内容包括医务人员是否基于科学的医学知识和实践经验进行决策，是否遵循了临床实践的规范和标准，以及医务人员的医疗行为是否有利于医学科学的发展和进步。

综合这些标准，能够更全面地评价医务人员的医疗行为，引导他们在医疗实践中做出正确的道德决策，为患者和社会做出贡献。

三、医德评价的依据和方式

评价医务人员医疗行为时，必须坚持动机与效果、目的与手段的辩证统一，从实际出发，实事求是地进行分析，并做出正确的判断。社会舆论、传统习俗、内心信念是医德评价中的重要方式，它们相辅相成、相互补充、相互影响。

（一）医德评价的依据

医德评价依据是指评价主体对医疗行为或医疗现象进行评价的若干依据。评价标准是评价实施的先决条件，评价依据是评价标准衡量评价对象的决定性因素，医德评价依据主要包括动机和效果的辩证统一、目的和手段的辩证统一。

1. 动机与效果的统一

医德动机是医务人员医疗行为的起点，而医德效果是医疗行为的最终结果。医务人员的动机应该是服务患者、保障患者健康，而医德效果则在于治疗效果、患者满意度等。然而，在医疗实践中，可能会出现动机良好但效果不佳，或者动机不同但效果相似的情况。评价医务人员时，必须深入分析整个医疗过程，综合考虑动机与效果，避免单一片面的评价，确保评价的客观性和准确性。

2. 目的与手段的统一

医学目的是医务人员在医疗实践活动中所追求的目标，而医学手段则是实现这些目标的方法和途径。在医疗实践活动中，医务人员应当确立正确的医学目的，选择适合、有效的医疗手段，确保患者得到最佳治疗效果。医务人员的医疗行为应当遵循科学实践，兼顾医学道德原则，以确保医疗目的与手段的统一性。

总之，在评价医务人员的医德行为时，动机与效果、目的与手段的统一都是非常重要的考量因素。综合考虑这些方面，能够更准确地评价医务人员的医德行为，同时也能够引导他们在医学实践中保持正确的医德观念和行为准则。

（二）医德评价的方式

医学道德评价的方式主要有社会舆论、传统习俗、内心信念等方面的内容。评价的客观形式是社会舆论和传统习俗，评价的主要形式是内心信念。

1. 社会舆论

社会舆论是指公众对某种社会现象、事件和行为的看法和态度。在医德评价中，社会舆论扮演着重要角色，可以通过各种途径了解公众对医务人员医德行为的评价。社会舆论可以直接影响医务人员的行为，通过正面评价或批评来引导医务人员树立正确的医德观念和行为准则。

2. 传统习俗

传统习俗是人们在长期的社会生活中形成并沿袭下来的一种稳定的行为倾向。一些传统习俗可能为医务人员的医德行为提供价值导向，也可能与现代医学伦理不符。在评价医务人员时，需要结合传统习俗，挖掘其中对医务人员的医德行为有益的部分。

3. 内心信念

内心信念是指人们内心深处对某一观念、原则的真诚信仰。医务人员的内心信念是指从内心深处坚信医德原则的正确性，以及由此产生的强烈的责任感。这种内心信念可以促使医务人员树立正确的医德观念，使他们在医疗实践中充满责任感，自觉地进行善恶评价和行为选择。内心信念是评价医务人员医德的重要指标之一，因为它直接反映了医务人员的内在动力和价值观。

在医德评价中，社会舆论、传统习俗和内心信念相互作用，相互影响。社会舆论可以反映公众对医务人员医德行为的普遍看法，传统习俗可以提供文化背景和价值导向，内心信念则是医务人员自我道德约束的内在力量。综合考虑这些因素，可以更全面地评价医务人员的医德水平，引导他们树立正确的医德观念，从而提升整体的医疗服务质量和医疗伦理水平。

四、医德评价的方法和管理

（一）医德评价的方法

一般有两种评估医德的方式：一是定性评价，二是定量评价。

1. 定性评价

医德定性评价是指通过社会评议、同行评议、自我评议等方式，对医务人员在一定范围、环境、条件或时限内出现的医德行为进行定性评价。

社会评价是医德评价的一种重要方式，通过公众的意见和反馈，可以对医务人员的医德行为进行监督、引导和改进，从而提升整体的医疗伦理水平。这种评估方法是最直接的，也是最具体、最普遍的，能很好地调节医务人员的道德行为，增强医务人员的内心信念，推动形成医德风尚。为增加社会评价途径，增进社会评价效应，我国各医疗单位纷纷搭建平台，建立了医务公开制度、投诉制度社会监督制度、患者座谈会制度、重患帮扶制度及开通医患沟通热线等，认真受理群众来信来访和投诉举报，倡导人性化医疗服务理念，全力构建相互信任的医患关系。

同行评价是指医护人员对同行的医疗行为所做出的道德评判。这种评估方法具有很强的专业性，也具有很高的明确性，客观、准确。一般以科室为单位，采用同事之间互评，科室负责人综合评定，医德医风考核评议组最终评定的方式，辅以日常巡查、问卷调查、患者反映、投诉举报、表扬奖励等日常记录进行。

自评是指医务人员对自己的实际工作表现，按照医德考评的内容和标准进行评定。这种评价方式特殊，具有很强的针对性和增效性，能有效激发医务人员的精神力量，激发其崇高的医德责任感，实现医德评价的调节作用。

2. 定量评价

医学道德定量评价是指把医德所包含的医务人员的服务思想、服务态度、敬业精神、遵章守纪情况及医疗技术水平等具体内容加以量化，经过系统分析得出较为客观的评价结果。一般可采取"德、能、勤、绩"四个方面的考核，采取百分制计分。

"德、能、勤、绩"评价法是对医务人员的政治水平、法治观念、组织纪律、职业道德、社会公德、科研能力、处理和解决难题能力、履职尽责能力，以及事业心、责任感、勤奋精神、协作精神、工作作风、工作成绩等方面分别进行评价，最终结论性判断定量评价结果。

百分制评分法是将医德医风有关的内容分项设置分值，所有项目的分值加起来为一百分，并另列奖罚项目，分项考核计分，综合评分考核。

模糊综合评价法是一种基于模糊数学的评价方法，用于对多个评价因素的模糊信息进行综合评价。在这种方法中，评价因素和评价对象的关系不是单一的确定性关系，而是具有模糊性的关系，即存在模糊集合的概念。模糊综合评价法通过考虑各个评价因素的权重和彼此之间的关联程度，从而得出一个综合的评价结果。

在医疗实践活动中，模糊综合评价法可以应用于医务人员的医德评价。这种方法的优势在于可以将多个评价因素的模糊信息纳入考虑，并且能够反映出不同因素之间的相互影响。通过计算机编程，可以更加高效地进行模糊综合评价，从而得出相对客观的定量评价结果。

然而，模糊综合评价法也有一些限制，例如权重的确定可能会存在主观性，模糊集合的运算可能相对复杂。因此，在应用时需要谨慎选择评价因素和权重，确保方法的合理性和准确性。

（二）医德评价的管理

国家卫生行政部门先后出台了多项关于规范医疗卫生机构从业人员行为，加强医务人员医德考评制度的指导意见，要求改变单一式考核评估现状，将评估方式融入日常医院管理细节，建立科学的评价指标，完善评价组织体系和操作程序，以互动式评价实现更加真实、准确、全面的医德评价。

1. 建立科学的评价指标体系

通过确定评价指标体系，组织实施奖惩等环节，对医务人员的医德医风进行准确评价是确保医务人员医德评价结果客观、准确、合理的重要条件，也是评价工作过程中不可或缺的关键环节。评价指标需要具备针对性、实践性、导向性、可评性、可比性、可操作性六个条件。

2. 完善评价的组织体系和操作程序

对医德医风考评实行归口管理，坚持实事求是、客观公正的原则，坚持定性考评与定量考评相结合，平时考核与年度考核相结合，并将考核情况纳入医院管理制度，落实到每个岗位的责任体系中，实行逐级考核考评。医疗单位医政、人事、纪检监察部门应与本级医德评价小组协作配合，建立健全组织领导、工作措施和台账资料，共同完成医德考评工作。比如可采取建立医德档案、逐级负责、月考年累计的方法进行医德考评工作。同时，还应通过医院医德医风办公室定期不定期的随机抽查，通过内部监督的方式，建立和完善医疗道德监督机制；通过设立专线和医德医风投诉意见箱，走访病人，召开病人座谈会等形式，切实做到让病人受监督；通过多种形式确保医德评议的客观公正，如通过聘请医德医风监督员，实现社会监督。

第三节 医德修养

医德教育是一个培养医德理念、训练医德技巧、实践医德规范的过程。知识和能力的保持需要不断地复习与重复才能持久地呈现。在医学实践过程中，医务人员总会面对不同的伦理原则和规范，遇到没有在教科书上见过的伦理困境，此时，根据已知的原则和方法，独立进行伦理判断与决策，需要医务人员具备高水平的自省与自律能力，这就要以医学道德修养作为强有力的道德支撑。

一、医德修养概述

（一）修养与医学道德修养

"修"字，具有兴建、剪切、改正、整治、直且高，从无到有、从不完美到完美的意思。"养"字，具有供奉、培育、抚育，使某物壮大成熟的意思。修养一词是指特定的人对内心思想和外在行为的改造，以表现出与其信仰一致的认识与行为表现。修养既有内在的要求，又有外在的表现，既指修行的过程，又指修行达到的程度。

修养，在中国传统文化的语境中，多指君子的人格修养，使言行举止合乎规则，达到理想，这是按照儒家的要求去修炼完善的人格修养。在现代汉语中，修养多指个体在道德层面，能在外界的指导影响下，自我培养出高尚的道德品质，有合乎社会主流价值观的待人处事态度，能够恰当地处理个体与他人、与社会的关系，以此实现自我价值和人生目标。

以医德教育为根本的医学道德修养，其含义有两个层面：一是医务人员自觉学习与训练医学道德规范的知识、标准及行为方式，将医学道德规范内化为自己内在的道德素养并在实践过程中自觉地表现为符合规范要求的行为。二是医务人员在医学实践活动过程中，能够自觉地反思和发现职业活动中道德修为的不足，通过自我反省、自我教育和自我训练，始终坚持提升医学道德理论和实践水准的过程。可见，医学道德修养在不断追求高标准，是一个长期更新的过程。

（二）医学道德修养的重要性

医德教育非一朝一夕之功，医务人员的一生，都贯穿着医德修养的始终。医务人员在执业过程中总会不断地遇到不同类型的医德难题，也会遇到各种诱惑。对此，大学阶段的医学道德教育肯定不能确保他们总是表现出高水平的医学道德境界。医务人员的医学道德修养能够随时促使其医德认识更新、医德情感升华、医德意志坚定、医德行为高尚。

医学道德修养的过程实际上是医务人员体现内在道德控制与自我监督力量，解决医患双方医学知识和技术信息不对称性问题的内部路径。高水平的医学道德修养，有利于医疗服务质量的提高，有利于医患关系的改善。

二、医德修养的内容

（一）形成医德意识

医德理论修养是指医务人员根据医学伦理学原理和规范，通过学习、培训、反思等方式，逐步理解和掌握医德的基本理论，建立起对医德价值观念的认识和信仰。这种修养有助于医务人员形成正确的医德意识和行为准则，从而在医疗实践中更好地遵循伦理规范。医德认识是指医务人员对医德原则、规范和价值观的了解和掌握。这包括对医疗伦理学的基本原理、患者权益、隐私保护、职业责任等方面的认知。医务人员应当了解什么是正确的医德行为，如何应对伦理冲突，以及如何在各种情境下保持道德操守。医德意识修养是指医务人员通过思想和行为上的努力，培养出高尚的医德意识。这需要医务人员对自身的医德行为进行反思，及时发现并纠正自己可能存在的不足之处。医德意识修养强调医务人员对自己的行为进行自我审视，持续提升自己的道德境界。医德理论修养、医德认识、医德意识修养等是医务人员职业道德领域的关键要素。这些方面的培养和发展有助于医务人员形成高尚的医德观念和行为准则，能够为医疗实践提供道德指导。

（二）培养医德情感

医德情感是指医务人员对医德行为所产生的情感、态度和情绪体验，涵盖了善恶情绪以及对医德行为的尊重、赞赏或批评等方面。这些情感和态度会影响医务人员的行为选择和表现，进而影响他们在医疗实践中的道德决策和行为。

（三）锻炼医德意志

医德意志是医务人员在履行义务、责任的过程中，为克服各种困难而表现出来的坚韧不拔的精神和做出的行为决策。医德意志体现了医务人员在困难面前的决心和毅力，是他们保持高尚医德的关键要素之一。

在医疗实践中，医务人员常常会面临各种挑战，包括职业倦怠、经济利益、时间压力、患者期望和医疗环境的影响等。这些因素可能对医务人员的医德产生影响，使他们面临道德困境和抉择。医德意志使医务人员在这些挑战面前，能够坚定地选择合乎道德原则的行为，并且抵御住各种诱惑。

培养和锻炼医德意志是非常重要的，这需要医务人员具备自我反省和自我约束的能力，能够在压力下保持冷静和坚定。

（四）选择医德行为

医德行为是医务人员在具体情境中，根据一定的医德原则和价值观进行选择的行为。它是医务人员内心认识、情感态度和意志决定的外在表现，也是医德在实际生活中的体现。

医德行为涵盖了多个环节，如确立目的、形成动机、采取行动、制定和实施计划等。这些环节构成了医务人员在实践中做出医德决策和行为的过程。医务人员在面对各种选择和情境时，需要通过医德行为来实现他们内心的医德信念。

医德行为不仅是医务人员内心道德意识的外在表现，也是巩固和增强其医德品质的途径。通过实际行动，医务人员可以将他们的医德信念付诸实践，从而形成更坚定的医德态度和行为模式。同时，医德行为也是他人评价和认识医务人员医德品质的重要依据，因为它能够直接反映出医务人员的品德和职业操守。总之，医德行为是医务人员内心信念和意志的具体体现，它通过实际行动将医德理念贯彻到日常实践中，促进了医务人员医德品质的形成和巩固。

三、医德修养的途径和方法

（一）医德修养的途径

医德修养需与医疗实践相结合。医疗实践是产生高尚医德的基础，是检验医德修养的标准，是促进医德修养的动力，也是医德修养的目的，医疗实践是产生高尚医德的基础，是培养高尚医德的根本。

1. 勤学理论

医务人员的高尚医德修养是需要通过系统的学习、实践和不断的自我提升来培养和发展的。医德修养的提升需要建立在正确的认识论和伦理学基础之上。辩证唯物主义认识论为医务人员提供了科学的思维方式，帮助他们正确理解医学道德的本质和价值。同时，伦理学原理提供了道德判断的依据，指导医务人员在实际情境中做出符合伦理规范的决策和行为。

首先，医务人员要认真学习医德知识，掌握基本的医德规范，这是培养医德修养的基础。了解社会发展和医学进步对医德要求的变化，能够帮助医务人员不断更新自己的医德观念，适应不同情境下的医德挑战。将理论内化为意识，意味着将医德原则融入思想中，贯穿日常的医疗实践，让医德指导每一个决策和行为。

其次，医务人员要在实践中不断锤炼和提高医德修养。在实际的医疗工作中，面对不同的情境和挑战，医务人员可以逐步形成高尚的医德意识和行为习惯。这需要耐心、坚持不懈的自我反思，以及对医学道德的深入理解。

2. 躬亲实践

道德品质的形成和提升离不开社会实践，医务人员的医德修养也需要在实际的医疗实践中不断锤炼和完善。

医德修养不仅是理论学习的过程，也是在实际工作中将道德原则融入行为的过程。只有在与患者、同行的相处中，医务人员才能真正体验到医德的价值和意义。在与患者相处时，医务人员需要以尊重和关爱的态度对待每一位患者，遵循医德规范，确保医疗过程的公正、诚信和人道。此外，在与同行的互动中，医务人员需要遵循职业道德，进行诚信合作，共同提升医疗质量，确保患者的利益和安全。

通过医疗实践，医务人员可以更好地辨别哪些行为符合道德规范，哪些行为需要修正和改进。言行一致是医德修养的重要体现，只有在实际行动中践行医德，才能真正做到言行一致，使医德真正地融入医务人员的职业生活和日常实践中。

（二）医德修养方法

道德修养意味着自我监督、自我批评、自我限制、自我改正、自我提升。医务人员医学道德修养的提升，依赖于良好的内外条件。在我国医学发展历史上，医学道德修养主要包括以下几种方法：

1. 内省法

所谓内省法，就是反省自己的所思所行是不是符合相关的道德要求和行为准则，通过自我检查发现和找出自己思想和行为中的不良倾向，并加以克服和纠正，从而提升道德水平的方法。如曾子提出的"吾日三省吾身"、王阳明提出的"省察克治"，都属于提高道德修养的内省法。

内省的方法之所以能行得通，是因为人的自我意识都有主我与客我之分。"主我"为意识和行为主体，"客我"为社会评价和他人社会期望。通俗地说，"主我"是对自己进行反省和评价，"客我"是指在自己的评价中或在他人的评价中对自己进行评价，"主我"是感受者，"客我"是可以指称的对象，"主我"在现实生活中，往往能观察、评价、控制自己的实际表现。

医学道德修养的内省方法，是指医务人员根据医德理论、原则和规范，对自己医学伦理学习和执业行为过程，主动或被动地进行自我评价，并以此为起点，自我促进医学道德水平提高的方法。

具体地说，内省包括两个方面的内容：一是在学习理论过程中的内省；二是在实践过程中的内省。理论学习过程中的内省，是指在学习相关医学伦理理论时，省察自己对相关知识的真实认识，觉察自己认识的正确性，及时修正自己错误的观点。唯有如此，才能将医学伦理的基本准则有效整合为人生价值观的有机内容，才能够内化为自己的职业态度。实践过程中的内省，是指在进行医学实践活动过程时，省察自己的行为及其背后的观点、态度是不是与规范相一致，及时发现自己的错误行为，并加以纠正。

2. 学习法

《论语·里仁》有"见贤思齐焉，见不贤而内自省也"的论述，就是指道德修养的学习法。关于道德修养的学习法，是指在医学职业活动中主动见贤思齐，见到比自己表现好的就要学习追赶，见到那些不合乎道德要求的行为，要及时省察自己是不是也有类似的不当行为。

学习法的对象有两类：一是公认的医学道德模范，一是身边的医务人员。公认的医学道德模范，如古代有由患者种树成林的董奉，近代有白求恩，现代有全国道德模范敬业奉献类奖项获得者骆抗先，等等。他们是医学道德的坚定实践者，在从业活动中，全方位地表现出医学道德的至高境界。医务人员通过学习这类模范的事迹，向医学道德模范看齐。在日常的工作中，留心周围人的优点与长处、主动学习是医务人员提升自己道德修养的一种方式。

3. 慎独

中国传统儒家文化所推崇的修德之道，亦有"慎独"之说。语出《礼记·大学》，"此谓诚于中，形于外，故君子当慎其独也，以其独也"。《礼记·大学》载："此谓诚于中，形于外，故君子必慎其独也。""慎独"始终是儒家富有特色的道德修养方法，强调有修为的君子，应该人前人后行为一致，有人知无人知行为一致。在医学道德修养层面，"慎独"是指医务人员在无人知晓时，自觉按照医学道德要求践行医德的境界。

实际上，内省法、学习法、慎独作为医学道德修养方法，都需要修行者具有高度自觉性、坚韧性、自制力，能够时刻抵御内心"为己"的冲动，属于道德自律范畴。

➕ 本章小结

作为医学职业教育的重要组成部分，医学道德教育始终是医学界和全社会关注的问题。实现医德教育的前提是揭示医德教育的规律，发现医德教育的路径，确定医德教育的制度。医德教育的根本目标是关注医务人员医德修养的过程和规律、医德修养的内容和方法。依据科学的医德评价标准，使用恰当的医德评价方法，是提升医德修养的有效手段。

➕ 复习思考题

1. 什么是医德教育？试述医德教育的原则。
2. 什么是医德评价？医德评价的标准和方式有哪些？
3. 医德修养的定义、途径和方法是什么？

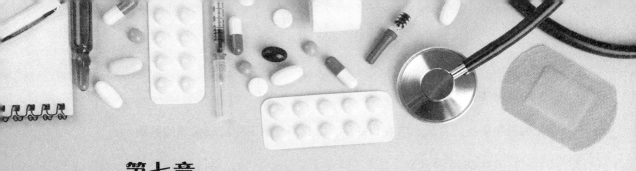

第七章
卫生防疫伦理和公共卫生伦理

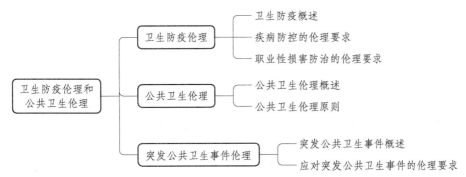

学习目标

卫生防疫伦理和公共卫生伦理的内容，主要包括卫生防疫伦理、公共卫生伦理和突发公共卫生事件伦理三个部分。掌握相关理论内容，积累工作实操经验，有助于达到提前预防、尽早发现、及时解决公共卫生事件的目的。

思维导图

卫生防疫伦理和公共卫生伦理
- 卫生防疫伦理
  - 卫生防疫概述
  - 疾病防控的伦理要求
  - 职业性损害防治的伦理要求
- 公共卫生伦理
  - 公共卫生伦理概述
  - 公共卫生伦理原则
- 突发公共卫生事件伦理
  - 突发公共卫生事件概述
  - 应对突发公共卫生事件的伦理要求

社会性是人的本质属性，个人与社会相互依存、密不可分，公共的社会生活必然存在公共卫生问题。随着经济社会发展和医学活动对象从个体转向群体和整个社会，人民群众对健康安全的要求日益提高。预防、控制疾病传播，及时有效应对突发公共卫生事件越来越引起广大人民群众的关注。在卫生防疫和公共卫生事件中，遵循卫生防疫伦理和公共卫生伦理原则具有必要性。

第一节 卫生防疫伦理

卫生防疫历来是公共卫生治理的首要领域。在《辞海》中，"疫"指瘟疫，是各种传染病的通称。"防疫"是指为预防、控制及消灭传染病而采取的各项措施及相应行为。包括处置传染源、处置传播途径、处置易感人群等。

一、卫生防疫概述

把握卫生防疫的含义、内容和特点，是我们理解卫生防疫伦理的基础。

（一）卫生防疫的含义

卫生防疫有狭义和广义之分。狭义的卫生防疫是指为了预防、控制疾病的传播而采取的一系列措施。广义的卫生防疫是指卫生防疫站的卫生防疫工作，包括卫生监督和疾病控制两大部分。本章从狭义的卫生防疫，即对疾病的防控介绍卫生防疫的伦理要求。

（二）卫生防疫的内容

卫生防疫主要包括疾病预防控制、卫生监督检测、预防技术咨询与服务、基层防疫人员培训和卫生健康教育的业务技术指导，以及流行病防治、计划免疫、地方慢性病防治、结核病防治、性病防治、寄生虫病防治、食品卫生、环境卫生、劳动卫生、放射卫生、学校卫生、健康教育、卫生检验、预防医学等。

中华人民共和国成立以来，我国的卫生防疫事业取得了很大的成绩，尤其重视对各种传染病的控制和监测，逐渐降低了各种传染病的发展和流行。

（三）卫生防疫的特点

卫生防疫工作具有全球性、公益性、复杂性与艰巨性等特点。

1. 全球性

经济全球化的高度发展、人口流动性的增大、通信手段的日新月异、交通工具的日益便捷等，使得一种病原体能在几十小时之内从疫源地传遍各主要城市，进而向中小城市、农村蔓延，卫生防疫工作的全球性特点由此凸显出来。

2. 公益性

卫生防疫工作的开展需要将公益事业贯穿其中。一般来说，社会卫生事业是政府实行一定福利政策的社会公益事业，其实施步骤贯穿了预防为主的理念，最终目的是实现健康社会效益的最大化，即人人享有健康保健，社会进入基本健康状态。

3. 复杂性

复杂性主要是指在进行卫生防疫工作时，周围自然环境变化多样、纷繁复杂，涉及社会生活的方方面面，工作对象千差万别，工作效果显现多样，需要掌握和运用多方面的知识和技能。

4. 艰巨性

卫生防疫工作影响范围大、波及区域广，不仅关系到广大人民群众的身体健康和社会的繁荣稳定，还关系到子孙后代的幸福，必须严肃认真对待。

二、疾病防控的伦理要求

疾病防控属于公共卫生范畴。面对不同类型的疾病，预防与控制的伦理要求有所不同。

（一）传染病防控的伦理要求

传染病是指由各种病原体引起的能在人与人、动物与动物或人与动物之间相互传染的疾病。传染病具有传染性，能迅速在人群中散播，影响公众健康，社会危害性大，是从古至今危害人类健康的第一杀手。随着免疫技术、抗生素、公共卫生等医学知识和技术的进步，人类在与传染病的斗争中取得了辉煌的成就，也总结出了传染病防控的伦理要求。

1. 坚持预防为主、防治结合

传染病的预防和治疗都十分重要，将预防为主、防治结合的方法作为主要的传染病防治方法是符合现实需要的。各级政府应当组织开展群众性卫生活动，进行健康教育，倡导文明生活方式，提高自身防治意识和应对能力，加强环境卫生清洁和保护工作；有计划地建设和改造公共卫生设施，改善饮用水卫生条件，对污水、污物、粪便进行无害化处理；实行有计划的预防接种制度；对传染病患者、病原携带者和疑似传染病患者进行隔离管理；等等。

在实际工作中，传染病预防控制的主要措施包括：

（1）管理和控制。传染源是指体内有病原体寄生繁殖，且能排出病原体的人或动物。消灭传染源或使传染源无害化的工作称为管理传染源。对传染病患者要做到早发现、早报告、早隔离、早治疗。

（2）切断传播途径。传染病从患者或病原携带者再传染给健康人，中间需要特定的传播途径。常见的传播途径有呼吸道传播、接触传播、虫媒传播等。

（3）进行预防接种和药物预防。注射或服用有预防疾病作用的疫苗、药物，使人获得对相应疾病的抵抗力，预防传染病的发生和流行。

2. 遵守法律、及时上报

传染病疫情报告是为各级政府提供传染病发生、发展信息的重要渠道，也是政府决策者准确掌握事件动态、及时进行正确决策与有关部门及时采取预防控制措施的重要前提。依据《中华人民共和国传染病防治法》《突发公共卫生事件应急条例》《突发公共卫生事件与传染病疫情监测信息报告管理办法》《传染病信息报告工作管理规范》《传染病监测信息网络直报工作技术指南》制定的传染病疫情报告制度要求，各级疾病预防控制机构或者医疗机构，接到任何单位和个人报告的传染病患者或者疑似传染病患者后，要认真做好疫情记录，登记报告人、报告电话、报告事件，疫情发生时间、地点、发病患者数、发病原因等，并立即电话报告给上级疾病预防控制机构与同级卫生行政部门，同时进行调查核实。

3. 严格执行隔离和消毒措施

传染病不仅会给患者本人造成极大的身心伤害，而且会传染给他人的，造成群体性感染。隔离和消毒是传染病管理与防治工作中最重要的环节，也是公共卫生工作者与传染病斗争的重要方式。传染病隔离是将传染病患者及带菌者在传染期间安置在指定的地点，与健康人群分开，以便于治疗和护理。在隔离的方式中，住院隔离是最合理、最安全的隔离方式。发现有人患传染病后，要送传染病医院或设有传染病专门病区的医院进行治疗。轻型患者或一些康复期患者在家中采取隔离措施时，一般要求患者在家庭中独居一室，使用专用日常用品，饮食、洗漱等与健康人分开，患者所用过或接触过的物品必须进行消毒，隔离期应根据该病的传染期进行规定，过长或过短都不妥。这样既有利于防止传染病的蔓延，也有利于患者的康复。消毒主要是采取有效措施杀灭传染病患者有可能散播的细菌、病毒或其他传染源，消毒对象包括患者居住的场所、使用过的日常用品、排泄物、分泌物、接触使用过的医疗器械等。与传染病接触的医务人员，在离开病区时，必须采取消毒措施，避免将传染源带出病区。

4. 尊重传染病患者的人格和权利

传染病患者、病原携带者和疑似传染病患者享有隐私权、不受歧视权和自由活动权等权利。公共卫生工作者在工作中要尊重传染病患者的人格和权利。《中华人民共和国传染病防治法》明确指出：故意泄露传染病患者、病原携带者、疑似传染病患者、密切接触者涉及个人隐私的有关信息、资料的行为将被依法处罚。因此，为患者保守医疗秘密，是医务人员的基本道德义务。但是，保守患者的医疗秘密要以不危害他人和社会的利益为前提。公共卫生工作者除了尊重传染病患者的隐私权外，还应该尊重其不受歧视的权利。《中华人民共和国传染病防治法》明确指出，任何单位和个人不得歧视传染病患者、病原携带者和疑似传染病患者。除此之外，传染病患者还享有自由活动权，在需要工作对象配合公共卫生工作而限制其人身自由时，必须有科学和法律的客观依据，不得任意剥夺个体的行动自由权。强制隔离的人员必须限制在已经确诊疑似病例和密切接触者范围内，对于来自疫区但没有任何可疑医学指证的健康人，不得限制其人身自由。

（二）慢性非传染性疾病防控的伦理要求

慢性非传染疾病，简称"慢性病"。在临床实践中，慢性病包括心脑血管疾病、恶性肿瘤、糖尿病、慢性呼吸系统疾病等。慢性病主要造成脑、心、肾等重要脏器的损害，易造成伤残，影响患者的劳动能力和生活质量，给社会和家庭带来沉重的经济负担。这就要求公共卫生工作者做好宣传和科普，有效预防和控制慢性病的发生。

1. 倡导积极健康的行为和生活方式

慢性非传染疾病的发生与吸烟、酗酒、不合理膳食、缺乏体力活动等不健康的生活方式和不良行为习惯有关，这些因素是可以通过健康教育进行干预的。公共卫生工作者可以通过开展健康知识讲座、印发健康知识手册等方式，普及和传播健康知识和各种健康问题的解决办法，帮助人们建立健康信念，促使人们选择有益于健康的行为和生活方式，转变和控制不良行为，以达到预防慢性非传染性疾病，促进健康和提高生活质量的目的。

2. 加强慢性病的筛查和普查工作

加强筛查和普查工作，主要是因为慢性病的发生大都是致病因素长期作用的结果，因此做好早发现、早诊断和早治疗（"三早"预防）的宣传工作非常重要。这就要求医务工作者提高诊断、治疗水平，加强慢性非传染性疾病的检测、筛查和普检工作，教育群众自我监护，及早发现病初期（亚临床性）患者，并使之得到及时、合理的治疗。在疾病初期及早采取措施，能有效减缓患者的痛苦，减少家庭成员的损失。

三、职业性损害防治的伦理要求

职业性损害即在生产过程、劳动过程和生产环境中存在的各种职业性有害因素对劳动者健康产生的各种危害。这种损害包括是职业病、职业性外伤或工伤等。职业性损害会对劳动者的健康和生命带来一定的影响，这就要求广大医务工作者必须重视职业性损害的防治。职业性损害防治的伦理要求大概包括以下几个方面：

（一）依法开展卫生监督和管理

从源头控制职业性损害，是对劳动者的安全和健康负责。古今中外的实践证明，职业性损害是完全可以预防和控制的。公共卫生工作者要把好职业性损害防治关，实现职业性损害的源头控制与管理。依法开展卫生监督和管理，进行及时的防护设施卫生审查工作，是防治职业性损害最有效、最经济和可行的措施，是职业性损害防治的首要环节，可以达到事半功倍的效果。它实现了从源头上预防、控制和消除职业性损害的目的，保护了劳动者的健康和安全。

（二）职业健康教育、卫生监测和健康监护三效合一

职业健康教育是职业人员从事该项工作时，为有效保障自身健康而进行的教育。通过职业健康教育，劳动者可以充分了解职业性危害因素，达到预防职业病的目的。

为了保障劳动者健康，公共卫生工作者要高度重视生产环境监测工作以及设备检修期间职业病危害因素对作业人员的影响，加强生产设备及防护设施的维修和管理，确保卫生防护设施正常运行。此外，要定期对作业场所进行有害因素监测，测试结果在生产现场醒目位置予以公布。

公共卫生工作者要对劳动者进行健康监护。可以定期组织接触职业病危害因素的劳动者参加职业健康监护体检，建立员工个人的职业健康档案，及时发现职业禁忌证和疑似者，并要求相关单位对该类人员进行相应的工作调整、变动，必要时给予休假，减少职业病的发生。职业健康检查在上岗前后各个环节都要及时进行，职业健康检查应由省级卫生行政部门批准的有合格认证的健康检查医疗卫生机构承担。没有经过职业健康检查的人员，不得从事涉及职业病危害因素的工作，相关单位也不得安排劳动者从事该类工作，一经排查，严肃处置。

（三）职业病诊断应客观、公正

职业病诊断应客观、公正，既要保障劳动者的健康权益，也要维护企业和国家的利益。职业病诊断鉴定委员会要遵守职业道德，认真审阅资料，保证资料的真实性、可靠性；严格按照国家职业病诊断标准进行诊断并承担相应的责任。职业病诊断鉴定委员会成员不得私下接触当事人，不得收受当事人的财物或者其他好处，与当事人有利害关系的应当回避。不遵守职业道德的职业病诊断鉴定委员会成员应当承担相应的责任。职业性损害患者一旦确诊，应依法享受国家规定的职业病待遇。用人单位应安排职业病患者进行治疗、康复和定期检查。用人单位对不适宜继续从事原工作的职业病患者，应当调离原岗位，并妥善安置。职业病患者的诊疗、康复费用、伤残以及丧失劳动能力的职业病患者的社会保障，按照国家有关工伤保险的规定执行。

第二节 公共卫生伦理

公共卫生对于维护人类的生命健康、防治疾病、促进社会和经济的有序发展起着十分重要的作用。公共卫生的职能本身就蕴涵着丰富的伦理诉求。关注公共卫生领域的伦理问题，有助于促进人与人、人与自然的和谐发展。

一、公共卫生伦理概述

公共卫生伦理源于人类生活的社会性。随着人们健康需求的日益提高，以及现实中公共卫生工作面对的伦理问题的增多，公共卫生工作者必须把握公共卫生工作的特点，明确自己肩负的道德责任。

（一）公共卫生的概念与内涵

1. 公共卫生的概念

公共卫生又称公共健康，是预防疾病、延长人的寿命和促进人的身心健康的一门科学。

公共卫生涵盖了疾病的预防、医疗与护理服务，以及影响健康的社会性因素等多方面内容，涉及的行动主体包括个人、社区、社会组织、政府以及企业。公共卫生期待达到的目标也是多元化的，包括疾病的预防与控制、营造清洁的生存环境、积极对抗影响健康的不利社会因素，以及提高群体的健康水平等。可见，对公共卫生的宽泛界定必然包含来自全社会的行为主体及其实践，而不再局限于某个政府部门或行政机构的工作，也不局限于某一领域人员的相关实践。在本教材中，公共卫生是指通过组织、社会的共同努力，改善环境卫生条件，预防控制传染病和其他疾病流行，培养人们良好的卫生习惯和文明生活方式，达到预防疾病、延长人的寿命和促进人的身心健康的一门科学。

2. 公共卫生的内涵

（1）公共卫生的主体。公共卫生一般由政府负责和主导。除此之外，医疗卫生机构、社区和相关国际组织都是公共卫生主体。从这个意义上说，公共卫生又被称为公共卫生事业。

（2）公共卫生的客体。公共卫生的客体是整个社会的全体人员。公共卫生措施最终会落实到个体身上，但其关注的核心是群体和群体的健康水平。

（3）公共卫生的手段。公共卫生通过行政、法律法规等手段改善环境卫生条件，进而控制疾病在人群中的流行。

（4）公共卫生的目的。公共卫生的目的是教育全体社会成员养成良好的卫生习惯和健康文明的生活方式，有效应对突发公共卫生事件和传染病的流行。

（二）公共卫生工作的特点

公共卫生工作与传统疾病治疗医学相比，有其自身的特点。

1. 工作对象的群体性

公共卫生工作是一项关注全体社会成员健康的群体性工作。为了维护群体的健康，全社会必须共同努力，营造良好、健康的自然环境和社会环境，有效预防疾病的发生，最大限度限制传染性疾病的蔓延，提升全社会成员的健康水平，因此，公共卫生工作的群体性特征十分明显。

2. 工作过程的社会性

公共卫生工作的开展，必须依靠广大的人民群众，只有得到人民群众的广泛支持与参与，这项工作才能真正发挥预防疾病、控制疾病蔓延的作用。公共卫生工作倡导的良好的卫生习惯和文明的生活方式，同样需要得到全社会成员的广泛参与和共同遵守。此外，公共卫生目标的实现也离不开社会成员的支持。公共卫生工作虽然存在主要的组织者和实施者，如政府卫生行政部门、卫生机构等，但是如果没有多数社会成员的支持与积极参与，公共卫生目标也就不可能实现。

3. 工作目标的前瞻性

公共卫生工作目标即在尚未发生疾病的人群当中，减少疾病发生的概率，减轻疾病给人们带来的伤害和病痛。公共卫生工作以未来为导向，意在从整体上改善群体的健康情况，这表现了对自身和他人的深切关怀。虽然公共卫生工作关注的是未来还未发生的疾病，但其前瞻性的特点有助于公共卫生工作者关注人类身心健康，提早掌握疾病的发展规律，减缓疾病的发生。

（三）公共卫生工作者的道德责任

公共卫生工作目标的实现离不开公共卫生工作人员的认真工作，在目标实现的过程中，公共卫生工作者必须承担起相应的道德责任，接受职业道德的规范和约束。

1. 自觉树立大卫生观

大卫生观强调预防、医疗、保健一体化，目的是提高人类生命质量。需要明确的是，大卫生观与传统卫生观之间存在区别，传统卫生观是在发现患者患有疾病后，医务人员为其提供治疗和服务，帮助患者恢复健康。

总体而言，大卫生观倡导卫生事业人人参与、全社会参与。公共卫生工作者要自觉树立大卫生观，恪守职业道德，在工作中保持清醒的头脑，不断提高自己的医技水平，并且动员全体社会成员自觉参与到公共卫生工作中。

2. 积极开展健康教育活动

公共卫生工作需要全体社会成员的配合和支持，但是如果人们空有一腔热血而没有专业的思维和卫生知识，这项工作将无法有效开展。因此，公共卫生工作者必须在全社会持续开展健康教育活动，将晦涩难懂的学术知识简洁化，使人民群众能普遍接受。在具体的工作中，公共卫生工作者也要把健康教育放在首位。

3. 贯彻落实公共卫生的工作目标

公共卫生是不同于个人卫生的概念，公共卫生通过保障和构建良好的自然环境和社会环境，满足全体社会成员对健康的需求。公共卫生的具体工作目标包括维护良好的公共卫生条件、开展全民预防保健工作。在贯彻落实公共卫生的工作目标时，公共卫生工作者要以科学、严谨的态度和高度负责的精神为全体社会成员的健康服务。

（四）公共卫生伦理的概念

公共卫生伦理是伦理学的基本理论和观念在公共健康与卫生领域中的具体应用，它以关注公民健康为目标，以预防、防止伤害发生和传染病流行为主旨，侧重于对影响健康的行为、生活方式等因素的研究，落实于社会公共健康保障政策的制定。公共卫生的伦理基础和价值取向强调维护公民健康平等的权利，以实现人群健康为核心。

（五）公共卫生伦理的理论基础

道德与利益的关系问题是伦理学的核心问题，公共卫生伦理的理论基础是在结合公共卫生领域的现实问题，在伦理学基本理论的基础上进行引入和应用的。在学界，学者们普遍认为功利主义、道义论自由主义、社群主义是公共卫生伦理学的理论基础。

1. 功利主义

功利主义是将人所获得的现实利益或幸福作为判断其行为善恶最终准则的伦理学理论。功利主义的主要代表人物有英国思想家杰里米·边沁（Jeremy Bentham）和约翰·密尔（John Stuart Mill）。功利主义认为，一个行动在伦理上是否道德，要看他的后果是什么，后果的好坏如何。只要一个行动的后果是好的，那么这个行动就是道德的。判断后果好坏的标准是快乐和幸福，也就是一个行动是带来快乐和幸福，还是带来痛苦和不幸。功利主义以最大多数的最大幸福作为一种政策或制度优劣的标准。公共卫生领域的权益冲突，反映了不同权益背后的价值取向冲突。就权益本身而言，很难区分出优劣轻重。很多时候，人们倾向于采用功利主义理论，将权益量化，以区别其轻重。

2. 道义论自由主义

道义论自由主义主张每个人的生命都具有同等的价值，每个生命都值得尊重而不能以任何理由侵犯。其代表人物是德国古典主义哲学家康德。道义论自由主义的核心概念是权利，即每个人由于他的人性而具有的独一无二的、原生的、与生俱来的权利。在康德那里，权利被具体化为自由、平等、独立和财产权等，构成了个人基本权利的体系。对于公共卫生领域中的权益冲突，人们也会采用康德的道义论自由主义理论，即"权利是一个既定的优先于和独立于善的道德范畴"，无论其大小轻重都具有绝对的价值，应给予同样的保护。

3. 社群主义

社群主义是指一种关注社会利益的表现形式的政治哲学，又称为"社区主义""共同体主义""合作主义"，其主要代表人物有桑德尔、麦金太尔和沃尔策等。社群主义认为个人及其自我最终是由他所在的社群决定的，社群主义强调国家、家庭和社区的价值，以及集体权利优先的原则。鉴于公共卫生不仅涉及个人的权利，而且涉及群体的健康权益，因此有必要采用社群理论对公共卫生领域的价值取向进行判断。

二、公共卫生伦理原则

公共卫生的伦理原则是指根据伦理学基本原则，结合公共卫生实践特点和要求概括出的原则规范。公共卫生伦理原则贯穿公共卫生事业始终，是衡量各项公共卫生事业的道德标准，也是衡量个人卫生健康行为的内在尺度。基于公共卫生的性质与任务，其伦理原则包括全社会参与原则、社会公益原则、社会公正原则、互助协同原则和信息公开原则。

（一）全社会参与原则

公共卫生工作与人民群众的身体健康息息相关，是经济社会发展的重要组成部分。因此，以全体社会成员的健康为主要工作目标的公共卫生工作是一项面向社会的工作。公共卫生工作者必须时刻明确自己的伦理责任，树立起对全社会负责的伦理观念和高度的社会责任感。但是，公共卫生工作的顺利开展离不开政府和全社会的共同参与和努力。公共卫生工作要达到预防疾病、促进健康和提高生活质量的目的，仅依靠公共卫生工作者的力量不够的，需要全社会的积极参与。同样，对危害全人类健康的疾病，单靠某一个国家和地区的力量是不可能取得成效的，它要求国家与国家之间，或者国家与地区之间通力合作、共同努力。因此，公共卫生工作要坚持全社会参与的伦理原则。

（二）社会公益原则

公共卫生事业的公益性是指国家的公共卫生制度和方针政策是为了谋求全体社会成员的健康利益。社会公益原则是由公共卫生事业发展的基本宗旨决定的，是公共卫生工作区别于其他卫生医疗工作的特殊性原则。"人人受益、人人共享"的公共卫生事业宗旨，要求公共卫生的制度设计和政策制定必须紧紧围绕为全体社会成员谋求健康利益这一基本要求。在公共卫生事业中，坚持社会公益性原则，就要求政府主导公共卫生工作，由政府主办或者购买公共卫生服务，向全体社会成员提供公共卫生的制度和方针政策，必须从维护社会全体成员的整体健康利益出发，公共卫生的资源配置也必须符合全体社会成员的健康利益。社会公益性原则同时要求全体社会成员共同参与公共卫生工作，加强体育锻炼，形成良好的生活方式，为最大限度地维护公共健康利益而努力。

（三）社会公正原则

公正是文明社会的基本准则之一，因此在制定公共卫生政策、配置卫生资源、决定公共卫生工作奖惩时，都要坚持社会公正原则，以达到维护群体健康、预防疾病或伤害的目的。社会公正原则一般包括以下几个方面的内容。

1. 公共卫生政策的公正

公共卫生政策的主要内容，包含提供面向全社会成员的预防性卫生服务、大众健康教育和改善健康环境。公共卫生政策的内容要体现社会公正，即公平、公正地对待全体社会成员。例如在面对突发的流行性疾病时，国家和医疗部门颁布的政策要体现社会公正的态度，公平公正的对待每位患者，保证人民群众的生命安全和身体健康。

2. 卫生资源分配的公正

卫生资源分配的公正即在所有社会成员之间公平、公正地分配公共卫生资源。资源分配的公正包括形式公正和实质公正两方面。形式公正即一视同仁，是一种形式上的平等，要求基本卫生资源人人享有，在满足需求方面每个人都能得到同等对待。实质公正是指应当根据个人的需要、能力、对社会的贡献等分配分担和收益，是一种相对公正。

3. 公共卫生工作奖罚的公正

公共卫生工作奖罚即对于在公共卫生行动中做出贡献的人，社会应该予以适当奖励；对于违反公共卫生工作要求，尤其是导致严重损害公众健康事件发生的个人和群体，要做出相应的惩罚。公平、公正的奖罚能够促使整个社会群体为共同的公共卫生目标而努力。公共卫生工作者要排除来自各方面的干扰，从人民群众和整个社会利益出发开展公共卫生工作。

（四）互助协同原则

公共卫生工作不仅需要全社会参与，而且需要不同领域中的人员相互帮助与协作。这就要求公共卫生工作者和社会成员在公共卫生工作中都要坚持互助协同原则。一方面，公共卫生工作者应当确保自己能够胜任本职工作，加强与不同领域人员的联系与协作。另一方面，作为社会成员的个体要充分理解公共卫生行动对个体、群体及全社会健康的重要性，以积极合作的态度参与到公共卫生行动中来。当个体行为影响他人或者群体健康时，要主动约束自己的行为，避免自身行为给他人或者社会带来的负面影响。只有通过全民参与，才能共同推动公共卫生事业的发展，提高社会群体健康水平和生活质量。

（五）信息公开原则

信息公开原则是针对公共卫生工作中公民享有知情权而提出的。信息公开原则强调，在公共卫生工作中，要尊重公民的知情权，尤其是在突发公共卫生事件中，政府必须做到信息公开、透明，让公众及时、准确了解到相关信息。信息公开原则要求医疗卫生行政部门要面向公众公开相关数据和信息，包括公民健康状况、政府公共卫生政策、措施等。

第三节 突发公共卫生事件伦理

突发公共卫生事件是一项重大的社会问题，直接关系到公众的健康、经济的发展和社会的安定。历史上发生的突发公共卫生事件不仅导致大量的人员死亡，还引起了社会动荡、传染病的爆发和饥荒，严重影响了人类的健康和幸福。随着经济全球化和信息多元化的发展，突发公共卫生事件已成为当今世界各国都普遍关注和警惕的热点问题。如何面对突发公共卫生事件，最大限度地保护全体社会成员的生命财产安全，是摆在公共卫生工作者面前的重要现实课题。

一、突发公共卫生事件概述

了解和掌握突发公共卫生事件的概念、特征，有助于我们把握突发公共卫生事件的伦理要求。

（一）突发公共卫生事件的概念

突发公共卫生事件是突发事件中的一种，主要是指突然发生，造成或者可能造成社会公众健康严重损害的重大传染病疫情、群体性不明原因疾病、重大食物和职业中毒以及严重影响公众健康的事件。根据突发公共卫生事件性质、危害程度涉及范围，可将其划分为特别重大（Ⅰ级）、重大（Ⅱ级）、较大（Ⅲ级）和一般（Ⅳ级）四级。

（二）突发公共卫生事件的特征

1. 突发性

突发性即事件发生的高度不确定性和非预期性。突发公共卫生事件的发生往往比较突然，导致其发生的因素也复杂多样，因此难以对其发生的时间、地点做出准确的预测，如重大疫情、食物中毒等。突发性是突发公共卫生事件区别于一般卫生事件的显著标志。

2. 公共性

突发公共卫生事件所危及的对象不是特定的人，而是不特定的社会群体。在事件发生区域内或影响范围内的所有人，都有可能受到突发公共卫生事件的威胁和损害。因此，突发公共卫生事件一旦发生，其影响绝不局限于突发公共卫生事件发生地，在很多种情况下还易引起强烈的跨地区影响，由于广泛采取公共卫生措施，又易引起社会的广泛关注。

3. 严重性

突发公共卫生事件发生后，往往会给公众的生命健康造成重大损失，对经济、政治、社会、文化等诸多方面造成不同程度的危害。主要表现为一是可在短时间内造成人群的伤残或死亡，以及造成严重的心理伤害，使公共卫生和医疗体系面临巨大的压力；二是可能造成严重的经济损失，影响社会稳定和经济发展。

4. 紧迫性

突发公共卫生事件事发突然、情况紧急，危害严重，如不能采取迅速的处置措施，事件的危害将进一步加剧，造成更大范围的影响。因此，突发公共卫生事件发生后，必须在短时间内作出正确、果断的决策，采取具有针对性的措施，控制事件的危害程度和影响范围，全力以赴救治患者。

二、应对突发公共卫生事件的伦理要求

基于突发公共卫生事件的上述特点，公共卫生工作者在实践中应当满足以下伦理要求。

（一）恪尽职守、加强协作，发扬敬畏生命的人道主义精神

在突发公共卫生事件的应急处理中，公共卫生工作者和医务人员要按照《中华人民共和国突发事件应对法》《突发公共卫生事件应急条例》等文件要求，做好自己的本职工作，加强与各单位的协作，充分发扬敬畏生命的人道主义精神。一方面，公共卫生工作者和医务人员要迅速反应、听从指挥，及时、有效地采取调查、控制等行动，认真做好事件信息报告、防治知识宣传等工作。另一方面，应对重大突发公共卫生事件，需要信息报告、医疗救护、监测检验、卫生防护、科技攻关、物资保障、财力支持等全方位的协调和保障，需要各有关部门通力合作，形成工作合力，但在协作过程中要避免超越职权、滥用职权的现象发生。另外，在面对突发公共卫生公共事件时，公共卫生工作者和医务工作者要发扬敬畏生命的人道主义精神，始终坚持将人文关怀融入医疗卫生实践中，始终坚持将保障和维护公众的生命健康和生命安全作为自己的职责使命，使人道主义精神在应对突发公共卫生事件时得到充分的发扬。

（二）树立崇高的职业责任感和科学态度

在应对突发公共卫生事件时，公共卫生工作者要树立崇高的职业责任感，发扬医学职业精神，把客观的职业责任变成自觉履行的医疗道德义务。突发公共卫生事件发生后，医疗卫生环境往往更加危险和艰苦。公共卫生工作者在危险和艰苦的工作条件下，也要时刻牢记自己肩负的责任，冲锋在前，最大限度地保障患者的健康和生命安全。公共卫生工作者要尊重科学，用科学的知识和方法正确处理突发公共卫生事件。公共卫生工作者要严格执行《突发公共卫生事件应急条例》等相关规定，健全相关预警系统，做好疾病预防控制及卫生监督和检测，有效保护人民群众的生命安全和身体健康。同时，公共卫生工作者还要积极开展科普宣传活动。促使广大人民群众用科学的态度应对突发公共卫生事件，用科学的方法提高自我保护能力。

（三）勇于克服困难，具有献身精神

在突发公共卫生事件的应急处理中，相关公共卫生工作者和医务人员不仅要做好本单位的工作，还要深入一线开展现场的医疗救护工作，面临着身心的双重压力。在这种情况下，公共卫生工作者和医务人员要不怕牺牲、迎难而上，充分发挥自己的专业特长，最大限度地救治患者，认真履行救死扶伤的神圣职责。值得注意的是，在保障人民群众健康利益的同时，也应最大限度地保障公共卫生工作者和医务人员的身心健康，尽可能避免其自身受到损害。

本章小结

卫生防疫伦理与公共卫生伦理是医学伦理学的主要课程，完善了医学伦理的结构体系。医学生通过学习和理解卫生防疫的伦理要求、公共卫生的伦理要求和应对突发公共卫生事件的伦理要求，可以对医疗卫生工作有更全面的掌握，实现理论与实际的结合。在工作中，公共卫生工作者还要对社会发展中新出现的职业性损害开展科学研究，以提高对职业病未知领域的认识，促进职业性损害预防与控制工作与时俱进。

复习思考题

1. 什么是公共卫生，与医疗卫生有何区别？
2. 卫生防疫的特点包含哪些内容。
3. 应对突发公共卫生事件的伦理要求包含哪些内容。

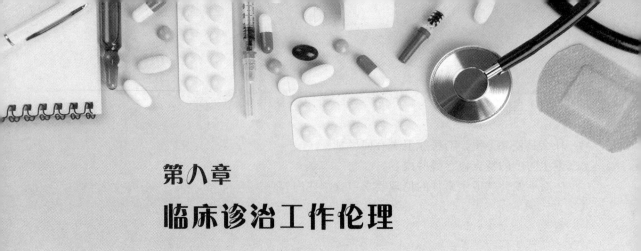

第八章
临床诊治工作伦理

🔖 学习目标

熟悉临床诊治工作伦理的概念，掌握临床诊治工作伦理的原则和要求，了解临床诊治工作伦理特点。通过学习，医学生能够初步建立临床诊治工作的伦理意识，能够在今后的工作岗位上自觉遵守临床诊治工作的伦理要求。

🔖 思维导图

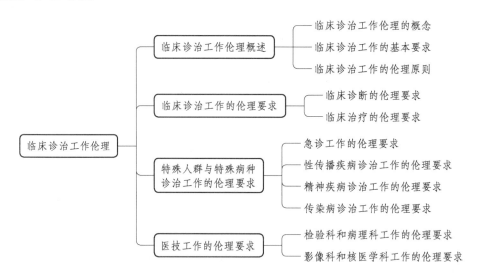

临床医学是研究人体疾病发生、发展规律及其临床表现、诊断、治疗和预后的科学。临床诊治工作是临床医学实践的主体部分，由诊断和治疗两部分构成，是医学服务于人类健康的关键环节，也是医疗活动的核心。在临床医学实践过程中，临床诊治工作伦理贯穿整个医学活动。同时，在生物、心理、社会因素相统一的现代医学模式影响下，人们对健康、疾病的认识发生了根本变革，丰富了临床诊治工作伦理建设的内容。

第一节 临床诊治工作伦理概述

一、临床诊治工作伦理的概念

临床诊治是临床医学的主要内容和表现形式，要求医务人员在临床工作中要注重对患者的人文关怀和医疗保护，使医疗行为符合伦理学要求。医生对患者疾病的诊疗是一个连续、完整的过程，科学正确的诊断是医生对患者所患疾病的理性认识和专业研判。在临床诊治工作过程中，医生通过了解患者病史、对患者进行体格检查以及各种辅助检查，收集患者的病情资料，并对资料进行整理、分析和归纳，从而做出概括性的判断，医生再根据诊断，制定出治疗方案。在诊断和治疗过程中，医患之间需要密切沟通，医务人员之间要密切配合，做出恰当的临床决策。

临床诊治工作伦理是指临床诊治过程中医务人员必须遵循的基本道德和原则，要求医务人员合理科学地选择诊治手段，尽可能地避免诊治手段所产生的不良影响，帮助患者恢复健康。

二、临床诊治工作的基本要求

（一）提高诊治水平，做到技术精益求精

医学科学具有复杂性、特殊性，实践性。医务人员服务的对象是鲜活的生命，人的生命只有一次，任何技术上的偏差或者是失误都可能对患者造成不可挽回的损失和伤害，这就要求医务人员要具备丰富的医学知识和高超的医学技术。医学的发展是无止境的，医学的新领域需要人们不断探索和研究，医学领域的新技术也需要得到推广和应用，这些工作都需要医务人员刻苦钻研、积极进取，不断更新专业知识，反复进行临床实践，获得扎实的专业知识和丰富的临床经验，不断提升自己的临床技能。

（二）维护患者利益，做到诊治科学合理

救死扶伤、治病救人是医务人员神圣的职责和使命。临床诊治应坚持患者利益至上，做到全心全意为人民的健康服务。医务人员一定要加强医学基础知识与临床知识学习，在诊治过程中要做到诊断审慎，在做出诊断前一定要认真、仔细了解患者病史，对患者进行全面的体格检查以及必需的辅助检查，经过周密思考、分析判断，得出正确的诊断结论。要根据病人的个体差异，依据病情的需要，科学地选择医疗手段。

（三）合理分配使用卫生资源，做到公正公平

随着现代医学的进步和发展，卫生资源的有效分配和合理使用成为社会关注的热点问题之一，这也是临床诊治工作中的一个难题。究竟如何分配和使用才能做到公正公平呢？按照人道主义的基本精神，人人都有健康的基本权利，主张人人平等，可以避免在政策上造成对某些群体或个体的歧视或伤害，提高决策的公正性。但是，由于我国卫生医疗服务体系仍在不断完善中，卫生医疗资源有限，因此，要坚持合理分配医疗卫生资源，使最需要帮助、最

困难的患者得到最急需的医疗资源。

三、临床诊治工作的伦理原则

（一）生命至上原则

我国在 1981 年颁布的《中华人民共和国工作人员守则和医德规范》中明确规定，"为挽救病人生命，要有一种坚韧不拔的意志和不畏艰险、不辞辛苦的精神"。人的生命只有一次，医务人员应该尊重和保护病人的生命，救死扶伤、治病救人是医务人员的责任和使命，要求医务人员对病人的救治哪怕只有百分之一的希望，也要付出百分之百的努力，不仅要挽救患者的生命，还要让患者身心得到全面的康复。在日常的诊疗过程中，医务人员要以患者为中心，尊重和维护患者生命权利。

（二）知情同意原则

医疗伦理精神的变迁使医疗决策权威从医生转向病人。医务人员在为病人提供医疗服务之前，需先向患者及其家属告知病情相关的内容，说明医疗照护的目的、优点好处及可能的结果，然后征求病人的意见，由病人自己做决定，患方签署知情同意书。

知情同意临床应用起源于"我的身体谁做主"。1914 年，一个饱受椎体疼痛折磨的患者，找到医师要求手术。医师告诉患者，手术可能导致死亡，但患者宁愿冒死亡的危险也不要再忍受病痛。手术实施后，患者没有死亡，但却造成了截瘫，于是患者将医师告上法庭，并表示截瘫对于他来说比死亡更难以接受，如果知道有这样的结果就不会接受手术。最终法官判医师败诉，并在论述中这样写道："医疗行为的开展，患者和医师谁有决定权？"对这个问题的回答就是："一个心智正常的人，有权决定如何处理自己的身体。"1957 年，美国将"知情同意"引入医疗诉讼领域，通过司法判例的形式确认了"知情同意"理论。

临床诊治工作中的知情同意是一个过程，包括知情和同意两部分，知情即医方信息的告知，同意即患方获得足够信息后做出同意或不同意的决定。

（三）最优化原则

在日常的诊疗过程中，治疗方案对患者完全无伤害是很难做到的，无论是诊断、治疗、康复过程还是诊治措施都可能给患者的身心带来伤害。在选择治疗方案时要遵循最优化的原则。最优化原则和内容包括：疗程最短、痛苦最小、耗费最少、安全可靠、效果最佳等即对患者利益最大、伤害最小。

第二节　临床诊治工作的伦理要求

一、临床诊断的伦理要求

临床诊断是医患双方发生伦理关系的第一环节，疾病诊断的伦理要求贯穿于问诊、体格检查、辅助检查的各个环节中。

（一）问诊的伦理要求

问诊是医疗活动的开始，医生通过与患者、患者家属或有关人员交谈，了解疾病的发生、发展过程及患者心理情况等重要信息，是获得患者疾病资料的重要环节，是疾病诊断的主要依据之一，也是建立良好医患关系的第一步。

1. 态度和蔼，语言得当

在询问病史的时候，医生的态度和语言会影响与患者的沟通和交流。医生的态度和蔼可亲可以使患者产生亲切感和信任感，在一定程度上缓解患者的紧张心理，有利于患者陈述自己的病情或与病情相关的隐私。在问诊过程中，医生还要做到语言得当、通俗易懂。大多数的患者都没有经过医学专业培训，医学知识储备有限，因此医生的表达要通俗易懂，以免患者不能理解或误解。

2. 全神贯注，问诊仔细

在问诊时医生要做到全神贯注，不受内外因素的影响，认真仔细地收集患者的病情资料，冷静分析患者陈述的病史、病情以及与疾病相关的隐私，进行科学整理和归纳。

3. 耐心倾听，正确引导

在问诊过程中，医生要注意正确引导患者陈述病情，可以根据患者的陈述情况，选择问答式、启发式或插问式的询问方法，避免诱导式提问。由于患者求医心切，生怕遗漏，有时患者陈述的时间较长，医生要做到耐心倾听，运用插问的方式引导患者的陈述，获得有效的疾病信息。

（二）体格检查的伦理要求

体格检查是医生通过自己的感官和简单的诊断器械，对患者的身体状况进行检查的方法。中医体格检查包括望诊、闻诊、问诊、切诊，西医体格检查包括视诊、触诊、叩诊、听诊，这些方法都可以为医生尽快地获得诊断线索，再结合患者病史形成确定的诊断。在体格检查过程中，医生应遵循以下几点：

1. 操作规范，认真细致

医生在对患者进行体格检查的过程中，一定要按照规范的体格检查流程和操作要领进行全面检查，不遗漏检查部位和内容，要有一定的预判，不放过任何一点细节问题。在操作前、医生要与患者进行有效沟通，告知其相关情况。在操作时医生应帮助患者采取适当的体位，检查手法要精确，避免给患者带来不必要的伤害。针对重要的器官，医生应反复检查，如遇到模棱两可的体征，应请上级医生再做检查，做到一丝不苟。对危重患者特别是昏迷患者，为了不耽误抢救的时机，可以先进行重点部位的检查，但患者病情好转后，必须对其补充检查，避免漏诊或误诊。

2. 关心体贴，减少痛苦

在体格检查过程中，医生要做到关心体贴患者，减少痛苦。要根据患者的病情选择适合检查的体位，检查动作要快速敏捷，手法要轻柔到位，不能让患者频繁地改变体位。医生可以一边检查一边跟患者进行交流沟通，以减轻患者的心理压力。在操作结束后，医生要告知患者检查的结果和注意事项。

3. 尊重患者，注意保密

在体格检查过程中，医生要按照规定顺序依次检查各个部位，应做到态度庄重，语言得体，手法轻柔。如果是临床教学，医院需要示教给医学生或需要医学生操作，必须征得患者的同意，要尊重患者，保护患者的隐私。

（三）辅助检查的伦理要求

辅助检查包括实验室检查、影像学检查和特殊检查，是借助化学、物理学、生物技术以及仪器设备等对疾病进行检查的方法，对疾病的诊断起着关键作用。在辅助检查过程中，医生应遵循以下几点：

1. 科学合理，目的纯正

在临床诊治中，医生要掌握各项辅助检查的临床意义，充分利用现代科学技术的临床应用，通过有效的辅助检查，帮助医生更为高效、精确地诊断病情。在选择辅助检查时，应根据患者病情的诊断需要，科学合理地安排检查项目，不能为了经济利益而选择高昂的检查项目或随意选择检查项目，尽可能优先选择无创辅助检查项目。

2. 知情同意，尽职尽责

医生在确定了辅助检查项目后，应耐心地向患者及其家属告知检查的目的，特别是一些费用较高或有一定危险的检查要让患者了解检查的意义并征得其同意。有些患者对某些检查，如胃镜、肠镜等存在顾虑或害怕，拒绝进行检查，此时，医生应尽职尽责地向患者解释，并讲清楚辅助检查对诊断病情的重要性，帮助患者消除顾虑，主动配合检查。

3. 精确评估，综合分析

医生在解读检查结果时，应结合患者的病史资料进行综合分析判断，如遇到检查结果和诊断结果不支持的情况时，应考虑是否存在假阴性或假阳性结果的因素，与患者及其家属及时沟通交流，在排除可能影响检查结果的因素后，征得患者同意，重新进行该项检查。有效的辅助检查能够帮助医生更深入、细致地认识疾病，为疾病诊断提供重要的依据。

二、临床治疗的伦理要求

临床治疗是临床工作的核心环节，主要包括药物治疗、手术治疗、心理治疗和康复治疗等。科学的治疗措施可以减轻患者的痛苦和促进患者康复，临床治疗效果的好坏也是评价临床工作的重要指标，因此医务人员应重视和遵循临床治疗中的伦理要求。

（一）药物治疗的伦理要求

药物治疗是临床治疗最常用的方法和手段，在治疗和预防疾病方面发挥着重要作用。但是药物治疗具有双重性，用药恰当对患者有利，反之对患者有害，因此医生在药物治疗中应遵循以下几点要求：

1. 合理配伍，科学用药

药物治疗的目的是解除患者的痛苦，维护和促进患者的身心健康。医生要针对患者的疾病，结合临床诊断，对症治疗。医生要掌握药物的性能、适应证和禁忌证，在联合用药时要掌握药物的配伍禁忌，做到合理配伍，防止毒副作用。

2. 处方安全，经济有效

医生在用药过程中，要严格遵守《中华人民共和国执业医师法》第二十五条规定，使用经国家批准使用的药品、消毒剂。在下处方时，要明确疾病的诊断，掌握药物治疗该种疾病的作用原理和药物的性能、禁忌证和适应证，根据患者个体情况，如身高、体重、年龄、基础疾病等，给予适合剂量的处方。在保证患者疗效的前提下，综合评估患者的可承受能力，尽可能地为患者合理节约费用，如果必须要用到昂贵药品，应征得病人同意。

3. 特殊药物严格管理

医生在用药治疗中，要严格遵守《麻醉药品管理办法》《医疗用毒性药品管理办法》《放射性药品管理办法》等国家相关法律法规，科学合理地运用麻醉药品、放射性药品、毒性药品和精神类药品，按照规定进行正当治疗。医院应根据国家对特殊药品制定的相关规定，对医务人员进行相关培训，对特殊药品严格管理，建立相应的管理制度。

（二）手术治疗的伦理要求

手术治疗是临床常用的治疗手段，是外科治疗的主要方法和途径。手术是一项系统复杂的工程，需要外科、内科、麻醉科、输血科和护理等科室共同协作完成。外科医生只有掌握人体解剖、临床诊断等医学知识，具备精湛的技能，才能完成复杂的手术，帮助患者恢复健康。手术治疗具有的损伤性、复杂性、风险性等特点，对医务人员提出了更严格的伦理要求：

1. 术前伦理要求

手术前应严格掌握患者指征，对其手术的必要性和手术条件进行评估，并将手术的方法、结果和可能存在的风险告知患者，签订同意手术的书面协议。根据疾病的性质和患者的个体情况，制定一个安全可靠的手术方案。手术前还要帮助患者在心理上、身体上做好接受手术治疗的准备。医务人员要耐心安抚患者，引导患者树立信心，积极配合治疗。

2. 术中伦理要求

在手术中，主刀医生、助手、麻醉医生及辅助人员，都要做到一丝不苟、严格规范地进行操作，要对患者的生命高度负责。主刀医生要对手术的过程进行综合考虑和科学安排，手术操作要沉稳果断，做到有条不紊，对手术中可能出现的意外情况做好思想上、技术上、客观条件上的准备。医务人员要密切配合、相互支持、齐心协力地处理好问题，保证手术安全顺利。

3. 术后伦理要求

由于患者术后病情起伏较大，身体机能经历了创伤较为虚弱，医务人员要密切观察患者病情变化，发现异常及时处理，减少或消除可能发生的意外。患者术后会出现疼痛等不适感，医务人员应努力解除患者的不适，给予一定的帮助和安慰。

（三）心理治疗的伦理要求

心理治疗是临床常用的辅助治疗，是现代医疗重要的治疗和康复手段。心理治疗又称精神治疗，是运用临床心理学理论和技术治疗患者的精神障碍与矫正其行为的方法。心理治疗不仅是心理疾病治疗的主要方法，也是躯体疾病综合治疗中的一种辅助手段。随着现代社会的高速发展和医学模式的转变，由心理因素引起的心理疾病逐渐增多，心理治疗能够对患者疾病的康复发挥重要作用，这就要求医务人员加强心理治疗伦理规范学习，自觉遵守心理治疗的伦理要求。

1. 保守秘密，保障安全

心理治疗不可避免地会涉及患者的隐私，这就要求医务人员必须尊重患者、遵循相关保密原则，不能随意泄露患者诊治的信息和内容。同时，医务人员也要注意保密的限度，保密要求在内容和范围上是受到国家相关法律和专业伦理规范保护和约束的，在患者有伤害自身或伤害他人的严重危险时，应向相关管理部门报告，保护患者和他人的生命是符合伦理道德要求的。在心理治疗过程中，医务人员要与患者建立良好的医患关系，关心患者，耐心地与患者交谈，注意观察患者的情绪变化，预测患者的心理状态，采取必要的安全措施以保证治疗的顺利进行。

2. 创造环境，适当治疗

医务人员要为患者的心理治疗创造良好的治疗环境，如诊室要清洁、安静、色调温和，病房要空气清新、陈设宜人，等等，这样可以帮助患者克服一些心理障碍，使其积极配合治疗。由于患者病情不同，个体情况也有差异，心理治疗应做到具体情况具体分析，综合考虑各种因素对患者的影响，正确使用心理治疗方法，保证治疗的最佳效果。

3. 科学决策，尊重要求

医务人员要根据患者的性别、年龄、文化、职业、家庭等因素，结合自己掌握的心理学知识和技能，在专业能力范围内，采用规范、恰当的方法，有针对性地为不同的患者提供适当的心理治疗。确定治疗方案后，医务人员要尊重患者自主权利，心理治疗的每一个步骤都要获得患者的知情同意，以确保患者积极配合医务人员。

（四）康复治疗的伦理要求

康复治疗是临床诊治的延伸治疗，是促进患者和残障人士身心功能恢复的治疗学科，其目的是通过有效的康复治疗和训练，使他们尽可能地恢复日常生活、学习和工作，恢复参与社会生活的能力，改善生活质量。患者病情的特殊性、病种的广泛性、治疗手段的综合性决定了治疗过程的长期性，因此康复科医务人员在康复诊疗过程中需要遵守以下伦理要求：

1. 严谨细致，耐心帮助

康复治疗的主要对象是残障人士，他们大多数行动不便，有的生活还不能自理。因此医务人员在治疗过程中要注意与患者沟通的方法，对患者耐心、细心，帮助患者进行康复训练。训练前要向患者讲清训练目的、方法、注意事项等，保证患者安全；训练中要引导患者规范训练，对患者的进步要给予肯定，使他们逐渐从被动训练转为主动训练，积极参与康复治疗，帮助他们树立信心；训练结束后，要认真倾听患者的反馈，评估康复效果，调整康复方案，以达到康复目标。

2. 加强交流，密切合作

在康复诊治过程中，医务人员要与患者及其家属真诚沟通、密切联系，及时了解患者的康复情况，除了关注患者的生理康复情况之外，还要关注其心理康复情况，以便医务人员评估患者康复效果、调整康复方案。由于残障患者的康复治疗更为复杂，需要医务人员、特殊教育工作者、工程技术人员等共同参与，因此，医务人员不仅要加强学习，提升自己的知识储备和专业技能，还要与协作人员密切联系，通力合作，以实现康复目标。

3. 尊重患者，公平合理

在康复诊治中，医务人员从专业角度出发，建议患者采用或放弃某种康复治疗，但是在患者及其家属基于自身条件，可能拒绝采用或放弃这种康复治疗时，医务人员应从患者利益最大化原则出发，及时与患者及其家属沟通交流，说明治疗情况和康复效果，由患者自主选择，尽最大努力实现患者利益最大化。

第三节 特殊人群与特殊病种诊治工作的伦理要求

一、急诊工作的伦理要求

急诊工作是临床工作的重要组成部分，它所面对的是急危重症患者，关系着患者的生命安危，对医务人员有更高的要求。

（一）争分夺秒，抢救患者

急诊科接收的是病情紧急、变化迅速的急危重症病人，医务人员能否及时抢救，往往是拯救病人生命的关键，因此医务人员必须具有"时间就是生命"的观念，积极诊治患者，争分夺秒地实施抢救。对于病情较为复杂，涉及其他专科的患者，更应该争取时间问主症、查重点，及时请求紧急会诊，为患者赢得治疗时机。

（二）团结合作，勇担责任

在抢救急危重症患者的过程中，需要参与抢救的所有医务人员具有团结协作、密切配合的团队合作意识，为抢救患者的生命齐心协力、竭尽全力。由于急危重症患者的病情较为复杂，抢救过程常有风险，这些不是一位医生或是急诊一个科室能承担的，往往需要多个科室的医务人员共同承担。因此，医务人员要勇于承担责任，尽量为患者选择安全有效、风险最小、损伤最轻的抢救方案。

（三）精益求精，治病救人

医务人员在抢救患者的过程中不仅要履行医学伦理义务，发扬人道主义精神，而且要有精湛的医术，因此医务人员既要加强对医学伦理知识的学习，又要加强对医学专业知识的学习和探索，不断吸收新理论、新技术，以高尚的医德和高超的医术为患者服务。

二、性传播疾病诊治工作的伦理要求

（一）认真负责，诊治患者

由于性传播疾病具有一定的特殊性，诊治过程中需要检查性器官等隐私部位，因此从事性传播疾病诊治工作的医务人员不能单独为异性患者检查隐私部位，在对异性患者进行检查时要有与患者相同性别的医务人员在场，检查时应具有严谨的工作态度，要做到全面、仔细、严肃、认真，不能有杂念或不轨的行为。诊断要准确慎重，发现患者初期症状不明显、症状不清晰或不典型时，不要急于做出诊断。一方面，仔细问询患者的病情症状、既往病史等信息；另一方面，可以申请小组集体会诊，明确诊断，确诊后再为患者制定治疗方案。

（二）尊重患者，一视同仁

在诊治性传播疾病患者的过程中，医务人员要注意尊重患者的隐私权和人格权，语言要规范，要有一定的亲和力，要做到关爱患者。由于部分患者可能缺乏性传播疾病知识，知道自己确诊后，心理会发生很大的变化，既担心自己的病情能否治愈，又担心自己是否能够承担医疗费用，也担心自己的病情被其他人知道影响家庭关系和社会关系。因此，医务人员应体谅他们，对他们一视同仁，处处维护患者的自尊心，科学合理地制定治疗方案，帮助他们消除心理障碍，积极配合治疗。

（三）报告病情，预防传播

医务人员在诊治患者的过程发现、确诊患者患有性传播疾病后，应该按照相关规定及时填写传染病报告卡，报告传染源情况，同时动员患者将其性伴侣带到医院检查和治疗，必要时以妥善的方法将患者隔离，以减少对其他人的影响。性传播疾病重在预防，要对患者及社会人员进行相关知识的宣传教育，积极开展防治性传播疾病健康教育讲座，宣传健康的性观念以及防治性传播疾病知识，提高人们对性传播疾病的认识。

三、精神疾病诊治工作的伦理要求

精神疾病是大脑神经活动功能性障碍、思维活动失调所致的一种疾病，具有一定的特殊性，病人的临床表现大多为言语错乱、行为异常、人格缺陷等。精神科医务人员应满足以下伦理要求：

（一）准确诊断，科学治疗

医务人员在诊治过程中，对怀疑有精神疾病的患者，诊断一定要慎重，检查要科学合理，要细致认真地了解患者的病史、症状和检查结果。要遵循新的医学模式，正确分析判断生物、心理、社会三个方面的致病因素，将药物治疗、心理治疗和行为引导相结合，制定出科学的治疗方案。准确的诊断才能帮助患者选择最佳的治疗方案，有针对性的治疗才能让患者早日恢复健康。

（二）尊重患者，言行慎重

精神科患者常常表现出不正常的言行，医务人员在诊治过程中不能对患者有任何歧视的观念和行为，要充分尊重患者的人格。由于精神科患者在患病期间，不能享有正常公民的权利和义务，部分患者还丧失了自我保护的能力，因此医务人员言行举止要得体，发扬人道主义精神，尽最大努力保护患者权益。

（三）加强宣教，服务社区

精神科医务人员的工作并不局限于门诊、病房，还涉及院外精神康复服务、社区精神保健服务、精神卫生咨询服务等，医务人员应定期到社区为群众解答精神卫生相关问题，宣讲精神卫生常识，提高人们的精神卫生健康认识和精神卫生健康素质。

四、传染病诊治工作的伦理要求

传染病是由各种病原体引起的、能在人与人、动物与动物或人与动物之间相互传播的一类疾病，是一种以传染性为主要特征的疾病。传染科医务人员在诊治工作中应满足以下伦理要求：

（一）诊断仔细，科学防护

传染科医务人员在诊疗过程中被传染的危险性较大，其工作不仅关系到患者的健康还关系到社会人群的健康利益，要按照相关规定做好科学防护。在诊断患者病情时，传染科医务人员应认真仔细询问患者病史、症状、接触史等，结合各项检查做出正确的诊断，并向患者及其家属进行传染病预防保健教育。传染科医务人员尊重传染病患者，给予他们关怀和温暖，认真讲解治疗的措施和方案，帮助他们消除顾虑和不良情绪，积极配合治疗。

（二）严守程序，消毒隔离

传染病流行必须同时具备三个环节：传染源、传播途径、易感人群，阻断其中任何环节，都能控制传染病流行。由于传染病具有传染性、流行性等特点，控制不好容易造成传染病流行，对社会造成较大危害，因此医务人员以最短的时间阻断传染源，是控制传染病流行的关键。医务人员要严格执行各类传染病规定的消毒隔离制度，对患者的分泌物、患者携带的物品、用过的医疗器具以及病室内都要进行严格消毒；对隔离期的患者讲明隔离的原因和道理，使其积极配合医务人员严格执行隔离制度。

第四节 医技工作的伦理要求

一、检验科和病理科工作的伦理要求

（一）工作严谨，一丝不苟

检验科和病理科的医务人员是临床医生在诊治过程中的助手，临床医生要根据他们提供的病理诊断，判断患者的病情、治疗效果以及预估患者的预后情况。检验科和病理科的工作对疾病的诊断和治疗具有重要的作用，这就要求医技人员工作要严谨仔细，提供的信息和数据要准确无误。

（二）尊重科学，实事求是

医技人员在工作中必须认真细致、一丝不苟，在采集标本时要严格按照相关程序进行操作，按照检查单的内容进行查对，不能出现遗漏项；在操作时要注意仪器、试剂和标本的操作规程，若发现检查结果有异常，应反复检查标本；在填报结果时要做到实事求是、准确无误。任何一个环节出错，都会影响检查结果的可靠性和及时性，最终可能造成严重后果、危及患者生命，从而发生医疗纠纷。

二、影像科和核医学科工作的伦理要求

（一）检查仔细，举止规范

在对患者进行 X 射线检查或同位素检查时，医务人员应语言得体、操作规范。男性医技人员在检查女性患者隐私部位时，应有患者同性医技人员在场。医务人员在诊断时要做到认真仔细，如发现疑点，必要时要结合患者病史与临床医生会诊，避免判断错误，给患者造成严重危害。

（二）认真负责，做好防护

由于放射科和核医学科在为患者检查时都会有一定的放射性损害，因此，医务人员要为患者和自身做好防护，严格遵守相关操作规范，必须按照有关规定对放射性废气、废水进行处理，防止污染环境，以保障患者和自身的健康。

➕ 本章小结

临床诊治工作伦理是临床医生在诊疗过程中处理各种伦理关系的行为准则和伦理要求，是医学伦理学原则、规范和范畴在临床诊治实践中的体现，也是衡量医生道德水平的标尺。临床诊治工作伦理可以分为诊断伦理和治疗伦理两部分。临床诊断伦理包括：问诊伦理、体格检查伦理、辅助检查伦理。临床治疗伦理包括：药物治疗伦理、手术治疗伦理、心理治疗伦理、康复治疗伦理。此外，特殊人群与特殊病种诊治工作有其特殊的伦理要求，临床医生要根据临床诊治工作伦理，规范自己的临床诊断和治疗行为。

复习思考题

1. 临床诊治工作的伦理要求有哪些？
2. 临床诊治工作的伦理原则有哪些？
3. 药物治疗工作的伦理要求有哪些？
4. 急救工作的伦理要求有哪些？
5. 传染病诊治工作的伦理要求有哪些？
6. 试述医务人员如何遵守临床诊断的伦理要求？
7. 试述医务人员如何遵守临床治疗的伦理要求？

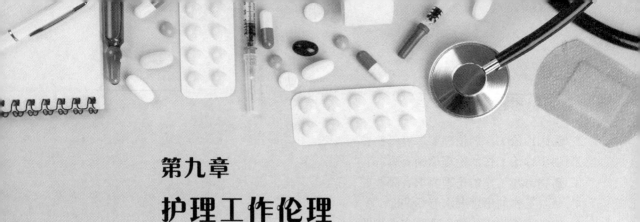

第九章
护理工作伦理

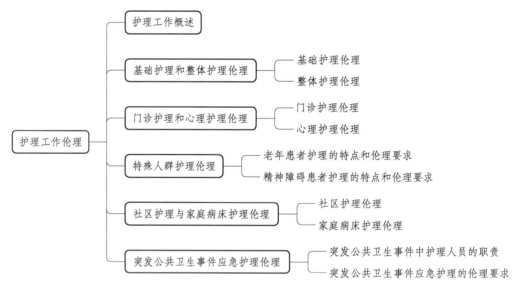

学习目标

掌握基础护理和整体护理、门诊护理和心理护理、特殊人群护理的特点和伦理要求；熟悉社区护理的特点和伦理要求，以及家庭病床护理、突发公共卫生事件应急护理的伦理要求；了解护理工作特点和伦理原则。通过学习，学生能够初步形成对不同护理工作的道德认知，建立正确的护理伦理观。

思维导图

南丁格尔说："护士其实是没有翅膀的天使，是真善美的化身。"从南丁格尔开创护理事业开始，护理工作便被注入了护卫生命、关爱患者的人道主义内涵。护理工作是医疗卫生服务体系构建中的重要组成部分，不仅对执业护士有着专业、娴熟、规范的知识技能要求，而且要求护士在执业活动中能以高尚的职业道德精神服务患者，关爱、尽责、谨慎、奉献，以提升医疗服务质量的整体满意度。

护理工作烦琐入微。不同的服务对象需要有针对性地制定具体的护理计划，以指导护理工作的开展。本章结合不同的服务对象，分门别类地对不同护理工作的特点和伦理要求进行系统阐述。

第一节 护理工作概述

护理工作主要指临床护理工作，包括基础护理和专科护理。基础护理是运用现代护理学的理论、知识和技能来解决所有护理工作中患者的共同问题。专科护理则是在完成基础护理的基础上，根据各专业科室的特点、护理对象的差异来开展护理工作，实现护卫患者生命、减轻患者痛苦、增进患者信心、帮助患者恢复的目的。在临床护理工作中，护理人员不仅要掌握专业的护理技能，而且要把关爱、同情、责任、奉献等伦理要求落实到位。

护患关系是医患关系类型的一种，基于护理人员为护理对象提供医疗需要的护理服务而产生。护理工作的开展是否科学、规范、及时，关系着护理服务的质量与水平，关系着护患关系是否良性发展、和谐稳定，更关系到医生对患者病情的初步研判和后续医疗方案的制定实施，因此护理工作的内容与性质决定了护理人员既要有扎实的理论储备和熟练的操作技能，又要具备良好的护理伦理道德，配合医生做好护理服务工作，搭建好医—护—患三方平台。

第二节 基础护理和整体护理伦理

一、基础护理伦理

基础护理是运用护理学的基本理论、基本知识和基本技能，结合患者病情、心理状况、治疗情况，满足患者需要，使其尽可能恢复到最佳身心状态的护理。基础护理内容涵盖生活护理、膳食营养、病情观察、排泄护理、给药技术、临终关怀、护理文件记录等基本护理操作技能。

（一）基础护理的特点

1. 经常性

基础护理的对象是临床治疗中各科室的普通患者。护理工作具有经常性的特点，比如为患者营造一个干净、舒适、放松的病房环境，观察病情、监测生命体征，并做好护理记录。辅助治疗或采集标本等日常工作，也具有经常性的特点。在基础护理中，护士不仅需要密切关注患者的病情变化和病程发展，及时地将医疗信息传达给医生并按医嘱执行护理措施，使患者能得到安全、规范、有效的治疗和护理；而且护士还需要关注患者心理动态，对情绪消极、反应过激的患者进行情绪安抚。

2. 协作性

护理工作是临床治疗的重要组成部分。医生善治，护士精护，共同促进患者早日康复。护士与医生团结协作，共同执行医疗方案。同时，护士之间、护患之间、护士与其他科室工作人员之间都需要合作以共同完成护理工作，所以基础护理具有很强的协作性。

3. 科学性

基础护理以医学科学理论为基础，运用多学科知识来丰富护理工作的内容和形式，以更好地满足患者的基本需求。比如根据患者病情严重程度、伤口位置来调整患者体位，协助患者变换体位以减轻疼痛。护士需要掌握人体解剖学、心理学、人体力学等多学科知识，运用科学方法，按照规范的护理操作，更好地服务于患者。

（二）基础护理的伦理要求

1. 以仁爱之心待人

护理工作是技术与道德的结合。基础护理工作烦琐、枯燥甚至污浊肮脏，在这样的环境中长期工作很容易产生职业倦怠，影响护理质量，因此护士需要以仁爱之心待人，同情、体谅、主动关爱、常常帮助患者。由此可见，一个优秀的护士不仅要具备扎实的知识功底、娴熟的操作技能，还应有高尚的职业道德和主动提升道德修养的思想境界。

2. 以爱岗之心尽责

基础护理岗位平凡、事务繁杂，甚至不受尊重。护士需要不断提高对岗位内在价值的认识，了解这些平凡工作岗位的背后是对每一个生命的尊重和负责，建立起坚定的职业尊严和强大的内心信念，以爱岗之心尽责，于细微之处体现护理工作的价值诉求。

3. 以奉献之心敬业

南丁格尔曾说："护士需要一颗同情的心和一双愿意工作的手，才能做好护理工作。"在繁重、枯燥甚至还会被误解的岗位中长期工作，需要有一颗愿意为国家医疗卫生事业发展奉献自我、敢于担当的敬业之心。当前，我国正处于医疗卫生改革与发展的重要时期，护理工作者们忠于职守、不惧危险、不畏艰难、奔赴医疗卫生工作、突发公共卫生事件第一线，发扬着救死扶伤的人道主义精神。

4. 以谨慎之心执业

基础护理工作虽琐碎但关乎生死，每一个护士都应当严格遵守《护士条例》、护理操作规程等，依法执业。在常规护理工作中，护士要勤于观察、善于处置、谨慎操作，对患者的生命、健康高度负责；要正确执行医嘱，对于医嘱有疑问的，护士应查清楚之后再执行；操作中严格执行"三查七对""三查八对"等制度，避免因给错药、用错药、输错液等给患者造成不可逆的人身损害。

随着医学模式的转变和护理科学的发展，护理行业的专业化发展对从业者提出了更高的标准和更严的要求。扩大护理专业化队伍、激发护理工作者的潜能、提升整体护理服务能力，这将成为未来我国护理事业发展的方向和目标。

二、整体护理伦理

整体护理是指以人为本，以现代护理观为指导，遵循护理程序，解决护理对象健康问题的科学的护理观念。在整体护理观的指导下，护理工作者要结合护理对象的生理特点、心理问题、精神状况、家庭环境等因素为护理对象提供最佳的护理方案。

（一）整体护理的特点

1．系统性

整体护理是一个由护理伦理、护士职责与评价、标准护理计划、护理品质保证等内容组成的系统化体系，这些内容环环相扣、整体协调一致，以保证护理水平的全面提升。

2．整体性

在整体护理观的指导下，每一个护士应以患者为中心，对患者尽责。护理管理部门应坚持整体护理观，对病区和护士的服务情况进行持续的监督和改进，评价患者的需求是否达到最大限度的满足。

3．专业性

整体护理遵循科学的护理程序，运用评估、诊断、计划、实施、评价的逻辑方法进行护理，坚持明确的方向和目标，充分发挥护理工作的专业性和主观能动性，从根本上改变了过去"医嘱+常规操作"的单一被动模式。

（二）整体护理的伦理要求

整体护理是以患者为中心，运用系统的、整体的方法来指导护理临床实践、内部管理和教育改革的新观念，具有以下伦理要求：

1．主动探究

在整体护理观指导下，护士需要在接触患者的过程中深入了解和评估患者的全面情况，并以此为基础做出护理诊断、制定护理计划。在实施护理计划的过程中，护士应做好护理记录以及护理效果评价。护士应主动探究护理工作开展的方式方法，找到最适合患者的护理方案和措施。

2．自觉承担

在整体护理中，护士和医生是从两个不同的角度对患者负责的：医生基于疾病的发生、发展、病因、病理以及诊断治疗来为患者制定并实施医疗方案；护士则会根据患者的实际情况、行为表现等因素制定护理实施计划。双方均独立地对患者的生命安全负法律责任，因此护士应有自觉承担责任的意识。

整体护理使传统护理工作的重心从疾病护理向健康护理转移，明确了护理工作的方向和目标。护士以护理对象为出发点、结合个体差异、科学运用护理程序为护理对象解决问题，既丰富了护理工作的内容，又提高了护士观察、分析和解决问题的能力，有利于激发出护士的潜能和创造性。

第三节 门诊护理和心理护理伦理

一、门诊护理伦理

门诊是医疗卫生服务的第一站，也是医疗机构的形象窗口。门诊护理服务水平和质量很大程度上决定着社会成员对医疗机构的整体评价。门诊护理人员的执业行为和工作态度对医疗机构的声誉有着极大的影响。

（一）门诊护理工作的特点

1. 任务重

门诊是防治常见病、多发病的第一窗口，且门诊病人来自不同的地区，文化程度参差不齐，协调病人多和医生少的矛盾加大了门诊护理工作的难度。为了避免门诊拥挤嘈杂，保障良好的就诊环境和有序的就诊秩序，门诊护理人员承担着繁重的工作任务。

2. 管理难

门诊人流量大，患者相对集中，在候诊中极易造成急慢性传染病的交叉感染。门诊护理工作既要维护正常的医疗秩序，引导患者按时就诊，又要做好预检和分诊工作，同时将疑似传染病患者分诊至指定场所进行医学观察，并对疑似传染病患者到过的场所、区域，接触过的物品进行严格的消毒，对医疗废弃物进行分类处理，这些都将加大管理难度。

3. 矛盾多

由于部分患者候诊时间长，就诊时间短，他们极易将等待中的焦躁转化为对医生的误解。如果医生在与患者的沟通中不注意态度和表达方式，就可能导致医患矛盾的产生，而且这种矛盾容易泛化成医护人员与多个患者之间的矛盾，因此门诊护理人员应通过主动引导患者有序排队、主动问询患者需求、提前告知患者注意事项等方式，保证患者顺利就诊，尽可能避免医患矛盾产生。

（二）门诊护理的伦理要求

1. 主动服务

每个患者都有一定的心理负担，要么是因疾病导致的心理紧张，要么是因治病导致的经济紧张，要么是因对环境不熟产生的心理紧张，对此门诊护理人员应充分理解、主动关爱、热情接待患者，耐心疏导并对患者说明有关的制度规定、候诊复诊须知，及时解答患者的问题，为患者就诊提供方便。

2. 准确无误

在门诊治疗中，护士应正确执行医嘱，对可疑医嘱，护士需查清之后再执行，做到准确无误。在给药治疗前，护士应严格执行查对制度，确保用对药给对人，并密切观察患者给药治疗中的微小变化，及时向医师反馈并做好记录。

3. 尊重患者

尊重与关爱是护理工作的出发点。门诊护理工作中，护士应做到尊重患者，文明礼貌，态度友善，对每一个患者都应保持同样的热情和主动，保障患者平等的就医权。

4. 隐私保护

护士应恪守职业操守，尊重并保护患者隐私。护士在工作中了解到的患者有关信息包括患者的个人信息、疾病史、家族史、遗传病史、精神病史、传染病史等，护士应严格保密，不得随意谈论、泄露。在辅助检查、治疗、查体中，护士要注意避免周围环境对患者身体隐私部位的过度暴露，减轻患者的心理不安。

二、心理护理伦理

（一）心理护理的概念

在护理过程中，护士以心理学理论为指导，通过言语、表情、态度、行为方式等来影响、干预或改变患者的心理状态或行为，帮助患者建立积极的心理状态，以正确的态度来面对治疗，这就是心理护理。心理护理的意义在于趋利避害，帮助患者抑制负面情绪，释放正面能量，调整心理状态，以利于疾病的治疗和康复。

（二）心理护理的特点

1. 随时性

一个健康的个体在转变为病人角色之后，心理会发生一定的变化，这种心理变化会体现在个体的认知、情感、意志、性格、人际关系等多个方面，与以往相比存在偏差，进而产生心理需求。护理人员应掌握患者心理变化的规律，通过温柔的语言、亲切的表情、尊重与接纳的态度使患者感受到关爱，产生安全感。心理护理应当贯穿于日常护理工作中的每一个细节。

2. 专业性

护理人员在进行心理护理时主要通过语言、表情、行为、态度等方式来传递信息。由于患者之间具有很大的差异性，性别、年龄、病种、病情不同，文化背景、人生阅历、社会地位、职业身份等各异，出现的心理问题和心理需求也因人而异。因此，对不同患者的心理护理需要以心理学理论为依据，科学地加以引导，专业地进行干预。

（三）心理护理的伦理要求

1. 主动了解患者的心理状况

同情心是道德情感的体现。患者因身体的疾病导致心理疾病，饱受生理和心理的双重痛苦。在心理护理中，护士应以高度的同情心，主动了解患者基本情况，分析患者产生心理问题的原因，通过交谈、举例、分享、共情等方式与患者拉近距离，建立护患之间的信任感，帮助患者减轻紧张、恐惧等不适情绪，使其尽快转化到患者角色中，配合医方的医疗工作。

2. 尽力满足患者的心理需求

很多患者对自己的医疗方案存在担忧，比如担忧医师的技术水平、后续的治疗费用、手术的后遗症、药物的副作用等。护士应对患者的病情和个人基本情况等信息有初步的了解，有的放矢地解答和解决他们担忧的问题，尽力满足不同患者的心理需求。

3. 严格履行保密和隐私保护的义务

相互信任是建立良好护患关系的基础。一旦患者对护理人员产生了信任感，就会主动谈及自己的心理困扰甚至是隐私信息。护士应严格履行保密义务，尊重患者隐私，切忌在公开场合、公共场所随意谈论患者的秘密或隐私，以免给患者造成精神上的伤害，伤害护患情感。

总之，心理护理的目的应是锦上添花而非雪上加霜。护理人员一定要注意把握好心理护理的尺度，严格遵守伦理要求，帮助患者克服心理障碍，以更加健康积极的心态来战胜病魔。

第四节 特殊人群护理伦理

一、老年患者护理的特点和伦理要求

我国从 1999 年进入人口老龄化社会，预计到 2025 年，我国 60 岁及以上人口总数将达 3 亿。老年人的医疗保健已成为我国医疗卫生事业发展中的重要议题。

（一）老年患者护理的特点

1. 病情复杂，护理任务重

随着年龄增长，人的器官、组织、细胞会发生自然老化，各项生理功能日益减退，机体抵抗力下降，高血压、冠心病、糖尿病、老年痴呆等成为困扰老年人的常见病，严重影响着老年人的生活质量。老年人的衰老是全身性的、多方面的、复杂的，退化过程、老化程度因人而异。影响衰老和健康的因素错综复杂，特别是在出现病理性改变后，老年个体的状况差别很大，而且病人性别、病情、家庭、经济等各方面情况不同，因此老年护理既要遵循一般性护理原则，又要因人施护，执行个体化护理的原则，做到针对性和实效性护理。

2. 病情多变，护理难度高

老年病往往病程长、合并症多、并发症多、后遗症多，多数老年患者的生活自理能力下降，有的甚至出现严重的生理功能障碍，对护理工作有较大的依赖性。老年患者需要连续性照顾，需要医方提供多层次、全方位的护理，护理难度高。

3. 疑心病重，护理要求多

老年患者的心理活动变化复杂，精神过度紧张甚至有明显的抑郁、焦虑倾向，他们对护理人员既有一定的排斥又有一定的依赖。基于老年人特殊的生理和心理特征，为了满足老年人的多种需求，护理人员应当增强对老化过程的认识，在护理中重视老年人的情绪变化，耐心沟通，常常安慰，主动搭建护患之间的互信平台，使护理工作能满足老年人的各种需求，真正有助于其健康。

（二）老年患者护理的伦理要求

1. 理解并尊重

疾病给老年患者带来的最大影响之一就是心理问题的产生，包括对健康的担忧、死亡的恐惧、经济上的负担、住院环境的不适等。各种消极因素都会增加老年患者生理和心理方面的负荷，不利于康复。护理人员要理解老年患者情绪的变化，做到举止有礼、言行得体，耐心倾听他们的意见或建议，尽力予以满足。对于无理取闹的要求，要态度诚恳地进行解释，避免和老年患者及其家属有言语上的冲突，同时要尊重老年人的人格和生活习惯，使他们产生信任感，尽快适应医院环境，促进身心健康。

2. 耐心且细致

部分老年患者对于医疗方案及预后疑虑顾忌多，记性差、说话啰嗦、表达不清，一个问题反复询问，护理人员要耐心对待，切忌流露出烦躁厌恶的情绪。个别老年人固执、自我，不能很好地配合护理工作，护理人员应尽可能地耐心倾听老年人的需求，采取老年人可以接受的方式进行护理，细致到位。

3. 护教结合

在护理老年患者时，护士应做好护教结合，主动做好预防老年疾病发生、流行的宣传教育工作，向老年人普及自我保健知识，让老年人起居有常、饮食有度、作息有规、锻炼有量。通过护教结合，帮助老年人在科学认知中积极对抗疾病，自我矫正心理问题。

二、精神障碍患者护理的特点和伦理要求

精神障碍是指各种原因引起的感知、情感、思维等的紊乱或异常，导致患者产生明显的心理痛苦或造成社会适应等功能的损害。与其他疾病相比，精神障碍患者有不同程度的自制力缺陷、认知障碍，部分患者甚至全部丧失自我判断力，有妄想、幻听、暴力倾向等症状。在临床实践中，相当一部分精神障碍患者由于自我认知率低而抗拒治疗，这也给精神障碍患者的护理工作带来了相当大的难度。

（一）精神障碍患者的护理特点

1. 服务对象特殊

受疾病影响，精神障碍患者与一般患者不同，具有特殊性，需要区别对待。特别是接受入院治疗的严重精神障碍患者，要么具有兴奋狂躁、自伤或伤人等冲动危险行为，要么处于抑郁状态，丧失生活自理能力，医方应当根据患者精神障碍的严重程度进行分级护理。

2. 病房管理复杂

有些严重精神障碍患者在发病期内由于缺乏自知力和自控力，可能做出不合常规的怪异举止，发生自伤、伤人、毁物，甚至殴打医护人员的危险行为，护理人员应密切观察患者的心理活动和情绪变化，及时对患者实施保护性医疗措施，利用隔离、约束带等方式对其危险行为进行限制，并做好护理记录。

3. 护理效果反复

为控制病情发展，精神障碍患者的治疗目前仍以药物治疗为主，待症状缓解后，再辅以心理治疗。由于精神疾病的发病机制尚不明确，复发率较高，有的精神障碍甚至终身无法治愈，因此在治疗和护理上如何增进疗效又避免药物的毒副反应，仍然是一个医学难题。

（二）精神障碍患者护理的伦理要求

1. 尊重患者人格

"把精神错乱的人作为一个人来尊重，是我们最高的道德责任和医疗义务"（《夏威夷宣言》）。尊重精神障碍患者的人格尊严，把精神障碍患者当成一个普通患者来平等对待，在精神障碍患者的护理中特别重要。护理人员应正面看待精神障碍患者异于常人的思维、言行，不歧视、不愚弄、不侮辱、不施暴，理解精神疾病带给患者的痛苦，表现出对患者的同情和关爱。对于需要采用保护性医疗措施的患者，护士应严格遵循医嘱按规定使用隔离、约束带等措施，不得以此作为威胁、惩罚患者的手段。

2. 保护患者隐私

因诊疗的需要，医护人员需要了解精神障碍患者的疾病史、家族史等涉及患者隐私的信息，这些信息的掌握只是为了综合分析患者的病因机制，制定具有指导性的诊疗方案和措施。护士不得在公共场所公开谈论、泄露患者的隐私信息，对精神障碍患者隐私权的保护既是医方的义务更是医方的责任。

3. 遵守职业操守

精神障碍患者因思维和情感紊乱，社会适应功能受损，缺乏自知和自控，甚至丧失了自我生活的能力，这就需要护理人员遵守职业道德，认真履行道德义务，不能敷衍、欺骗，甚至暴力对待患者。有些患者因疾病原因会产生"钟情妄想"，对医患人员产生情感依赖。护理人员在接触患者时，应当态度端正、亲疏适度，不得向患者或家属索取财物，获取不正当利益。对于已经出现了自伤、伤人等暴力危险行为的患者，护士首先要保护好自己的人身安全，同时要及时采取保护性医疗措施，对患者的暴力行为进行制止，不得以暴制暴。护理人员以宽容的胸怀善待精神障碍患者，是对医者仁心的继承和发扬。

第五节 社区护理与家庭病床护理伦理

一、社区护理伦理

社区护理是面向城乡基层实行初级医疗保健，以此促进社区居民防病治病、增进健康的一项综合性卫生服务。社区护理承担着医疗机构以外的医疗预防、保健、康复等工作，它以家庭或社区为服务对象，直接对社区中的个体、家庭或群体提供护理和上门服务，有利于缓解老年人、残疾人、婴幼儿等特殊群体到医疗机构就诊的困难。社区护理的深入发展既丰富了护理工作的内容，又方便了群众就医，还拓宽了护理人员的工作场所。越来越多的护理人员乐于投身社区保健护理，并在上门服务中发挥出了越来越重要的作用。

（一）社区护理的特点

1. 以促进健康为中心

社区护理的服务宗旨是提高社会人群的身体健康水平，旨在通过卫生防疫、传染病防控、意外事故防范、健康教育科普等社区一级预防，达到促进健康、保障健康的目的。相对于临床护理工作而言，社区护理服务更侧重积极主动的预防，通过运用公共卫生及护理的专业理论、技术和方法，促进社区人群健康。

2. 以集体为服务对象

社区护理的工作内容包括收集并分析社区人群的健康状况，解决社区存在的健康问题。社区人群包括各个年龄段和不同社会阶层的人群，护理对象包括个人、家庭、团体、人口群体、社区五个层次。其中，婴幼儿、妇女、老年人、慢性病患者和残障人士是社区护理服务关注的重点人群，这与临床护理以某个患者为中心的工作模式有较大区别。

3. 具备团队合作功能

为了实现社区健康的目标，医疗机构与社区需要同心同向。护理人员提供知识技能服务，社区则负责搭建平台，提供支持，比如正当履行社区管理职能，组织社区人群参加技能培训，共同推进社区护理工作的开展。

（二）社区护理的伦理要求

1. 真诚服务

社区护理必须坚持以人为中心，以社区群众的卫生保健需求为导向，以维护和促进社区成员的健康为目标。护理人员在工作中要体现出人本精神，尊重人、关心人、帮助人，建立和谐健康的社区护患关系，礼貌待人，主动为社区群众服务，用真诚的服务来获取群众的信任与认可。

2. 恪守职业道德

预防保健为主，家庭护理为辅，兼以居民生活指导和环境监测，是社区护理服务的基本模式。开展长期的社区护理，需要当地多个部门的支持与合作，更需要取得社区成员的信任和配合，这也是社区护理人员在实际工作中可能面临的最大困难。信任的建立需要时间，所以在工作的初始阶段，护理人员可能不被尊重与认可，甚至会遭到排斥。在这种情况下，护理人员应坚守职业道德，牢固树立对社会负责的职业精神，始终以患者为中心，为患者提供全方位的服务和个性化的健康照顾。

3. 恪守规章

社区护理人员应恪守操作规程和各项规章制度，即使身处无人监督的社区，也要按规范做好分内工作，尽职尽责。社区卫生服务面向社区居民，联系社会各界，拥有一定的医保准入、双向转诊的权力，这些便利和优势也是对社区护理人员职业道德的考验。作风正派、文明护理、不以医谋私是一名合格的社区护理人员应当具备的素质。

二、家庭病床护理伦理

（一）家庭病床的概念

家庭病床是根据病人的治疗需要和卧床生活习惯，以家庭为治疗护理场所而设计的有利于辅助病人恢复的病床，能满足治疗、康复、护理的多种需要。病人在熟悉的环境中接受治疗和护理，既可减轻家庭的经济负担，又有利于病人的康复。家庭病床是顺应社会发展而产生的一种新的医疗护理形式，这种全新的护理形式使医护人员的执业行为从医院内延续到了医院外，形成了一个综合的医疗护理体系。

（二）家庭病床的对象

1. 出院后转回社区仍需治疗的患者

比如肿瘤术后或需要进行放疗化疗的患者，高血压、糖尿病合并慢性严重并发症的患者，骨折术后及外伤需换药、拆线、康复训练的患者，等等。

2. 慢性疾病患者

比如晚期肿瘤患者，以及患尿潴留等需要定期更换尿管、胃管的长期卧床患者。

（三）家庭病床护理的伦理要求

患者或监护人提交家庭病床申请后，经过医生及医保系统评估属于收治范围的，社区医院应当告知患者或监护人家庭病床诊治的局限性、有关的医疗风险、疾病诊断与治疗措施、费用情况、撤床手续，并与患方签订《家庭病床服务协议书》。责任医生应当遵守协议书的约定，提供上门服务，并根据患者病情发展调整查床次数。护士按照家庭病床医嘱进行护理服务和指导，发现患者病情变化时，及时向责任医生交代病情并及时安排转诊。

第六节 突发公共卫生事件应急护理伦理

一、突发公共卫生事件中护理人员的职责

突发公共卫生事件是指已经发生或者可能发生的、对公众健康造成或者可能造成重大损失的突发公共事件，包括传染病疫情、不明原因的群体性传染病、重大的食物中毒事件和职业中毒以及其他危害公共健康的事件。这类事件往往具有突发性、范围广、危害大等特征，对社会成员的生命健康造成严重威胁，可能需要大批医务人员赶赴事发现场实施院前现场急救，患者在其转送途中以及进入院内还需得到进一步救治、监测和护理。医务人员应积极响应国家调遣，及时做出专业研判，并立即组织实施有效的急诊抢救措施，急诊护理人员应随时待命，密切配合医生。

事件的突发性极可能导致患者病因还未查明，病情便迅速发展，甚至未能等到医生的诊断结果便停止了呼吸。病因不明和病情快速发展，增加了抢救风险和技术难度，因此急诊护理人员应具有丰富的临床经验，对病情严重程度能准确判断，及时通知相关科室医生进行诊

断和抢救。很多患者的病因是由多器官引发的病变，病种复杂难以判断，需要多个专业的医务人员协同会诊抢救。急救护士需要积极配合医生抢救、监测心律呼吸、细致观察患者变化，为医生的下一步诊断提供准确的依据并做好护理记录。如果医生还未赶到，急诊护士应在自己的能力范围内主动采取急救措施，为患者的抢救争取更多的时间。

二、突发公共卫生事件应急护理的伦理要求

（一）生命至上

应急护理工作极具挑战性，需要在有限的时间里竭尽全力抢救患者生命。这不仅要求团队成员具备强大的心理素质，而且必须熟练掌握现场急救处置技能，更要秉承"生命至上"的急救原则，不拖延、不后退。在抢救过程中，护理人员应积极配合医生的操作，并做好病情监测与护理记录。在应急护理中，护理人员专业、冷静、熟练的工作态度会给伤者带来一定的安全感和信任感。

（二）服从调遣

服从国家调遣、开展紧急救护是法律赋予医务人员的一项法定义务。《中华人民共和国医师法》第三十二条规定，遇有自然灾害、事故灾难、公共卫生事件和社会安全事件等严重威胁人民生命健康的突发事件时，县级以上人民政府卫生健康主管部门根据需要组织医师参与卫生应急处置和医疗救治，医师应当服从调遣。因此，医疗机构、医务人员参与应急护理义不容辞。

➕ 本章小结

本章概述了护理工作特点和伦理原则，具体阐述了基础护理和整体护理、门诊护理和心理护理、特殊人群护理、社区护理和家庭病床护理、突发公共卫生事件应急护理的伦理要求。不同的服务对象有不同的护理需求，不同的护理分类有不同的伦理要求，护理人员要根据具体的护理对象、护理工作内容和护理伦理要求来规范自己的护理行为，提高护理质量和服务水平。

➕ 复习思考题

案例分析：患儿，男，三岁。因误服用 5 ml 的炉甘石洗剂到某医院就诊。急诊医师准备用 20%的硫酸镁 20 ml 导泻，但将口服误写成静脉注射。治疗护士拿到处方后，虽对注射硫酸镁有疑惑，但心想反正是医师的医嘱，按医嘱执行便是。于是，护士将 20%的硫酸镁 20 ml 静脉注射至患儿体内，导致患儿死于高血镁引发的呼吸麻痹。

请结合本章内容，对该护士的执业态度进行评价。

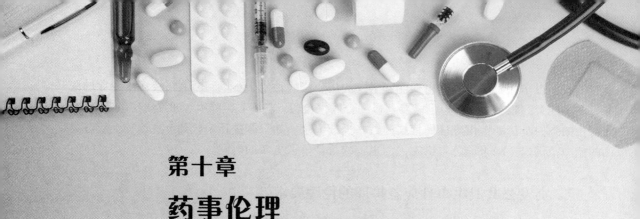

第十章
药事伦理

学习目标

掌握药品研发、生产、销售的伦理原则与要求，熟悉药事伦理的基本原则和一般原则，了解药事伦理的研究对象及其本质。通过学习，提高学生在医药实践活动中对药事伦理的辨别、运用和评价能力。

思维导图

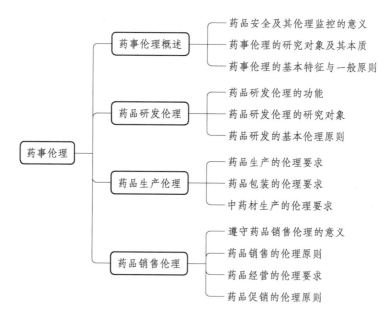

案例导入

20 世纪 60 年代初期，一种曾广泛用于缓解妊娠反应的药物"反应停"致世界各地超过 1.5 万"海豹儿"出生，被公认为是人类历史上最大的药害事件。

1953 年，瑞士诺华制药的前身 CIBA 药厂在尝试开发抗生素时合成了沙利度胺。4 年后，西德格兰泰药厂成功将其作为抑制妊娠反应的药物投入欧洲市场，据科学家称该药能在妇女妊娠期间控制紧张情绪、防止恶心并具有安眠作用。1960 年开始，欧洲地区新生儿畸形比例异常升高。1 年后，澳大利亚产科医生威廉·麦克布里德发现他所接生的产妇中许多都产下了"海豹儿"，遂提出"反应停"是致婴儿畸形的元凶，引起轩然大波。后经病理学实验证明，沙利度胺对灵长类动物有很强的致畸性，对胎儿的致畸率可高达 50%~80%。受"反应停"影响，出生的婴儿没有肢体，手脚直接连接在躯干上，看起来就像"海豹"，所以被称为"海豹儿"。

经查发现，这个在市场上流通了 6 年的药品没有经过严格的临床试验。1961 年，这种药物不再销售，格兰泰药厂始终拒绝承担责任，而且刻意隐瞒了收到的有关该药品毒性的一百多例报告，致使日本等国家直到 1963 年才完全停止使用该药，又导致近千例畸形婴儿出生。直到 2012 年 8 月 13 日，在德国施托尔贝格，格兰泰公司首席执行官才为曾经的错误公开道歉。

思考：为什么药事活动应当符合相应的伦理要求？医药从业人员应遵循哪些职业道德？

提示：法律的强制性约束往往只能对错误行为进行惩罚和纠正，医药从业人员只有自觉经过"内在的道德法庭"的"审判"，发自内心地感到"良心"的谴责，对自己在医药活动中的行为进行自我批判和评价，才能使自己的思想道德境界不断提高，药品质量和安全才能得到更高程度上的保障。

根据《中华人民共和国药品管理法》（以下简称《药品管理法》）第一章第二条对"药品"的界定，药品"是指用于预防、治疗、诊断人的疾病，有目的地调节人的生理机能并规定有适应证或者功能主治、用法和用量的物质，包括中药、化学药和生物制品等"。药物在人类社会历史发展中扮演了不可替代的重要角色。在人类认识和改造世界的历史进程中留下了大量有关发现、发明和使用药物的记载。在中国历史上，有神农尝百草"医方兴焉"，伏羲画八卦制九针"以拯夭枉"，"医圣"张仲景著《伤寒杂病论》抵御疫病，"药王"孙思邈为医学和药物学做出重要贡献等。在西方历史上，有提出"体液学说"的"西方医学之父"希波克拉底，在药物研究上贡献卓著的西方"医圣"盖伦，发现和改进青霉素的弗莱明、弗劳雷、钱恩等，这些都是很好的例证。可以说，在人类社会药物研发和使用的历史活动中，始终都融会着伦理精神与道德思想。

进入现代社会，市场经济对企业提出了普遍的伦理要求，尤其是在应对全球经济一体化带来的巨大挑战中，经济伦理成为参与市场竞争的各类主体不得不面对的重要问题。对于医药行业及企业来说，不仅要遵循社会主义市场经济本身提出的伦理诉求和社会主义核心价值观，还要按照社会主义道德建设的要求，推动践行以爱岗敬业、诚实守信、办事公道、热情服务、奉献社会为主要内容的职业道德。由于医药产品具有一般商品所不具备的特殊性，医药行业形成了独特的伦理规范与伦理要求。

第一节 药事伦理概述

药事，从字面意义上来说，就是与药品相关的事务，包括对药品研发与生产、流通与销售及临床用药的全过程实施有效的组织、管理与监督，对于违反法律法规的行为进行追责。

药事问题事关人民生命健康，在日常生活和国民经济发展中起着无可替代的重要作用，是维护国家和社会稳定和谐的基础问题，受到社会各界的密切关注。药事问题不仅需要国家权力机关以法律法规等形式进行管理和监督，也需要通过伦理手段进行约束。

一、药品安全及其伦理监控的意义

药品不同于一般商品的特殊性，决定了其安全问题的重要性，也决定了必须对其进行伦理监控，以保障药品生产、流通和使用等各个领域中的安全性。

（一）药品的特殊性

药品作为一种特殊的商品，具有独特的属性，主要包括高品质的可控性、正负效应兼具的两重性、更为严格的时限性及高度的专业性与专属性。

1. 高品质的可控性

高品质的药品才能发挥理想的药效、达到预期的疗效，这是医务人员开展医疗活动以实现医学治病救人目的的前提和保障。与其他一般商品的质量可以进行等级划分（如优等品、一级品、合格品或等外品等）相比，药品的质量只有合格与不合格之分，而没有级别之分。《中华人民共和国药品管理法》第二十八条明确规定："药品应当符合国家药品标准。经国务院药品监督管理部门核准的药品质量标准高于国家药品标准的，按照经核准的药品质量标准执行；没有国家药品标准的，应当符合经核准的药品质量标准。国务院药品监督管理部门颁布的《中华人民共和国药典》和药品标准为国家药品标准。"从质量管理方面来看，药品是全世界公认的管制最严格的商品之一，必须可查可控可追溯。

2. 效应的两重性

药品既有预防和治疗疾病的作用，又会对人体产生不可避免的损害，即药物的副作用。药品效应的两重性正如一枚硬币的两面，在使用药品的正效应以治疗疾病的同时，不可避免地要面对其副作用可能对人体造成伤害的负效应问题，这就是俗语所谓的"是药三分毒"。很多药源性疾病往往是由药品的副作用造成的。

3. 严格的时限性

药品的时限性包括两个方面：一方面指药品生产经营部门或使用单位要有适当数量的药品储备，等候有需要的患者前来取用，也就是说只能"药等病"而不能"病等药"，否则人民群众的生命健康就得不到及时有效的保证。另一方面指药品的有效期非常严格，一旦超出有效期限，必须严格执行报废销毁，不能再行使用，否则不仅无法产生预期的疗效，甚至可能变成"毒药"。

4. 高度的专业性与专属性

关于药品的研发、营销、使用、监管等活动都是非常专业的行为，通常要在具有充足的专业知识和技能的专业人员或医务人员的明确指导及专业设备的辅助下谨慎进行。同时，特定的药品往往具有明确的适应证，在治疗疾病方面具有强烈的针对性，即得什么病用什么药，不像一般商品那样可以很容易找到替代品。药品的生产、经营和使用等活动的开展都需要得到国家有关部门的授权认可，严格遵守相关法律法规制定的标准，并接受药品监督管理部门的管理和监督，这也决定了消费者在选择和购买药品时，具有比较明显的被动性，可选择的空间也比较小。

药物的特殊性决定了药品安全问题直接关系到人民群众的生命健康，对国家、社会及公民个体而言可谓"性命攸关"，是关系到国计民生的重要问题，受到党中央、各级政府和全社会的普遍高度重视。为此我国专门设置了国务院及地方各级药品监督管理部门和药品专业技术机构，负责和实施药品监管工作，制定并不断修订完善《中华人民共和国药品管理法》，建立严格的药品检验制度和药品追溯制度，对药品安全问题进行全方位的监督管理。

（二）药品安全与伦理监控的必要性

药品具有特殊性，药品安全只能是一个相对概念，完全零风险、绝对安全的药品在现实中是不存在的。药品安全问题一直都是社会各界普遍关注的重点问题。

药品安全问题可分为广义和狭义两个方面。广义的药品安全指通过对药品研发、生产、流通、使用全环节进行监管所表现出来的、消除了外在威胁和内在隐患的综合状态，以及达到这种状态所必要的供应保障和信息反馈，其内涵可以界定为质量符合标准、不良反应在可接受的范围内、临床无用药差错和可及性四个部分。其中，药品的可及性指人们能够安全地获得药品及其合理使用的相关信息，价格在可以承受的范围之内，具有适当、高质量及文化可接受性。狭义的药品安全指药品本身的安全性问题，即按照规定的适应证和用法用量使用药品后，对人体产生毒副作用的程度。目前，国际上普遍认为，在现有认知水平之下，如果一个药品对于特定的疾病或症状和特定的人群所产生的利益大于可预见的风险，该药品就被看作是安全的。

药品安全风险的来源主要包括自然风险和人为风险。自然风险又被称为必然风险、固有风险，属于药品客观存在的内在属性，即药品本身具有的已知或未知的不良反应。药品安全的人为风险是药品在制造和使用过程中出现的风险，一般是由于人为有意或无意地违反法律法规或操作规范而造成的药品安全问题，主要来自不合理用药、用药差错、药品质量问题、认知的局限性、政策制度设计及管理导致的风险等，是当前我国药品安全风险的关键因素。

药品安全是事关国计民生的重要问题，也是能够对社会稳定产生重大影响的社会问题和公共安全问题。药品安全监控是预防药品安全问题的重要保障。为了加强药品管理，保证药品质量，保障公众用药安全和合法权益，保护和促进公众健康，我国专门制定了《中华人民共和国药品管理法》，对药品安全问题进行严格监管。药品监督管理是指药品监督管理部门依照法律法规的授权，依据相关法律法规的规定，对药品的研制、生产、流通和使用环节进行管理的过程。除了采用法律手段外，药品安全监控还需要实施必要的伦理监控。

在进入现代社会以前，尽管有医疗卫生相关的法律法规和专门的医药机构作为强制保障，但实际上药品安全主要依赖于医药行业和医药主体的自律、社会舆论监督及市场供求规律的作用。医药行业和医药主体的自律，是人们在对个人与社会辩证关系、对医药本质的认识逐渐清晰的基础上，在对社会舆论监督和市场运行供求规律等道德他律手段充分认识的基础上逐渐形成的。如近代英国成立伦敦药师协会（皇家医学会的前身）来制定药品行业准则，并有权对药店进行监督检查和处罚。我国古代医药经营者则是通过商家信誉来对药品安全提供保障。如北京同仁堂三百年来"仁行天下"，始终恪守"炮制虽繁，必不敢省人工；品味虽贵，必不敢省物力"的古训，树立了"修合无人见，存心有天知"的自律意识，即使在战乱时期也要严格遵照古方"炮制紫雪，要用金锅银铲"的要求，以保证药品"紫雪丹"的质量，一时传为佳话。此外，在我国医药行业至今还流传着关于韩康卖药"真不二价"的故事，19世纪被"江南药王"胡雪岩做成牌匾挂在胡庆余堂内，与他亲笔书写的"戒欺"等牌匾成为这家百年国药老字号的"金字招牌"。传统医药行业的诚信美德在今天的一些药企得到传承和发扬，成为决定药品安全质量、企业生命长度的重要因素。

医药活动本身具有的人文属性决定了其蕴含的伦理精神和道德属性，而人类社会发展的基本规律和市场经济运行的客观规律决定了药品安全需要"德法并举"。从人类社会整体利益的角度出发，对药事活动进行伦理监控是十分有必要的。

（三）对药品进行伦理监控的意义

道德作为一种促进人类实现自我完善的精神力量，能够通过道德观念、道德原则、道德规范、道德教育和评价等方式，协调医药活动领域中人与人、人与社会及人与自然之间的关系，以保障医药实践活动的有序开展，有利于医药企业和行业健康发展，维护医药市场保持良性运转，确保人民群众的生命健康安全及社会整体的和谐稳定。

1. 为人民生命健康提供伦理保障

道德作为一种"软实力"，具有法律法规这种"硬手段"所不具备的优势，能够通过更为便捷和更低成本的方式达到对利益关系进行调节的目的。如果仅靠法律来调整和规范药事活动中的人际关系和利益冲突，不仅会阻碍医药事业和经济社会的发展进程，而且由于法律手段往往具有滞后性，不能对人民生命健康和财产安全进行及时、有效的保护。如果参与药事活动的各方主体能够按照伦理要求自觉规范行为，就能够降低社会经营管理成本，及时有效止损，最大程度保证药品安全，为人民生命健康和社会稳定发展提供最理想化的保障。

2. 为制定国家药物政策提供伦理依据

我国始终坚持依法治国和以德治国相结合的基本方略，既重视发挥法律的规范作用，又注重发挥道德的教化作用，先后印发了《关于进一步把社会主义核心价值观融入法治建设的指导意见》（2016）和《社会主义核心价值观融入法治建设立法修法规划》（2018），以实现良法善治为目标，坚持以法治建设体现道德理念、以道德滋养法治精神的基本指导思想，在强化法律对道德建设的促进作用的同时，加强和深化道德对法治文化的支撑作用。这样的基本方略同样适用于国家药物政策和相关医药制度。国家制定药物政策和相关制度，是为了实现对药物进行全面有效管理、保障药品供应、保证药物安全、提高药物可及性等目的而制定的。一系列制度性文件体系及其具体内容，是医疗卫生领域基本公共服务的重要内容，也是深化医药卫生体制改革进而实现"健康中国"战略目标的重要组成部分，以最终达到维护国家和全体社会成员及人类社会整体利益的目的。这本身就蕴含着道德价值和伦理精神，反映出国家及其管理机构在进行利益关系调整中所秉持的价值观念和进行选择时所遵循的道德原则。作为法治精神的重要伦理基础的诚信观念，不仅是社会主义核心价值观的重要内容，还是建设社会主义法治文化的重要伦理基础和药事活动的基本伦理精神，也是药品的特殊属性及其发展前提，更是安全性和有效性所内蕴的必然伦理要求。

3. 为培养德才兼备的药事人才提供道德教育

在现代药事活动中，药品终究是一种科学技术的产物，必然具有"双刃剑"的属性，加之药品本身所具有的"是药三分毒"的特殊属性，使得药事活动开展时所涉及的每一个环节始终都伴随着可能会造成负面影响的风险。如果运用得当，药物将会造福人类；如果被别有用心之人利用，药物同样可以变成危害人类生命健康和社会稳定和谐的"大杀器"，因此药事从业人员必须德术统一、德才兼备，只有这样才能保证药事活动的全过程安全有序开展。这就需要对药事从业人员进行持续的职业道德教育，配合伦理监控手段，从自律和他律两个方面，帮助他们形成稳定、自觉、正确的道德观念和道德意识，把思想道德修养和业务技术能力培养结合起来，这对确保医药安全、提高医药行业的服务质量具有积极意义。

4. 为推动医药科学事业发展提供伦理支撑

医药科学的健康发展有赖于药品相关事务的和谐有序运行。在药事活动中，参与药品研制、生产、流通、消费、监督等各个环节的相关利益群体众多，包括药品研发人员、生产厂家、销售者、消费者及监管者等在内的药事主体，因诉求不同势必引发各种各样的利益矛盾甚至利益冲突。根据马克思主义基本原理中的对立统一规律，矛盾无处不在、无时不有，也就是说，在药事活动中，不同利益群体之间产生矛盾是必然的现实问题。对于此类问题，除了采用法律法规这种强硬的刚性手段对比较突出或关系重大的关键问题进行整治和监督外，还需要采用伦理要求这样的柔性手段对各种利益关系进行全面调节来改善药事活动的"软环境"，帮助各方参与主体不断培养道德意识、提升道德境界、自觉规范行为，这样有利于激发他们的聪明才智和个人潜能，培养爱岗敬业、奉献社会的职业精神，有效保证药品安全和药事活动的顺利开展，进而推动医药科学事业更好更快发展，并能够推动社会主义精神文明建设。

二、药事伦理的研究对象及其本质

根据《药品管理法》对于药品管理适用范围、对象和内容及其他药事相关法律法规和文件的规定，可将药事伦理理解为伦理学在全部医药实践活动领域中的应用。简单来说，药事伦理就是要利用伦理学的理论和方法研究和解决在药品相关事务中出现的伦理和道德问题。具体来说，药事伦理研究的是医药行业从业人员在医药实践活动中的与医药卫生相关的人与人、人与社会、人与自然之间的伦理关系和道德问题，药事伦理以医药活动领域中的道德意识现象、道德规范现象和道德活动现象为研究对象。药事道德意识现象是指在药事道德实践活动中形成，能够对道德行为和关系产生影响的、具有善恶价值的思想观念和理论体系，包括药事道德观念、药事道德情感、药事道德意志等。药事道德规范现象是指在一定社会历史条件下，对药事活动的道德主体的行为进行指导和评价的准则，包括药事伦理要求、药事道德规范等。药事道德活动现象是指运用道德理论和原则对药事活动中群体和个体的行为进行善恶评价的活动，包括药事道德教育、药事道德修养、药事道德评价等。

药事伦理研究的本质是从人类社会整体利益出发，协调药事活动参与者之间的利益关系，使各方利益相关者的利益得到照顾和保护，使医药真正成为促进人类健康和社会发展的重要力量。药事伦理与医学伦理一样，由一定社会条件下的经济关系所决定，受社会主流道德和医药科学发展水平的制约，其研究内容会随着经济社会和医学的发展而不断丰富和扩展。

三、药事伦理的基本特征与一般原则

（一）药事伦理基本特征

药事伦理除了具有与医学伦理同样的特征外，如一般性与特殊性的统一、继承性与时代性的统一、稳定性和发展性的统一、理论性和实践性的统一，还具有医药行业自身独具的基本特征，即更为普遍的人道性、更为广泛的适用性、更为显著的稳定性。

更为普遍的人道性是指药事伦理在阶级社会中虽然会被打上阶级的烙印，但是医药科学作为一种科学技术更多地具备了客观真理性的特点。尽管会受到社会中政治、文化等因素的影响，但是追求生命健康是人类社会共同的追求，使其更加表现出普遍的人道主义色彩，甚至突破了国家、民族、种族和地域的限制。

更为广泛的适用性是指药事伦理不仅适用于患者群体，以治病救人为基本目的，而且亚健康和健康人群也是药事伦理服务的对象，促进和提高全体居民的健康水平是其基本内涵和特点。

更为显著的稳定性主要指由于药品安全是药品疗效的前提和基础，从古至今人们始终如一地重视药品质量安全。药事伦理在药品质量方面的伦理要求一直以来是比较稳定的，始终要求医药从业者坚持诚信美德，确保药品质量与安全。

（二）药事伦理一般原则

药事伦理一般原则是普遍适用于医药领域活动的基本道德原则，是医药活动的行为主体在医药领域实施所有实践活动（包括药品研发、生产、经营、使用和监管等全过程）所应遵循的医药伦理的基本原则。

药事伦理除了要遵循医学伦理学有利、尊重、公正、无伤害四大基本原则和医学临床伦理的最优化、知情同意、保密守信、生命价值的基本原则外，还应遵循确保并提高药品质量及其疗效、实行医药学人道主义、全心全意为人民健康服务的医药伦理原则。

1. 确保并提高药品质量及其疗效

确保质量并不断提高疗效是药品的特殊属性，也是药品能够存在并不断发展的前提和基础。只有在确保并严控药品质量及其疗效的前提下，才能维护人民群众的用药安全和生命健康，这是发展医药事业的基本前提和必要条件。

2. 实行医药学人道主义

人道主义是医学活动的普遍道德原则，也是药事活动应当遵循的基本原则，与社会主义经济基础和政治制度相适应，我国在医药学领域推行社会主义人道主义精神。社会主义医药学人道主义是在以马克思主义的立场、观点和方法对以往历史上的人道主义和人道精神批判继承的基础上，结合中国现实发展的需要，真正把满足社会成员的医药需求作为根本目的，以尊重和保护人民群众享有生命健康权为宗旨，全面促进医药事业的发展与进步，切实维护人类、国家、社会和个人的根本利益。

3. 全心全意为人民健康服务

全心全意为人民健康服务是社会主义医学道德原则的核心和目标，也是药事从业人员的

职业伦理要求。由于药品直接作用于人体，是医疗活动能够开展的基础和保障，事关人民生命健康和国计民生，因此对药事从业人员的伦理要求很高。药事从业人员应自觉遵守药学职业道德原则，以患者为中心，爱岗敬业，诚实守信，运用自己的专业知识为患者或公众服务，确保用药安全，为人民生命健康和国家经济社会持续发展提供坚实保障。

全心全意为人民健康服务必须正确处理医药从业人员与服务对象之间、个人利益与集体利益之间、德与术之间的关系。

1）正确处理医药从业人员与服务对象的关系

医药从业人员与服务对象的关系是药事活动中的基本人际关系，也是首要关系。医药工作者的终极服务对象是广大人民群众，直接服务对象是患有疾病的人。由于药品具有高度的专属性和专业性，医药从业人员与患者之间存在明显的信息不对称问题。在医患关系中，药事从业人员往往占据绝对或显著的主动地位，主导着医患关系的发展方向，应对服务对象承担道义责任。这就要求医药从业者要全心全意为服务对象提供服务，以服务对象利益为重，以高度认真负责的态度做好服务工作，不断提高服务质量。

2）正确处理个人利益与集体利益的关系

药事活动涵盖甚广，药品的研制、生产、流通、销售和使用甚至监督行为都不是个人甚至单个群体或组织能够以"一己之力"完成的，必须依靠国家的统筹和集体的力量，因此药事活动从业人员和相关单位、组织必然要面对个人利益（包括单位或组织的小团体利益）与集体利益的关系问题。社会主义医学道德原则要求药事活动的参与者必须正确处理个人利益与集体利益之间的关系，坚持国家、集体和个人利益相结合，倡导重视和强调集体利益，以广大人民群众的生命健康和社会整体利益为重，同时也要注意充分保护和尊重个人的正当权益。当国家、集体和个人利益发生冲突时，个人利益应服从国家和集体利益。

3）正确处理德与术的关系

所谓正确处理德与术的关系，就是医药从业人员与医药科学发展之间的关系。当今世界科技发展日新月异，随着生命科学在 20 世纪下半叶迅速崛起，新型制药方法和技术不断涌现，医药科学发展中出现了一系列道德难题，困扰着医药事业的发展，阻碍着人类对生命健康追求的脚步。这对医药从业人员提出了更多更高的伦理要求。实际上，中国传统医学优良道德对该问题已经做出了非常精妙的回答，即"大医精诚"。也就是说，作为一名医药从业者，不仅要具有精湛的医药科学技术，同时也要具备高尚的道德情操。

第二节 药品研发伦理

药品研发即研制新药，根据国家市场监督管理总局 2022 年公布的《药品注册管理办法》的规定，可将药品研发理解为在我国境内上市前的必经阶段。2016 年 3 月 4 日，国家食品药品监督管理总局在发布的《化学药品注册分类改革工作方案》中正式提出"创新药"概念，把新药的定义扩展至全球范围，即"在中国境内外未上市的药品"，并将"仿制药"纳入化学药品新注册的分类范围，因此，现在我国所谓的新药包括了完全自主研发的原研药和国外药物专利保护到期后直接使用或稍加改造生产的仿制药。目前，我国上市的药品主要以仿制药为主。

新型药品研发是一个投入高、周期长、风险大且见效缓的专业性系统工程。从投入方面而言，开发一种新的化学药物平均需要花费大约 10 亿美元（甚至更高），从药物筛选到最终成功上市往往需要数年甚至数十年的时间，而且不是所有的上市药品都能保证盈利。从成功率方面而言，从新药项目筛选阶段到药物临床研究阶段始终存在着成功率较低的问题，根据国际著名专业信息服务公司科睿唯安（Clarivate Analytics）的海伦·道登（Helen Dowden）和杰米·蒙诺(Jamie Munro)于 2019 年 5 月 8 日发表的一篇论文（"Trends in clinical success rates and The rapeutic focus"）分析，从 2010 年到 2017 年，虽然新药开发从Ⅰ期临床试验阶段到产品上市的成功率没有太大变化，保持在 6% ~ 7%，但是从Ⅱ期临床试验到产品上市的成功率显著提高，从 2012 年的 49% 提升到 2017 年的 62%。同时，Ⅱ期临床试验产品进入Ⅲ期临床试验的成功率在过去近 10 年中并没有显著的提高（大约为 25%），导致Ⅱ期临床试验产品成功上市的可能性仍旧停留在约为 15%。这使新药研发工作面临着诸多困难和问题，加之药品本身所具有的科技属性和特殊属性，使医药研发相关从业者的道德素养成为保障新药研发活动安全、有序开展的重要因素。

药品研发是推动医药学发展的重要环节，是新药品是否能成功申请注册上市的基本前提，也是应对人类病种和疾病不断更新、变化的根本途径，事关国计民生，必须合法合规。《中华人民共和国药品管理法》规定，药品研制活动必须由具有相应资格的人员依法依规实施，符合国家药品标准并通过药品监督管理部门的评审核准后，方可获得审批并颁发药品注册证书予以上市。此外，还应当遵循相应的伦理准则和伦理要求。中华人民共和国《中华人民共和国药品管理法》第二十条明确规定："开展药物临床试验，应当符合伦理原则，制定临床试验方案，经伦理委员会审查同意。"药品研发活动应遵循符合其实践需要的伦理要求和伦理准则。

一、药品研发伦理的功能

经济社会发展水平和科学技术水平的不断提高使人们对疾病和健康问题日益关注，随之而来的巨大的市场需求，给药品研制企业带来了巨额收益，在这种情况下，我国药品研发呈现蓬勃之势。我国高度重视医药创新，尤其是实施创新驱动发展战略以后，制定出了一系列相关政策和措施以鼓励新药研发，如制定科研专项支持政策并对新药的审评、审批和推广使用等关键环节进行改革，极大激发了科研人员创新创业、研发新药的热情，各方对药品创新方面的投入和研究迅速增长，使药品研发逐渐发展成为一个新兴产业。

目前，我国创新药物研发体系主要包括国家科研院所、合同研究组织（Contract Research Organization）、药企研究所、外企在华研发中心四大药品研发力量。涉及人的生物医学研究对医药研发活动提出了更为严格的伦理要求，与多方参与和资本逐利的本性等因素融汇后，新药研发过程涌现出的一系列伦理问题，如新药研发临床试验前的动物伦理问题、新药临床研究涉及的人体试验伦理问题、新药申报审批及技术转让过程中的作假行为、不同研究者群体之间的利益矛盾等，成为急需关注并不断深化药品研发伦理的现实因素。

药品研发伦理涵盖药品研发项目的筛选及确立、药物临床前研究、药物临床研究（需要申请研究新药并获得批准）、药品的申报与审批、新药检测五个阶段，主要包括新药临床前研究、新药临床研究、新药的申报与审批及新药的技术转让四个方面的内容。药品研发伦理具有认识、引导、评价、调节、规范和教育等功能，以确保医药研发活动的各个阶段能健康有序进行。

（一）认识和引导功能

药品研发伦理的认识和引导功能是通过对现实中人们在医药研发活动及其存在的道德关系的研究和反映，运用善恶、荣辱、良心等范畴，反映特定社会条件下的经济关系的认识功能，帮助相关从业者正确认识自己对社会和他人的道德义务和责任，使他们的道德选择、道德行为建立在明辨是非善恶的道德认识的基础之上，认清什么是"应该"或"不应该"的行为及其标准，指引他们在进行行为选择时自觉遵守道德规范，面对工作活动中的是非善恶问题做出"正确"选择。

（二）评价和调节功能

药品研发伦理的评价和调节功能是根据善恶标准对医药研发活动领域中的相关行为进行道德评价，指导医药研发从业者的实践活动并纠正不当行为，以达到协调社会关系和人际关系的目的。道德评价是道德调节的主要形式，道德调节通过社会舆论、传统习俗和内心信念发挥作用，从现实利益关系的角度，对医药研发活动中个人对待社会整体利益和其他个人利益，对善的行为给予肯定、赞扬和褒奖，对恶的行为给予否定、批评和谴责，有助于培养和提高医药研发从业人员的道德信念和道德修养。

（三）规范和教育功能

药品研发伦理的规范和教育功能是指在正确的善恶观的指引下，规范相关从业人员在医药研发活动中的行为，帮助和推动个人品德的养成，引导并促使其自觉崇德向善；根据道德规范的要求有目的地进行道德教育，培养从业者的道德品质和道德觉悟，督促他们履行对社会和他人负有的道德义务，养成道德习惯和高度自律性，不断陶冶道德情操、提升道德境界。

二、药品研发伦理的研究对象

根据药品研发的内容，可将药品研发伦理的研究对象确定为新药研究、新药申报与审批及药品知识产权保护中所涉及的道德问题。

（一）新药研究的道德问题

新药研究包括新药临床前研究和新药临床研究，其道德问题主要涉及医学科研伦理问题、新药开发人员的伦理要求及药物临床试验伦理问题，包括医药科研中的一般伦理要求、动物实验伦理、人体试验伦理、药物临床试验的伦理要求等。

（二）新药申报与审批的道德问题

新药申报与审批的道德问题涉及对新药申报人员和国家医药管理机构审批人员的伦理要求。

（三）药品知识产权保护的道德问题

药品知识产权保护的道德问题是指在医药知识产权保护方面的伦理要求，包括专利、商标、技术秘密和商业秘密等内容。

三、药品研发的基本伦理原则

药品研发的整个过程应遵循医学科学研究的基本道德原则，在进行临床实验前应通过动物实验等实验证明其安全性和有效性，并遵循动物实验伦理准则；进入临床试验阶段应符合《赫尔辛基宣言》提出的相关伦理精神和原则，遵循人体试验伦理规范和伦理要求。此外，还应遵循药品研发的一般伦理要求。

（一）动机纯正

纯正的动机是保证医药研发活动沿着正确方向前进的必要前提。无论从事哪一个阶段的医药研发活动，医药研发人员开展药品研发工作都应秉持良好的动机，必须坚持医学目的原则，坚持为人民服务，为人民群众的健康服务，符合并服从国家、社会和人民群众的根本利益需要，这是我国医药卫生事业的基本道德原则。对于药品研发者而言，合乎道德的基本动机和根本目的应是坚持救死扶伤、防病治病的原则，为发展药学科学、增进人类身心健康服务。

医药研发工作繁杂而艰巨、长期且枯燥，如果没有医学目的的纯正动机和为人民服务的伟大目标，药品研发工作者难以坚持不懈地研制新药。想要激发医药研发工作者百折不挠的拼搏精神，使他们树立勇于献身医药研发事业的信念、激发源源不断的创新力量，必须要求他们遵循动机纯正这一基本道德原则。

药品研发从业者进行研发项目筛选时应坚持医学目的原则，始终秉承为人类身心健康服务的宗旨，选择能够增进人类健康和福利的药物研发项目。在药物临床前试验研究阶段，必须经过全面研究以获得有关药效、作用机制、反应情况和毒副作用及药物依赖性等资料，确保在进入人体试验阶段之前药物的安全性和有效性。在药物临床试验研究阶段，依然要确保药物的安全性和有效性，全面掌握药物在进入人体后可能产生的疗效、反应、最佳用法及用量等信息，准备完善的补救措施并制定预案，确保受试者的正当利益除药物不可避免的毒副作用外不受侵害。

（二）实事求是

实事求是是科学的本质属性和基本特征，是马克思主义的根本观点，是中国共产党人认识世界、改造世界的根本要求，是党的基本思想方法、工作方法、领导方法。任何不尊重客观规律、不从实际出发来研究和解决问题的行为，最终都是要被历史所淘汰和摒弃的。人类历史经验表明，任何可以被称为科学真理的理论无不是建立在客观事实的基础上的，必须坚持一切从实际出发，理论联系实际，在实践中检验真理和发展真理。

药品研发活动也是科学研究行为，同样需要尊重事实，遵循人类生命健康发展的客观规律，探索和追寻抵御疾病、保持健康的途径和方法。被誉为"中国克隆之父"的童第周曾指出："科学尊重事实，服从真理，而不会屈服于任何压力。"只有坚持实事求是原则，才能真正揭示人类生命现象的本质和医药学的客观规律，确保药品安全性和有效性，达到防病治病、维护人民生命健康的目的。

实事求是原则要求医药研发从业者在药物研发筛选阶段，严格依照既有的经验理论、偶然的新发现或现有的临床经验等，确立研发靶标及新药实体的来源方案；在药物临床前和临床试验研究阶段，以客观事实和科学理论为依据，科学合理地安排实验设计，严格遵守操作规程和道德规范，全面保护受试对象的正当权益，如实记录实验数据及其结果，保证实验结果的准确性、可靠性和可重复性，客观真实地撰写实验报告和研究论文，如实向监督管理部门汇报科研成果和进展情况等。参与新药审批的人员，包括新药开发人员和负责药品监督管理的工作人员，也应遵循实事求是原则，如实申报和审批，坚决反对为了维护个人或小团体利益而弄虚作假。

（三）团结协作

集体主义是社会主义道德的基本原则，强调人类社会个体互相依存的本质，只有在集体中个人才能生存发展。任何人类物质和精神文明的成果，实际上都是广大人民群众作为一个群体共同创造的。科学研究在人类社会早期或许是个人活动，但是随着人类社会的不断发展，最终演变成集体活动。即使看似个人行为的研究活动，实际上也是在不断学习和总结前人已有经验基础和理论成果基础上的创见，正如牛顿曾经说过的那样："如果说我看得比别人更远些，那是因为我站在巨人的肩膀上。"任何一位科研人员所取得的成果无不是站在前人的"肩膀上"。英国著名物理学家卢瑟福就指出："科学家不是依赖于个人的思想，而是综合了几千人的智慧。许多人想一个问题，并且每个人做其中的部分工作，添加到正建立起来的伟大的知识大厦之中。"

进入21世纪的第二个十年，我国医药研究领域已经进入迅速发展阶段，跨领域创新与合作遍地开花，全球视野下的跨国性合作日益增多，对于团结协作推进医药研究发展也有了更清晰的认识。现代科研活动已经进入群体合作、共同创造创新的时代，具备高度的群体团结协作精神成为当今科研工作者的基本道德素养。药物研发活动是涉及药学、医学、生物学、化学、法学、伦理学等多元学科的跨学科研究活动，更需要通过团队协作、整合优势资源、合理分配任务、打通上下游技术瓶颈的创新方式，保证科研规划的顺利完成，因此药品研发人员在不断激励自己开拓进取的同时，应加强与其他科研人员及团体的合作，尊重和客观评价他人的研究成果，实事求是地对待双方在研究中做出的贡献，正确处理与合作者的关系。

（四）尊重产权

医药知识产权是指一切与医药行业有关的发明创造和智力劳动成果的财产权，主要包括药品的专利和技术秘密、商标和商业秘密、涉及医药企业的计算机软件、涉及医药企业组织人员行为的有关作品的著作权及合作中的智力研究成果等。

由于药品对于人类健康的特殊重要意义，医药知识产权保护具有特殊性。一方面，要求对发明人或权利所有人所持有的医药专利权、著作权、商标权和商业秘密等给予足够的尊重和保护，以促使形成尊重知识、尊重智力成果、公平竞争的机制，调动和激励他们发挥积极性和创造性，推进医药卫生事业发展；另一方面，为了节约社会资本、增加药品的可及性、促进人类科技和经济社会的发展，又要求发明人或产权所有人在独占市场一定时间获得丰厚市场回报后，应尽快向社会公开发明成果。因此，药品研发人员应尊重和维护专利所有权不受侵犯，但在国家出现紧急状态或特殊情况时，为了维护公共利益，根据《中华人民共和国专利法》和《涉及公共健康问题的专利实施强制许可办法》中规定的相关法律义务，对专利实施强制许可制度，遵守商标许可及转让制度，合理合法注册商标，保护药品商标权，科学规范地使用商标，自觉维护商标所有权人的利益等。

第三节 药品生产伦理

药品生产可分为原料药和药物制剂的生产两大类。所谓原料药，指通过化学合成、生物发酵和药材提取、分离等生产过程得到的药品。药物制剂的生产指将各种来源和不同方法所制得的原料药，进一步制成适合临床并符合一定质量标准的用于医疗或预防的用药形式。

药品研发人员通过前期药物发现到研究开发、最终经过临床实验等艰巨的基础工作，成功研制出药品，但是还不能直接惠及民众，尚需通过药品生产环节使新药实现批量生产才能进入市场，进而成为具有可及性的药品。鉴于此，药品的生产制造成为药事活动中的关键环节，直接关系人民生命健康和用药安全，在医药行业和药品市场发展过程中起着举足轻重的作用，是我国国民经济的重要组成部分。为此，我国颁布《中华人民共和国药品管理法》（2019）、《国务院办公厅关于进一步改革完善药品生产流通使用政策的若干意见》（2017）、《药品生产质量管理规范》（2010）、《药品生产监督管理办法》（2020）等法律法规，对药品生产制造活动进行规范管理和严格监督。为了进一步确保药品生产过程中的安全质量问题，还应配合道德手段，教育和引导药品生产领域从业人员不断提升道德素养、提高道德践行能力，自觉履行对人民群众和人类社会所负有的社会责任和道德义务。

一、药品生产的伦理要求

药品质量是药品生产企业性命攸关的问题。确保药品质量，要求药品生产企业及其从业者严格遵守法律法规，同时也要遵循药品生产的伦理要求。

（一）用户至上

用户至上是企业经营所应遵循的基本原则。对于药品生产企业而言，药品生产活动更应以人民健康为中心、以患者的实际需要作为安排生产的根本依据，"想想患者之所想、急患者之所急、满足患者之所需"，及时、有效、准确地满足人民群众防病治病的需要。前文在讲述药品特殊性时提到药品具有更为严格的时限性，只能是"药等人"，而且药品具有严格的有效期，这就要求药品生产企业必须根据用户意向把握市场需求，确定药品生产的种类、数量、剂量、剂型等重要事项，及时组织药品的生产，提供安全有效、符合预定用途的药品，为人民群众的用药安全提供保障。

（二）质量可控

药品通常直接作用于人体，决定了药品的安全性、有效性及质量可控的至关重要性。药品生产企业所生产的药品必须符合国家法定质量要求，应树立对药品的安全、有效、稳定和质量可控负责的自觉意识，构建药品质量监督机制，确保药品质量标准及相关信息真实、准确、完整、全程可追溯，并致力于提高药品质量和疗效。

（三）安全第一

药品生产往往涉及危险化学品或危险操作方法，可能存在火灾、爆炸、中毒、窒息、机械伤害、化学灼伤等风险，这就对生产企业提出了确保安全文明生产的要求，至少包括两个方面的内涵：其一是药品安全，要在药品生产全过程制定并落实科学合理的管理机制及其运行实施办法，防止药品在生产过程中因交叉污染、混淆、人为差错等发生安全风险，尽力避免或杜绝农药残留、重金属超标等因素引起的药品安全问题；其二是人员安全，即药品生产过程中一定要保护药品生产人员的人身安全与生命健康，确保生产场所、工作环境安全无害，对员工进行安全生产教育和健康教育，提高其安全健康意识，关注员工生理和心理上的需求及变化，维护员工切身利益，促使员工产生归属感，激发他们的责任意识和工作热情。

（四）保护环境

我国推行绿色发展理念，对于环境保护的要求日益严格，对药品生产企业进行污染治理是必不可少的环节。药品生产过程通常需要消耗大量的化工原料、中间体和煤电水等物质，会产生不再具有使用价值的"三废"，即废水、废气和固体废弃物，尤其对于含有剧毒的有害物质，如果不能妥善处理，将会对自然环境和人的生命安全产生巨大威胁。如何减少污染、节约资源，实现经济效益、社会效益和环境效益的统一，是现代医药生产必须面对的重要问题。这就要求药品生产企业树立绿色环保理念，尽可能选择绿色环保的制药原材料，不断改进生产工艺和方法，减少有害物质的排放；对于排放物应采取相应的有效防护和治理措施，降低污染水平，自觉遵守国家制定的环保标准及要求，做好环境保护工作。

二、药品包装的伦理要求

药品包装是为了方便储存、运输、销售和医疗使用，按照一定的技术和方法，使用材料、容器或辅助物品等，对药物实行的适合药品质量要求的保护措施。按照在药品流通领域中的作用，药品包装可分为内包装和外包装两大类，具有保护产品、方便使用、促进销售等功能。药品包装在材料选择、包装工艺和方法等方面，应符合药用要求，具有良好的安全性、阻隔性、经济性和人性化等特征，还要有伦理方面的考量。

（一）以人为本

药品包装直接为人们用药安全服务，其材料选择、功能设计和技术工艺及操作方法必须遵循以人为本的原则，不仅要确保药品包装基本功能的实现，还应照顾人们在生理、心理、审美、情感交流等方面的诉求。包装设计和材质选择应做到安全性能良好、阻隔性能适宜、便于操作和使用，一定程度上还要满足大众的审美和情感需要，如整体设计的协调性与合理性、色彩和图案的搭配与选择等方面，都应体现出人性化特征。

（二）实事求是

作为药品的"第一宣传者"，药品包装所传递的信息必须坚持实事求是原则。药品包装既要科学、准确、详尽，又要简明易懂地注明药品相关信息，在显著位置或使用显著方式提示安全警示语或使用禁忌，不得任意扩大或随意修改药品疗效、适应证、有效期限、用法用量、注意事项、禁忌和不良反应等关键信息，也不能无视药品属性和实际需要而采用劣质材料或偷工减料进行包装，以免造成安全风险或经济损失。

（三）经济环保

在全面考虑药品性质、价值、标识度等必要因素，充分满足安全、便捷、促销、心理、审美等需要的基础上，应选择绿色环保、经济节约、实用性强的包装材料和制作工艺，避免过度包装，减少不必要的资源消耗和废气、污染物的排放。

三、中药材生产的伦理要求

中药是中医学使用的传统药物的总称，是过去几千年来中医学防病治病的主要武器。一般认为，凡以中医传统理论为指导，进行采收、加工、炮制、制剂，用于临床应用的药物，均可称为中药。中药来源于天然药及其加工制品，主要包括植物药、动物药、矿物药及部分化学、生物制品，以植物药为主。中药材生产包括采收、加工、炮制、制剂等过程，直接决定着药物药效及其安全质量，既是促进中医药事业发展的基础，又是现代中药产业发展的前提。国家出台了一系列与中药材生产活动相关的法律法规。为了对中药材生产全过程进行有效的质量监管，我国于 2002 年 6 月 1 日实施《中药材生产质量管理规范（试行）》（简称中药材 GAP），国家食品药品监督管理局于 2003 年 9 月 19 日专门印发《中药材生产质量管理规范认证管理办法（试行）》及《中药材 GAP 认证检查评定标准（试行）》以保证相关工作的进行，2016 年 3 月，《国务院关于取消和调整一批行政审批项目等事项的决定》取消了 GAP 认证。国家药监局于 2018 年 8 月 31 日专门印发《中药饮片质量集中整治工作方案》，在全国范围内开展为期一年的中药饮片质量集中整治，取得了一定成效，然而中药材质量问题依然十分突出，成为中药获得国际认同及阻碍中医药产业发展的重要因素。2022 年 3 月 17 日，历经近 6 年时间对《中药材生产质量管理规范（试行）》的修订后，国家药监局、农业农村部、国家林业和草原局、国家中医药管理局联合发布了《中药材生产质量管理规范》（以下简称新版中药材 GAP）。新版中药材 GAP 是中药材生产企业规范化生产的技术指导原则，是中药生产企业供应商质量审核的技术标准，也是药品监管部门延伸检查的技术依据。其实施方式既没有采取试行版实施的认证管理，也没有采用 2016 年曾考虑过的备案管理，而是通过监督检查中药生产企业"延伸检查"中药材生产企业。其实施将极大地促进中药材生产企业和中药生产企业建设中药材规范化生产基地，推动中药高质量发展，同时也将成为行业主管部门和地方人民政府发展中药材产业、推动乡村振兴的重要抓手。新版中药材 GAP 坚持关键环节风险管控理念，明确提出企业应当"明确影响中药材质量的关键环节""实现关键环节的现场指导、监督和记录"，并首次引入"六统一"概念，同时还首次提出要保证中药材生产全过程关键环节可追溯。所谓"六统一"，是指企业应当统一规划生产基地，统一供应种子种苗或其他繁殖材料，统一肥料、农药或者饲料、兽药等投入品管理措施，统一种植或者养殖技术规程，统一采收与产地加工技术规程，统一包装与贮存技术规程。

中药材生产必须遵循法律法规、接受审核监管，但是由于当前我国中药材生产领域关于中药材质量标准等指导性文件不健全、各环节对质量问题关注不够、中药临方炮制等传统工艺日渐消失、部分企业为追求经济利益不惜故意违法违规等因素，中药材质量问题屡禁不止。法安天下，德润人心。在这种情况下，除了健全和完善法律保障外，必须加强对中药材生产企业及其从业者的道德引导，帮助他们树立正确的道德意识，促使他们以"内心的法律"自觉规范自己的行为，以提高和保证中药材质量。因此，对于中药材生产活动，除了要遵循药品生产的一般伦理要求外，还应考虑中药材生产的特殊属性，遵循其特有的伦理要求。

（一）尊重客观规律

中药材属于药品，一般归属于农业活动，具有强烈的地域性特点，受自然环境、生态环境和管理水平等多种因素影响。现代中药材生产包括野生和人工栽培两种。野生中药材具有道地性的问题，是在中医临床长期应用实践基础上优选出来的、公认的、来源于特定产区的名优正品药材，具有品相佳、疗效好、质量稳定的特点，被称为"道地药材"。现代临床应用的中药材以人工栽培为主，包括道地药材产地的人工培植和异地种植，其中异地种植中药材一般要通过三代以上的种植筛选以考察其疗效和质量。

中药材的特殊属性决定了中药材生产应尊重动植物自然生长、生活的客观规律，选择在适宜的产地进行。从栽培阶段来看，由于生长环境直接影响中药材的质量，生产中应注意环境质量，采用生物防治等综合技术手段替代或减少农药的使用。从采收方面而言，中药材有效成分的含量需要足够时间的积累，应给予中药材足够的生长期限，配合恰当的采收时节、方法，"适时采收"，在确保中药材有效成分含量的同时保证经济利益。对于中药材的加工炮制，要根据药物的属性及其应用的客观需要，采取得当的加工处理办法，坚持"以法炮制""尊古炮制"的原则，以保证药效和用药安全。对于中药材的贮藏，应根据动植物的特性选择贮藏环境和场所，注意保质期、温湿度、采光度等因素，防止因贮藏不当造成中药材发霉变质，疗效降低或丧失，造成经济损失和资源浪费。

（二）坚守道德诚信

中药材质量是中医药产业的生命线，是中药质量的源头和保障。国家对药品生产监管不断加强，对药品质量的监管力度不断加大，医药行业对药品质量高度重视，尽管如此，不合格的中药材在全部不合格药品中所占的比例依旧很大。当前中药材质量面临很多问题，如药品标准不完善，中药材可控性差、可溯性不强，中药材企业自身质量管理意识不强等，加之中药材品质的辨别更具有专业性，一般消费者不具备识别真假优劣的能力，更加依赖于中药材生产者的道德自觉。

坚守道德诚信自古以来是中药行业的"金规则"。名扬天下的百年药企如同仁堂、胡庆余堂、陈李济、云南白药、片仔癀等，无不是诚信经营的典范，即使没有严格的法律监管手段作为强制力保障，仅仅依靠着诚实信用这个法宝就赢得了群众的口碑和企业的金字招牌，至今仍在医药市场上占据优势地位，因此中药材生产企业及从业人员应高度重视道德诚信，从源头抓起，在生产过程中严格控制原药材的培育和选购，严格按照炮制规范要求加工生产，严控药材或饮片的贮藏条件，维护"道地药材"的美名，真正把诚信作为中药企业的基本原则。

第四节　药品销售伦理

药品销售是药品营销中的一个重要环节，是药品生产厂家或企业对所生产的药品进行宣传推广，以吸引或寻找客户的活动。《中华人民共和国药品管理法》第五章第五十一条规定，药品销售主要包括药品批发和药品零售两种基本活动，从事这两类活动必须经相关药品监督管理部门批准并取得药品经营许可证，且到期重新审查发证；无药品经营许可证的，不得经营药品。

我国药品销售的历史发展大体上可分为三个阶段。第一个阶段是在改革开放之前，由国家相关部门采用计划经济的模式，以行政调拨的手段对药品的流通进行统一调配和管理，实行省、地、县三级药品采购供应管理制度。这一时期的药品销售，由于采取统产统销的方式，不存在众多药企互相竞争的问题，还不具备现代药品市场营销的内涵。第二个阶段是真正意义上的药品市场营销的开端。改革开放以后，随着医药跨国公司进入中国，医药事业蓬勃发展，医药企业逐渐增多，为了在药品市场中赢得一席之地，我国开始出现并逐渐兴起了具有专业临床理论指导、专门队伍建设、尤其具有先进市场营销理念的药品经营和销售活动。然而，这股风潮来得太快太猛，以至于我国相应的市场监管制度和体制没有建立起来，使得当时的药品销售市场一度出现混乱局面。第三个阶段，国家于1998年专门成立药品监督管理局，对药品的研发、生产、销售等各个环节进行规范化管理，推行并不断深化医药卫生体制改革，建立健全药品供应相关制度，尤其对药品市场实施了系统性规范管理和整治活动，药品销售活动日益成为现代市场营销中的一部分。目前我国药品销售市场已经进入良性发展阶段。

如果说药品的研发、生产等环节是"万事俱备"，那么药品销售就是保证药品安全的"东风"。药品安全与人民生命健康利益密切相关，因而在销售活动中，销售主体不仅要严格遵守相关法律法规，而且应具有强烈的人文关怀。药品销售活动中的主体，包括制药企业、药品经营企业、医药行业协会及具体从事药品销售的从业者，应坚持社会主义核心价值观，培育企业伦理精神，遵循药品行业道德原则，遵守药品销售伦理。

一、遵守药品销售伦理的意义

中国的医药产业正处于快速发展时期，尤其在大力实施健康中国战略以后，医药市场更加国际化，产业集中度进一步提升，创新、质量与合规正在成为医药产业发展的主旋律。与此同时，医药市场不断扩容，环境日渐复杂，涉及医药类的经济犯罪案件时有发生，收受"红包""回扣"和过度医疗等行为屡禁不止，医药市场正常运行秩序受到严重破坏，已经引起国家职能部门的高度重视。

药品销售是保证药品安全的重要环节。随着我国医药行业的快速发展和实施"走出去"

战略步伐的加快，深入推进医药企业伦理准则的实施，加强药品安全监管工作，打击商业贿赂，促使医药经营相关利益主体遵循共同的商业道德准则，对于塑造中国健康的医药产业环境、规范医药市场秩序、提升中国企业的国际形象具有积极意义。

（一）促进医药企业自身持续良性发展

医药企业与医疗体系及经济社会之间关系密切，是医药市场的活动主体，应当承担相应的社会责任和道德义务。具有良好营销伦理的医药企业应对自己提出更高的社会责任要求，向社会成员提供更优质的产品和服务，塑造企业良好的自身形象，增强企业和品牌的可信度，提升市场竞争力，为社会和企业带来双赢的局面，为企业发展形成良好的外部环境。秉持共赢理念的企业会全面尊重和保障各方的需求和利益，形成良好的矛盾协调机制，能够降低运营成本，同时具有更强的凝聚力，从而形成巨大的内部力量，促使企业健康可持续发展。

（二）维护药品市场规范、有序、健康发展

企业与市场是不可分割的关系。药品销售企业顺应药品市场的需要而存在，是市场中的重要主体，是连接药品生产厂家和消费者（医疗机构）的关键媒介。医药销售企业能否做好药事服务的最后关键工作，把药品安全准确地"送达"消费者的手中，是药品市场运行机制能否有效发挥的基本条件之一。企业行为构成市场行为，对医药企业而言，如果能从伦理的高度去理解自身在社会中的定位，从社会整体利益和人类长远利益着眼，自觉规范企业的行为，药品市场秩序就能得到更好的维护，药品市场也能更加规范、有序、健康地运行。

（三）推动经济社会和谐发展和人类文明进步

市场经济本质上是伦理经济，企业不仅要依法经营，而且要遵循道德准则。医药企业应建立与社会主义市场经济体制相适应的道德规范意识，主动按照社会主义市场经济伦理要求行事。医药销售企业加强伦理建设，在面对市场激烈竞争、实现盈利的同时，应主动承担起对消费者和社会的责任，坚决保障人民用药安全和生命健康，这既是推动社会主义经济社会和谐发展的必然条件，也是促进社会主义精神文明建设和人类社会文明进步的重要力量。

二、药品销售的伦理原则

药品能否安全、顺利地到达患者手中并得到正确合理的使用，药品销售是非常重要的环节。随着医药伦理规范在医药领域的推动，医药经营活动中的主体必须遵守共同的商业道德准则，确保药品质量，承担社会责任，维护公平公正的药品市场环境。

（一）企业营销伦理的基本原则

营销伦理是营销主体在进行营销活动时处理各种利益关系所应遵循的伦理标准和道德规范的总和。营销伦理研究肇始于20世纪70年代，随着对企业社会责任的认识和研究逐渐深入，企业营销行为日益受到关注，尤其是第二次世界大战以后，欧洲经济迅速发展，违背伦理精神的营销行为频现，对社会、市场和企业本身造成了巨大的伤害。以美国堪萨斯大学为代表的高校、科研院所最先发起并组织对企业营销伦理的研究，一些大型公司也主动建立伦

理委员会，制定道德标准，希望能够解决这一道德难题。

市场经济以诚信作为基础，本身对企业行为就提出了伦理要求。然而，企业为了追求利润最大化、在激烈的市场竞争中占据有利地位，往往会偏离市场经济的道德标准。为了规范企业营销行为，我国对企业营销伦理也开展了相应的研究，目前主要包括诚实守信、公平正义、互利互惠、顾客至上、社会责任五大基本原则。医药销售企业作为营销主体，也应遵循上述基本原则。

1. 诚实守信

诚实守信是市场经济的本质要求，也是企业在从事营销活动时应遵循的最基本的道德准则，更是中华传统美德的重要内容。

在中国传统文化中，诚是自然的客观属性，即所谓的天道；信是人对天道有所体认之后而仿效行之，应作为人道。故而儒家文化将诚信看作人之道的核心思想，乃立身处世之本，给其赋予了"全德之名"。在商业行为兴起后，诚信又成为商家的"金字招牌"，出现了以"徽商"为代表的"儒商"群体。

市场经济是信用经济，诚信是市场经济正常运行必不可少的条件。诚信是社会主义道德建设的重点内容，强调诚实劳动、信守承诺、诚恳待人。诚信也是社会主义市场经济的基本要求，企业应合法规范经营，以质量求生存、以创新求发展，维护消费者的合法权益，坚决抵制欺诈、违约、失信等违法背德的行为。

2. 公平正义

公平是为了保障全体社会成员不受侵犯的社会契约，也是维护社会稳定和谐的普遍道德准则。我国对社会公平问题的认识有一个逐渐深入的过程，从最初的"坚持效率优先、兼顾公平"转向了"更加注重维护社会公平正义"，并把公平正义确定为社会主义制度的本质要求。建立公平的市场竞争秩序，是市场经济健康发展的前提条件，也是社会实现公平正义的重要手段。对于企业而言，公平正义原则应该包括：权利义务对等，即法人主体之间地位平等，享有同样对等的权利和义务，实现自愿、自主经营；机会均等，即企业在市场竞争中实现程序正义，享有同样的参与机会、选择机会和成功机会；分配正义，指按照以按劳分配为主体、多种分配方式并存的社会主义分配制度，更加注重维护社会公平正义，在商品交易中奉行等价交换和事实公平的原则。

3. 互利互惠

互利互惠是维护社会稳定和谐的重要原则，是调节人际关系及其行为的基本道德准则，是现代营销学的重要原则也是商品交易行为追求的最佳结果。

互利互惠是商品交易行为能够实现的基础。在商品交易中，买卖双方的目的都是得到自己所预期的利益，只有在双方都相信能够达成这样的目的时，交易行为才能自觉地实现并顺利完成。

互利互惠原则反对经营主体通过一切不正当手段、非互利方式来追求自身利益，要求企业在营销活动中客观分析和正确评价参与各方的利益，承认在经营活动中参与各方的付出都有获得相应回报的权利，应在关注并获取自己付出所应获得的回报的同时，对等地给予或帮助其他参与主体获得相应的回报。互利互惠原则肯定参与经营活动的各主体的自利追求，但又对其加以限制，要求他们接受社会理性的引导，努力寻找自利与利他之间的平衡点，在自利的同时实现利他，实现利己和利他的辩证统一。

4. 顾客至上

顾客至上即树立以消费者为中心、把消费者的需要和为顾客服务摆在第一位的观念和思想。消费者是市场经济活动的重要参与者，也是商品生产和营销行为的目标群体。与消费者建立融洽关系是营销的目标，也是解决市场供求矛盾的关窍所在。因此，市场经营主体必须树立顾客至上的观念，围绕顾客的需求和满意度展开工作，想顾客之所想、急顾客之所急、满足顾客之所需，只有这样才能在激烈的市场竞争中始终占有一席之地，在服务顾客的同时实现盈利。

5. 社会责任

企业不仅要遵循市场经济的客观规律追求利益最大化，对股东和员工承担法律责任，而且肩负着重要的社会责任。在我国，企业社会责任问题是进入 21 世纪以后才开始受到广泛关注的。对于企业来说，虽然盈利仍然是企业存活的基本条件，但是实现企业经济责任、社会责任和环境责任的动态平衡，已经成为现代企业的根本要求。企业落实社会责任，不仅能够树立良好的企业声誉和品牌形象，还能增强利益相关者和投资者对企业的信心，提升企业自身的魅力和竞争力。社会责任原则要求企业自觉将企业利益与社会利益统一起来，遵守法律法规，遵守社会公德、商业道德和职业道德，尊重和维护员工合法权益，主动承担节约资源和保护环境的责任，接受政府和公众的监督。

（二）药品销售伦理的基本原则

医药企业是市场经济的产物，逐利是医药企业能够存活的必要条件，但是如果医药企业将自己等同于一般的市场主体，就是对其自身的狭隘理解和错误定位。作为药品这一特殊商品的经营者，医药企业应当更加积极自觉地承担更广泛的社会责任。

2013 年 10 月 29 日，中国化学制药工业协会、中国医药保健进出口商会、中国外商投资企业协会药品研制和开发行业委员会（RDPAC）等九大协会根据亚太经合组织（APEC）在 2011 年 9 月在墨西哥城发布的生物制药领域的商业道德准则，即《墨西哥城原则》，联名推出《医药企业伦理准则》。2014 年 5 月 27 日和 2015 年 6 月 29 日，这九家协会先后组织召开"医药企业伦理准则中国论坛"，希望能够进一步推进实施《医药企业伦理准则》，加强行业信用体系建设，努力营造公平有序的竞争环境，强化医药卫生行业及监管机构之间的协同，进一步规范"医"和"药"交流。

《医药企业伦理准则》以《墨西哥城原则》为蓝本，号召所有生物医药行业利益相关者拥护共同的道德标准，对医药购销行为中的促销、学术会议、娱乐休闲、礼品、培训、样品、临床试验等 16 个领域进行了细致的规范，确定了以医疗保健和患者为中心、诚信、独立、合法、透明和责任的六大伦理原则。

1. 以医疗保健和患者为中心

医药企业应以医疗保健和患者利益为中心，为医疗机构和患者提供安全的药品和高品质的服务，确保患者在医疗活动中的利益最大化。

2. 诚信

医药企业应恪守职业道德操守，坚持诚信经营，提供真实、准确的信息，基于诚信的价值观自觉规范自己的行为。

3. 独立

医药企业应具有独立的伦理精神，秉持自愿平等的原则，自主决策。

4. 合法

医药企业应自觉遵守和执行国家法律法规，严格执行《药品管理法》和《药品生产经营质量管理规范》等医药相关的法律规定。

5. 透明

医药企业的相关信息和资源要如实向社会公开，自觉接受消费者、政府监管部门和新闻媒体的监督及企业之间、行业之间的相互监督。对于临床试验，明确要求所有由企业出资或提供帮助的临床试验（第Ⅰ～Ⅳ期）应确保其有利于患者或新药研发，必须确保其研究成果发布的透明性和可靠性。

6. 责任

医药企业应坚持企业利益与社会利益统一的原则，自觉承担社会责任和环保责任，维护消费者的合法权益，维护社会公共利益。

作为《墨西哥城原则》的签订方，中国从 2013 年 3 月开始开展对药品销售行业共同商业道德标准的推广工作。葛兰素史克中国行贿事件的发生，促使以中国外商投资企业协会药品研制和开发行业委员会（RDPAC）为先导的医药行业协会，试图通过推行新的行业规范改变医药行业和药品市场所面临的不利局面。随后，相关医药行业协会积极响应，通过推广和倡导《医药企业伦理准则》加强行业自律。

2018 年 7 月 6 日，中国化学制药工业协会、中国医药保健品进出口商会、中国医药创新促进会、中国外商投资企业协会药品研制和开发行业委员会等 25 家行业协会与医疗专业协会共同签署了《中国制药及医疗器械领域伦理合作共识框架》，表明了自觉自愿恪守伦理准则的信心和决心。2020 年 10 月 26 日，由中国化工制药工业协会、中国中药协会、中国生化制药工业协会、中国疫苗行业协会、中国医疗器械行业协会、中国外商投资企业协会药品研制和开发行业委员会等 6 家全国性行业协会联合开展、河北省医药行业协会主办的"医药行业信用建设及合规管理研讨会"，介绍了行业信用信息共享平台——信用医药卫生网的建设进展和面向全行业的信用服务，并推出首个由协会联合制定的《医药行业合规管理规范》，呼吁全国医药企业积极投身行业信用体系建设、参与合规规范的研讨活动，群策群力，共筑医药行业信用长城。可以说，当前我国医药企业已经形成了在全国范围内推行医药企业伦理准则的共识，对于规范企业经营行为、加强行业自律、净化药品市场、重新赢得消费者对药品经营企业的信心具有积极作用。

三、药品经营的伦理要求

药品的特殊性决定了药品销售企业不仅要遵循一般商业道德准则，还要遵循药品特殊的购销伦理。

现代医患关系逐渐呈现时代特征：第一，经济关系占主导，在市场竞争压力的影响下，药品经营者容易不计后果地追求利润最大化，从而伤害他人或社会利益。第二，民主化趋势显著，随着全民素质的提高和互联网的普及，"知识型"患者不断增加，医患之间民主化趋势日益增强，这是社会发展进步的表现，但是也导致了医患之间的信任关系常常受到冲击和挑战，患者一方面希望得到更多的用药指导，另一方面又常常质疑医药从业人员的权威性，这对药师和药品销售人员提出了更高的要求。第三，医患关系调节手段日益规范化、法律化，"知识型"患者的增多还表现在患者群体法律意识日益增强，使医患之间契约关系突显，越来越多的患者在医方出现纠纷时通过行政或法律的手段解决问题。这就对药品经营从业人员在专业水平、法律意识等方面提出了更高的伦理要求。

对于需要直接面对患者的药师和药店零售人员而言，不断提升自己的职业素养和道德境界是社会主义市场经济条件下的必然要求，也是确保药品安全、维护患者利益的客观需要。由于药品具有显著的专业性和专属性，患者在选购药品时，与药师或药品经销人员之间形成了信息不对称性，消费者选购药品看起来具有自由选择权，实质上这种选择的自由往往是非常狭窄或难以落实的。选择治疗疾病的药品需要以专业知识为指导，部分患者即使阅读了药品说明书，也常常难以准确判定适应证，在实际使用中存在安全隐患或禁忌，而且在临床诊疗中还存在超出药品说明书其规定的用量和适应证的情况，因此患者仅仅根据症状自行选择药品并非易事，需要医护人员或专业药师进行用药指导。可以说，在药品选购问题上，患者常常依赖于医生开具处方或专业药师及药品销售人员的指导。这种情况有时也会出现在医药代表和医药机构的执业药师之间，因为医药代表应该是最了解自己所推销药品的人，因此作为药品经营者应该遵循更严格的道德标准和更高的伦理要求。

进入 21 世纪以后，我国对药品安全问题的重视程度日益提高。2012 年 9 月 4 日，国家发展改革委、人民银行、工业和信息化部、商务部、卫生部、工商总局、食品药品监督管理局七部门联合印发了《关于进一步加强药品安全信用体系建设工作的指导意见》，提出要积极发挥行业协会的推动和自律作用，抓紧出台《药品流通企业诚信经营准则》的行业标准，鼓励行业协会推进诚信体系建设。2012 年 12 月 1 日起，《药品批发企业物流服务能力评估指标》《零售药店经营服务规范》《药品流通企业诚信经营准则》《药品流通行业职业经理人标准》《药品流通企业通用岗位设置规范》开始实施，这五个文件是我国首批出台的药品流通行业标准，可以作为药品经营行业工作人员伦理要求的依据。总体而言，药品经营的伦理要求包括以下几点内容：

（一）依法诚信经营

药学技术人员或经营者要遵守药品经营活动相关法律法规，严格依法照章纳税，杜绝做假账行为；在接待客户或消费者的过程中要以诚相待，严格践行服务承诺，与客户或消费者建立信任关系，尤其在销售宣传时应符合相关法律法规，正确介绍药品的治疗作用及预期效果，做到广告信息合法、真实、准确，禁止夸大宣传、强行推荐、诱导消费等不良促销行为。

《药品流通企业诚信经营准则》对药品流通企业明确提出了四个方面的基本要求：药品流通企业应遵循国家有关法律法规，做到合法合规经营；树立社会主义核心价值观，坚持以人为本，恪守职业道德；建立诚信机制，建设信用文化，推进全行业的信用评价体系建设；积极参加由政府部门组织的诚信经营创建活动。同时，《药品流通企业诚信经营准则》还将"诚实守信"确定为五个方面的具体内容：第一，建立完善的药品质量管理体系，确保经营药品的质量，杜绝经营假冒伪劣商品。按照有关规定，配合政府监管部门和供应商对质量有问题的药品实行召回。第二，严格执行药品价格政策，明码标价，货真价实，质价相符，计量准确，杜绝各种形式的价格欺诈行为。第三，严格按照合同规定行使权利、履行义务，严守商业信用，树立诚实守信的良好形象。第四，维护市场公平竞争秩序和竞争规则，反对采用不正当手段进行恶性竞争。在营销活动中不应诋毁其他企业声誉，不应使用账外暗中回扣、恶性压价或合同外让利等非法促销手段，杜绝医药商业贿赂行为。第五，尊重他人知识产权，培育和维护自主知识产权，杜绝侵权事件的发生。

（二）患者利益至上

药品经营者应坚持"信誉第一、顾客至上"的服务宗旨，树立"以客为尊、服务至诚"的服务理念，制定覆盖售前、售中和售后全过程的服务准则和服务流程，遵循方便患者购药的原则，为患者提供安全有效、经济合理的药品及合法、规范、优质的专业药学服务，自觉维护客户与消费者的合法权益，保障患者的生命安全和健康利益。对于药品零售企业，在营业期间应配备有咨询能力的药学技术人员值班，保证消费者咨询活动能够以合理合法的形式进行。

（三）严控药品质量

药品经营者应制定完整的购销管理、质量管理、物流管理等相关制度、规范和操作流程，确保经营药品的质量，坚决杜绝假药，注意不卖过期药。应严格遵照《中华人民共和国消费者权益保护法》等法律法规和《药品经营质量管理规范》规定解决退换货、服务质量问题。因商品质量问题导致消费者退回的药品，应做好销后退回记录，并进行质量查询和处理。

（四）精进服务技能

药品经营者应耐心倾听消费者提出的问题，充分了解消费者的需求，详细询问和解答消费者的用药疑虑，细致分析，收集客户信息，防止用药意外发生。应自觉学习药学相关的新知识、新技能，熟练应用药学服务的基础专业知识，为消费者提供药品咨询，正确介绍所经营药品的功效，认真负责、热情周到地指导消费者合理使用药品。如果药品营销企业位于外国人居住或活动集中区域，应具备外语服务能力。

四、药品促销的伦理原则

药品具有与其他一般商品共同的基本属性，在经营活动中，药品经营企业及其工作人员需要采用相应的促销手段推销生产或代理的产品，以实现其经济利益和市场价值。然而，在药品促销活动中，药品的特殊属性决定了其在促销时要遵守《药品管理法》（2019 年 12 月 1

日）、《药品广告审查发布标准》（2007 年 5 月 1 日）、《药品、医疗器械、保健食品、特殊医学用途配方食品广告审查管理暂行办法》（2020 年 3 月 1 日）等相关法律规范，同时也应遵循相应的伦理要求和伦理准则。

1988 年，世界卫生组织（WHO）首次以 6 种语言出版了适用于处方和非处方药物、传统药物及其他医药产品促销行为的《药物促销的伦理准则》，被 1994 年 5 月举行的第 47 届世界卫生大会采纳，要求所有世卫组织成员国及其他相关团体广泛传播并给予特别关注。在该准则中，促销（promotion）被定义为制造商和销售商提供的信息性及引导性的活动，其作用为引导处方、供应、采购及药物使用。

药品促销应符合以下基本原则：①药品得到合法批准，销售公司得到合法批准；②促销活动方式符合国家的政策、法律或一般道德规范；③与药品相关的所有促销口号必须真实合法、准确可信，促销宣传资料应有科学依据，并经得起检验，读起来通顺，不得有误导性的表述；④必须为医生、药师（具有处方权的人）或其他索求者提供科学资料，不能以经济或物质利益作为促销形式，医生也不能索取、收受物质利益；⑤药品的科学宣传及教育活动不应作为促销提供；⑥不得宣传保健食品具有疾病防治功能；⑦新药上市后的监测（如Ⅳ期临床）不能作为促销的伪装形式。

对于药品广告促销，针对不同群体有不同的伦理要求：①对于医师和卫生工作者的广告，用词和说明应与相关的药物或其他相似来源的资料数据一致，内容必须通俗易懂；②对于公众的广告，应能使人们对法律上允许的非处方药做出合理使用的决策，使用非专业性用语时，资料应与经证实的科学数据或其他法定承认的科学基础一致，不能使用给人们带来恐惧或不适的语言，向消费者准确、诚实地提供价格信息，使消费者能合理使用法律允许的非处方药，同时不应利用人们关心自己健康的迫切心理而获取过分的经济利益。处方药、麻醉及精神药物不能向公众做广告。不能直接针对未成年人做广告。

对于以促销为目的提供免费样品的问题，《药物促销的伦理准则》提出，对于法定处方药物的免费样品，应根据医师的申请有节制地提供；对于向大众提供的非处方药物，免费样品应根据各个国家实践需要及法律规定确定。

➕ 本章小结

本章主要介绍了药事伦理的研究对象及其本质、基本特征与一般原则，重点介绍了药品研发、生产、销售伦理。在今后的药事活动中，医学生应遵守并正确运用药事伦理。

➕ 复习思考题

1. 药品与一般商品相比，具有哪些特殊属性？
2. 药事伦理包括哪些基本原则？
3. 新药研发活动中应遵循哪些基本伦理要求？
4. 从事药品生产活动应遵守哪些伦理要求？
5. 开展药品销售活动应遵循哪些伦理原则？

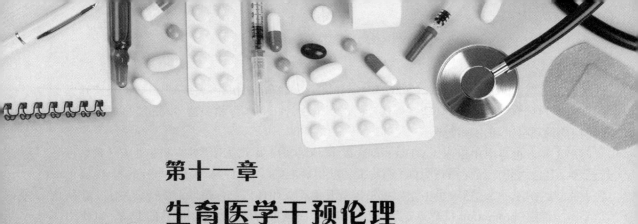

第十一章
生育医学干预伦理

学习目标

掌握优生学、生育控制、人类辅助生殖技术的伦理原则，熟悉生育控制技术的伦理争议，了解生育医学干预的伦理问题。通过本章的学习，提高学生对优生、生育控制、人类辅助生殖技术伦理的认识。

思维导图

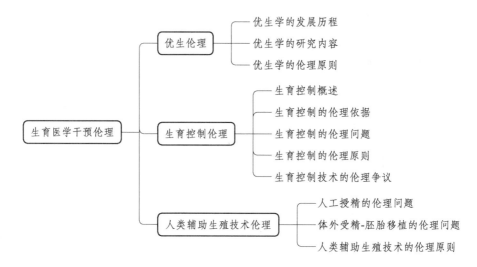

案例导入

达尔文的烦恼

达尔文是 19 世纪伟大的生物学家，也是进化论的奠基人。在他还没有掌握大自然的奥秘之前，自己却先受到了自然规律的无情惩罚。

1839 年 1 月，30 岁的达尔文与他的表姐爱玛结婚，爱玛是他舅舅的女儿，他们俩青梅竹马，感情深厚，最终结为伉俪。他们先后生下 10 个子女，但谁也没有料到，10 人中 3 人夭折、3 人不育，其余的都被病魔缠身，智力低下。达尔文百思不得其解，因为他与爱玛都是

144

健康人，生理上没有什么缺陷，精神也非常正常，为什么生下的孩子却都是如此呢？

达尔文晚年研究植物进化过程中发现，异花授粉的个体结出的果实又大又多，而自花授粉的个体非常容易被大自然淘汰。这时他才恍然大悟：大自然讨厌近亲婚姻。他从这一发现中受到了启示：他和爱玛所生子女体弱多病，正是近亲婚配造成的恶果。

思考：此案例涉及哪些问题？（提示：本案例涉及优生学的概念、意义以及由此带来的生育医学干预的很多伦理问题。）

生殖繁衍是一个自然过程，是每个人的权利，同时也具有社会性，是一种社会行为过程。随着医学的发展，医学可以对人类生殖的各个阶段进行干预。同时，人口和生殖问题也是人类社会发展的重要议题。人的生育和社会人口问题与医学关系密切，医学干预和辅助生殖技术的发展改变了人类的自然生育规律，影响了社会人口变化，从而成为一个医学伦理问题。

第一节 优生伦理

一、优生学的发展历程

优生亦即生优，是指生育身心健康的婴儿，优生的理念诞生很早，优生学则比较晚，是近代产生的。优生是指用医学手段改良人的遗传素质、提高人的体力和智力水平的生育控制。优生的思想和措施自古以来就存在。古希腊哲学家柏拉图在他的《理想国》一书中曾指出择偶和生育年龄对后代健康的影响，他的学生亚里士多德在《政治学》一书中更增加了妊娠期卫生一项，古斯巴达人甚至实行过严格的选择后代的措施。我国古籍《左传》中也有"男女同姓，其生不蕃"的记载，认为血缘过近的男女通婚会造成后代不易存活和不健康。这些都反映了有关优生的早期思想和措施。

优生学的发展经历了三个阶段：

（一）前科学阶段（远古时代—19 世纪以前）

在这一历史时期，优生学虽尚未作为学科被提出，但人类社会已有优生实践，并不断地涌现出优生思想。原始社会时期就已出现有严重残疾的婴儿被遗弃和处死的现象，这就是一种不自觉的优生措施。在 19 世纪以前，古人基于经验提出了一些优生主张，但由于当时的优生措施并不是建立在科学的基础上的，有些主张并不可取，有些对策带有阶级压迫的烙印，因此优生学尚未成为一门科学。

（二）建立阶段（19 世纪 80 年代—20 世纪 40 年代）

1859 年，英国伟大的生物学家达尔文发表了不朽的著作《物种起源》，提出了以"自然选择"为基础的生物进化理论。在《物种起源》的启发下，达尔文的表弟——英国生物学家高尔顿于 1883 年在《对人类才能及其发展的调查研究》一文中首创优生学（eugenics）一词，这是优生学作为一个独立学科出现的标志。高尔顿把优生学定义为研究如何改良人的遗传素质，产生优秀后代的学科，并把达尔文的进化论直接应用于人类，探讨人类智能和遗传的关系。然而高尔顿过分强调智能的遗传性，宣扬民族优劣，被种族主义和法西斯主义所利用，成为推进惨无人道的种族灭绝政策的理论依据，使优生学和优生政策蒙受了巨大的误解，带来了严重的灾难。鉴于历史上出现过利用优生学歧视弱势人群、侵犯婚育权利、灭绝种族的恶行，在第二次世界大战之后，许多国家对待优生学持批判的态度，优生学被视为反动的伪科学。20 世纪 40 年代，优生学研究一度处于窒息状态，国际学术界非常忌讳"优生学"这个字眼。

（三）科学发展阶段（20 世纪 50 年代至今）

由于生命科学的发展，加之社会的进步与经济的发展，人们认识到发展优生学对改善人类素质、促进社会进步是十分必要的，从而引起各国政治家、科学家的广泛重视，优生学得到了健康、科学的发展。现代优生学包括遗传咨询、产前诊断和选择性流产，目标是减少劣生。近年来，药物致畸、辐射致畸、病毒感染致畸、产伤致呆等新知识也被补充到优生实践中来，拓展了优生学的科学基础。优生学成为运用遗传学原理，借助社会措施、医学手段来改善人类遗传素质的一门多学科相互渗透的综合学科。

二、优生学的研究内容

优生学是运用遗传学的原理来改善人群遗传素质的科学，包括预防性优生学和演进性优生学，前者是防止劣质人口出生，后者是促进优质人口出生。无论是前者还是后者，都是对人的生命质量进行主动控制的具体措施，其伦理价值是肯定的。

预防性优生学又称负优生学和消极优生学，主要研究如何防止患遗传病、先天缺陷等不良个体的出生，从而降低人类群体中不良基因产生的频率。其主要措施有婚前检查、避免近亲结婚、选择最佳生育年龄和最佳受孕时机、优生咨询、孕期保健、产前诊断、选择性人工流产及优生立法等。预防性优生学面临的主要伦理问题包括生育权利、出生权利及生命的本体论等。

演进性优生学又称正优生学和积极优生学，着重研究如何促进体力和智力优秀的个体繁衍，从而提高人类群体中产生良好基因的频率。演进性优生学采用的方法有人工授精、体外受精、胚胎移植、基因工程等。演进性优生学所面对的主要伦理问题是胚胎地位、人类特征、人伦关系及如何运用这些技术等。

三、优生学的伦理原则

目前，世界各国优生学遗传服务遵循 WHO 所提倡的生命伦理四大基本原则，即行善、不伤害、自主和公正原则。

（一）行善原则

行善原则也称有利原则，即尽可能使患者、参与研究者和其他受到影响的个人直接或间接受益。优生学要为人类造福，增进人类的健康，有利于个人和家庭；要向有遗传病、先天缺陷胎儿的父母提供准确无误的诊断信息，帮助他们了解遗传病、先天缺陷胎儿的发病原因，使他们理智地面对现实，减轻其生理和精神上的痛苦和压力；要提供病情、发展趋势和预后的信息；要提供可能的治疗信息或对患儿的教养方法；要提供遗传风险和可采取的最佳预防措施。

（二）不伤害原则

充分尊重人权，个人的生存权益和福祉高于单纯的科学利益或社会利益。遵守保密原则，保护受检者和咨询者的隐私权。在优生学的遗传服务中尽量避免对受检者和咨询者造成不必要的损伤，并将损伤降到最低的程度。

（三）自主原则

自主原则就是尊重人们独立地、自愿地作出的决定。避免政府、社会或医生采取强制措施。妇女是生育上的重要决定者，未来的父母应自主决定是否进行产前诊断或终止有缺陷的胎儿孕育降生。在家庭和国家法律、文化及社会结构框架内，妇女或夫妇对有先天缺陷胎儿的选择决定权和处理权应得到尊重和保护，而不应由医务人员决定。

（四）公正原则

一是公平公正地分配优生遗传服务的公共资源给最需要的人，首先要分配给最需要医疗服务的人群，而不用考虑他们的支付能力或任何其他因素，无医学指征仅为宽慰母亲焦虑所采取的产前诊断，应次于有医学指征的产前诊断。二是提供准确无误的诊断信息，应全部告知孕妇及其家庭检验结果，包括模棱两可的试验结果、新的和有争议的解释。对于风险，医务人员应客观地使用百分率或比例描述，应预先告知孕妇及其家庭产前诊断并不能完全保证有一个健康的婴儿出生。

第二节　生育控制伦理

一、生育控制概述

生育控制是指用生物、医学、社会和法律的手段干预人类生殖的过程，是对人的生育权利的限制，包括对正常人生育权利的限制和对异常特定人的生育权的限制。前者往往是国家为控制人口数量而制定的一种普遍的政策（如计划生育政策），后者往往是从优生角度，即从提高人口质量、提高未来人口素质考虑，对一些严重影响后代生命质量的特定育龄夫妇，如严重精神分裂症患者、智力低下者、严重遗传病患者及其他患有医学上认为不宜生育的疾病者，实行生育的社会控制和医学控制。

生育控制采取的主要方法有避孕、人工流产、绝育等，这些措施在实际运用中涉及许多伦理道德问题，需要慎重对待。

二、生育控制的伦理依据

人类对自身生育的控制是人类生育史上的一大进步，其伦理依据有以下三个方面：

（一）生育控制符合控制人口数量的价值目标

世界人口基数大，增长速度快。据联合国人口基金会报告，2011 年 10 月 31 日，世界人口达到 70 亿，2022 年 11 月 15 日，世界人口达到 80 亿。联合国预测，到 2030 年全球人口将增长至 85 亿左右，2037 年达到 90 亿，2050 年达到 97 亿，到 2080 年后将达到约 104 亿的峰值，并保持这个水平到 2100 年。联合国从 1998 年起，将每年的 7 月 1 日定为"世界人口日"。目前，世界人口的急剧增加给人类社会的可持续发展带来了巨大挑战，如生态环境的恶化、自然资源的破坏、耕地的减少、粮食供应的相对不足等。控制人口数量已成为世界各国非常关注的重大问题之一。

（二）生育控制有利于提高人口质量

现实生活中，先天性、遗传性疾病威胁着不少家庭和人群。迄今为止，人类已发现先天性、遗传性疾病 4 000 多种，发病率 2%~4%。已经被人们认识到的遗传病有三类：一类是单基因遗传病，有 3 000 多种，人口中约 10%的人受累；另一类叫多基因遗传病，只有几十种，但发病率高，人口中约有 20%的人受累；第三类是染色体病，有 300 多种，人口中有 20%的人受累，有三分之一的人有遗传缺陷。中国每年约有 20 万~30 万例的先天畸形儿出生，加上出生后数月或数年才显现出来的缺陷，先天残疾儿童数量高达 80 万~120 万，占每年总出生人口的 4%~6%。这些婴儿长大后不仅不能创造财富，而且将给家庭及整个社会带来沉重的负担，因此提高人口质量已成为当务之急。生育控制符合提高人口质量的利益，符合人类生存质量提高的利益。

（三）生育控制有利于实现家庭幸福，减轻社会负担

一对夫妇生育一个健康、聪明的孩子，对于其实现家庭幸福是至关重要的。通过生育控制避免和减少有缺陷和遗传病患儿的出生，减轻了抚养这些患儿给其家庭乃至整个社会带来的沉重负担，有利于实现家庭幸福，有助于节约有限的社会资源。

三、生育控制的伦理问题

当代社会，人口生育调控的主要目标是控制人口盲目的过度增长。无论是政策调控还是道德调控，或是其他调控手段，最终必然要落实到每一个生育者身上，落实到为避免出生不适度生命数量具体控制的各个环节上，于是便产生了一些不可避免的生育伦理问题。目前争议的焦点主要集中在生育控制与生育权、生命权的关系问题上。

（一）生育控制是否破坏了人的生育权

生育权是指符合法定生育条件的自然人拥有的决定是否生育、生育多少即如何生育的自由或资格，它包括生育的自由和不生育的自由。在相当漫长的历史岁月中，人类对人口生育一直保持顺其自然、鼓励多生的态度，社会普遍采用的是"能生多少就生多少"的模式，在这种社会背景下的人口生产领域就无所谓人的生育权利问题。人口生育由个人自发调节过渡到社会调节，由无节制过渡到有控制的阶段时，生育权便应运而生，成为生育控制遭遇的第

一个道德难题。在生育控制和人的权利关系问题上，目前主要有四种观点：

1. 人权主义的观点

人权主义者认为，生育是个人的私事，政府有意识地控制人口出生的政策违背了基本的人权和伦理法则。

2. 多元化的观点

部分学者认为，生育控制政策涉及不同的价值观念，各国的情况不同，人们的意见很难取得一致，这是一个难有定论的问题。

3. 国家主权的观点

国家主权者认为，在国家和个人的关系上，国家要求与个人愿望之间的矛盾长期且普遍存在，政府的功能之一就是制定符合本国国情的人口政策，这是各国的内政，他国无权也不应该干涉。

4. 女性主义的观点

女性主义者认为，生育控制造成的代价在性别之间的分布是不平衡的，妇女几乎承担了计划生育的全部代价。生育是妇女的权利，妇女有权自主决定，而不应受国家的控制。

这四种观点表明，对生育控制与人权的关系可以站在不同的主体（如国家、个人、妇女等）做出不同评价。目前联合国《世界人口行动计划》的原则是："政策的制定和执行是每个国家的权利。"1984年，联合国《墨西哥城人口与发展宣言》充分肯定，政府积极参与、制定明确的人口政策、开展强有力的计划生育活动对降低生育水平的重要作用，号召各国政府为完成《世界人口行动计划》和《关于进一步执行世界人口行动计划的建议》中所列的各项人口目标而努力奋斗，并加强国际合作。我们认为生育控制是否干预、侵犯、剥夺了个人的生育权利这一问题，必须结合各国的具体情况，在国家、民族利益优先同时兼顾个人生育权利的基础上来作答。

（二）生育控制是否剥夺了人的出生权、贬低了人的生命价值

生育控制以人为的方式避免一些新生命的孕育和诞生，在传统的人口价值观、生命价值论看来，以减少"人的生命数量"为目的的生育控制否定了人的崇高存在，剥夺了胎儿的出生权利，是对人的生命尊严和价值的贬损，有违人道主义原则强调的尊重、爱惜和维护人的生命价值的伦理要求。而现代人口观和生命价值论认为，减少"多余"生命的诞生，是对全人类长远生存权利的尊重，是社会和父母考虑未出生人的未来健康、教育、情感等需要后做出的理性抉择，恰恰体现了尊重、爱惜和维护全人类的以及未出生的人的生命价值和尊严。

四、生育控制的伦理原则

生育控制是人类对自身的生育从自然选择转向人工选择的开端，它不是一个单纯的技术问题，会影响到生命的遗传、家庭的稳固、社会的发展、国家的兴旺、人类的进步，因此在生育控制中应遵循一定的伦理原则。

（一）有利原则

生育控制应有利于育龄妇女和男性的身心健康，有利于人的全面发展，有利于家庭的幸福和生活质量的提高。

（二）尊重原则

人不仅仅是生育控制的对象，而且是主体，在生育控制中，要将人本身看作目的，而不是仅仅将人当作达到其他目的的手段，要尊重妇女和男性在生育问题上的自主权。

（三）公正原则

公正地对待所有育龄妇女和男性，不能因性别、年龄、民族、社会地位、经济状况、文化程度及其他方面的区别而在提供服务方面有所差别。

（四）宏观调控原则

宏观控制人口增长有利于社会可持续发展、减少环境污染和提高人口的生活质量。但在达到人口宏观目标从而为社会带来总体正面效益时，不应忽视对某些个人或人群可能或实际带来的负面效应，应给予应有的补偿。

五、生育控制技术的伦理争议

（一）避孕

避孕是用一定的技术和方法防止怀孕，以满足社会调节人口和其他医学与非医学需要的一系列措施。避孕是生育控制的主要手段之一，尽管避孕在今天已被越来越多的人接受，成为许多国家控制人口数量、提高人口质量的有效手段。但是，在很长的一段时期内，避孕一直未被广泛地使用，甚至被指责为不道德的，究其原因主要有以下四个方面：

1. 社会因素

人口问题没有成为影响经济发展的因素时，社会没有控制人口数量的迫切需要。另外，某些长期被压制的民族，为了本民族的生存反对避孕。随着世界人口的迅猛增长，一系列社会问题接踵而来，控制人口数量成了世界各国关注的重大问题，而避孕则是控制生育的有效方法之一。

2. 宗教因素

《圣经》提出，生育后代是人类的天职。基督教从婚姻和生育不可分的观念出发，认为结婚必须生儿育女，没有生育意向的婚姻是一种罪行，避孕就是杀人，所以中世纪的法律严厉禁止避孕行为。甚至直至 20 世纪 30 年代，教皇庇乌斯十一世发布的《婚姻法》还认为，避孕是剥夺人繁殖生命的自然力，破坏上帝和自然的法律，干这种事的人犯了严重的、致命的过失。事实上，随着宗教的世俗化趋势，现在已有越来越多的宗教人士改变了先前对避孕的看法，逐渐承认了避孕的合理性。

3. 文化因素

西方人在反对神学的世俗禁欲加锁之后，所坚守的人性论观点认为，生育是人性自由的一部分，不应受到任何的约束，干涉人的生育是不道德的。儒家思想对我国社会观念的形成有巨大的影响。《礼记·杂记下》有云，"地有余而民不足，君子耻之"，意思是土地有余而人口不足，君子以此为耻。总之，多子多福，传宗接代，"不孝有三、无后为大"等观念，曾是我国千百年来的历史时尚。

4. 技术因素

在历史上，反对避孕真正站得住脚的理由是以前所谓的避孕药或避孕装置不但无效，而且可能不安全、有毒。随着高效、安全、无痛苦的避孕技术和方法问世，人们已经改变了对避孕的认识。

目前，避孕被越来越多的人接受，已成为许多国家控制人口数量、提高人口质量的有效手段。但避孕手段的日益方便和安全，使性活动和生育活动分离，改变了人们的性观念，使性关系更加自由，并为不愿承担婚姻责任的部分人提供了方便。这一现象引起了社会的忧虑。如果越来越多的人放弃生育，人类的自然延续也可能面临严重威胁；过于开放的性关系，必然会对社会结构与稳定造成影响。但在现代观念的影响下，这些问题被视为私人生活的领域，应从社会环境、文化氛围、个人道德修养，以及人们的生理、心理的改变中寻求答案，而不应仅仅归咎于避孕技术的应用和推广。

（二）人工流产

流产是指由孕妇或他人（通常是医生或助产士）有意施行堕胎，人为地结束妊娠，包括治疗性人工流产和非治疗性人工流产两种类型。治疗性人工流产往往出于抢救孕妇的需要，其伦理争议不多。非治疗性人工流产的主要目的在于控制人口出生，其伦理争议较多。以罗马天主教会为代表的"保守派"认为，生命始于受孕，主张人的生命从受精卵就已经开始，胎儿就是人，应具有与已经出生的人一样的权利，流产是不道德的。而自由派认为胎儿还不是人，只不过是母腹中的一块组织，不具备独立于母体的权利，因此人工流产在伦理学上是可以被接受的。上述泾渭分明的观点引起了人工流产在伦理学上的争论：胎儿是不是人？他有没有出生的权利？这是现代西方人士在人工流产伦理争议中最聚焦的问题，由于它已经转化为高度抽象的哲学、伦理学、社会学和法学问题，因此成为无法简单回答和轻率处理的问题。人工流产在现实中经常被视为一种选择后代性别的有效技术手段，因此评价人工流产的伦理学价值往往无法回避其特定的职能和背景。

（三）绝育

绝育是用手术等医学手段使有生育能力的男性或女性永久丧失生育能力的生育控制方法，通常是通过对男性输精管或女性输卵管进行切断、结扎、电凝或环夹等，阻止精子与卵子相遇。绝育术直接关系到受术者的切身利益和身体健康，因此必须严肃对待。现代社会绝育的目的主要包括治疗、避孕、优生三种，如为了治疗某些妇科疾病、避免某些情况下妊娠对母亲造成生命威胁、为了控制人口数量和提高人口质量等。

一般而言，无论是出于个人动机还是出于社会动机，只要是合理的（如个人不愿生育、多育，有的人为了事业不愿生育、为了疾病的治疗和预防、为了控制人口数量和提高人口质量等），在伦理学上是可以接受的。但是，对某些严重的遗传病患者的非自愿绝育存在着较大的伦理争议，如对智力严重低下者施行绝育是否符合他们的最佳利益？是否侵犯了他们的生殖权或生育权？是否有利于资源的公正分配？这些问题可以根据有利、尊重、公正、互助和知情同意等原则进行分析和评价。

随着社会文明的进步，人们普遍认识到绝育应实行自愿和知情原则。目前，我国对施行绝育术的伦理要求是：①对未成年人不得实施绝育术。②除对某些严重遗传病和精神病患者要进行义务绝育外，实施绝育术一般应得到本人和配偶的知情同意，自愿进行。③自愿绝育需履行一定的合法程序。

第三节 人类辅助生殖技术伦理

随着医学与科技的发展，出现了帮助不孕不育夫妇获得后代的各种人类辅助生殖技术。辅助生殖技术指代替自然的人类生殖过程中某一环节或全部环节的技术手段，是运用医学技术和方法对人的卵子、精子、受精卵或胚胎进行人工操作，以达到受孕的目的，又称辅助生殖工程。人类辅助生殖技术手段包括人工授精和体外受精-胚胎移植及其衍生技术两大类。人类辅助生殖技术在一定程度上改变了人们的自然生殖过程，并且随着这种生殖过程的改变，人际关系复杂化，引发了一系列的社会、法律和伦理问题。

一、人工授精的伦理问题

人工授精是指采用人工的方法将男性的精子注入女性体内，达到受孕目的的生殖技术。这种技术实际上是取代自然生殖过程中的性交环节，是治疗男性不育症简单而有效的方法。人工授精根据精液来源不同可分为两种：用丈夫的精液进行人工授精的称为夫精人工授精，也叫同源人工授精（简称 AIH）；用他人提供的精液进行人工授精的称为供精人工授精，又称异源人工授精（简称 AID）。

人工授精是一种造福人类的生殖技术，其伦理价值应当充分肯定，但同时也会带来一系列的伦理问题。

（一）生育与婚姻的分离

自古以来，生儿育女是婚姻与爱情结合的体现，人们常把孩子比作爱情的结晶。然而人工授精切断了生育与婚姻的联系，切断了生育与性行为的联系。由于人工授精不需要夫妻间的性行为就可以孕育后代，以人工操作代替了性交，有人提出，人工授精把生儿育女变成了"配种"，与夫妻间的结合分开，把家庭的神圣殿堂变成了一个"生物实验室"，使妻子认为无需丈夫和家庭就可以满足生孩子的愿望，从而也破坏了婚姻关系。

（二）亲子关系的破裂

采用供精人工授精技术客观上造成了所生的孩子有两个父亲：一个是养育其的父亲，也称社会学父亲；一个是提供其一半遗传物质的父亲，也称生物学父亲。由此，提出了谁是真正父亲的问题。

传统伦理中的亲子观念非常强调父母与子女之间的生物学联系，即血缘关系，而供精人工授精的应用却使父母与子女间的生物学联系发生了分离。生物学父亲与社会学父亲的分离，扰乱了传统的血缘关系和人伦关系，使传统的婚姻、家庭、亲子观等道德观念受到强烈冲击。到底谁是孩子真正的父亲这个问题涉及遗传学、生物学、伦理学和法学等诸多方面的问题，引起了全社会的关注。

（三）其他问题

1. 未婚女子人工授精

未婚妇女可借助 AID 技术无需丈夫而得到后代，婚姻和生育的必然联系被 AID 技术切断了。对于那些只是为了满足生儿育女的愿望才结婚的妇女，AID 使其不必结婚也可以生儿育女。对此学术界存在两种不同的态度，有人赞成将不愿结婚的未婚妇女列入人工授精的适应者之列，认为这些妇女有选择独身、放弃婚姻的权利，也有要求生育的权利；反对者从正常的家庭结构和孩子成长的环境角度考虑，认为没有父亲的家庭是残缺的，更重要的是，没有父亲的家庭对孩子的身心健康和成长是极为不利的，以治疗不育症为目的的人工授精，不应满足这些妇女的要求，而应该严格限制或禁止。

2. 血亲通婚

如果用同一供精者的精液为数位妇女做 AID，那么从遗传的角度来看，这几位妇女所生的孩子便是同父异母的兄弟姐妹。这些孩子长大后如果相互婚配，即形成"血亲通婚"，这是违反优生原则的，是法律上不允许而已经限制的。为此，在进行 AID 时应采取相应措施：一是限制同一供体的供精次数；二是限制同一供体精液的使用次数；三是同一供体的精液要在地区上分散使用。

3. 精液商品化

精液商品化即允许供体出卖自己的精液，这无疑会大量增加精液的来源，解决精源不足的问题，但由此带来的负面问题也会很多。一方面，精液商品化可能使供精者隐瞒遗传疾病史或性传播疾病史，为了追求利益而忽视精子的质量。另一方面，追求精子高质量而使人类基因库变得单调而缺乏多样化。因此国内外大多数学者认为，把精子作为商品是不合适的。有正常生育能力的健康男性捐出精液用于人工授精，不仅能给不育症夫妇带来福音，而且利于优生，能够促进他人家庭幸福和社会进步，是值得赞赏的人道行为，不应该以谋求金钱为目的。

二、体外受精-胚胎移植的伦理问题

体外受精-胚胎移植是指采用人工的方法让精子、卵子在体外（如试管）结合形成胚泡并培养，然后植入子宫自行发育的技术。由于受精是在实验室的试管中进行的，通过这种方式诞生的婴儿，通常又被称为"试管婴儿"。世界上第一例试管婴儿于 1978 年 7 月 26 日在英国诞生。此后，体外受精-胚胎移植技术在全世界迅速发展，成功率从 1%～2%提高到 40%。我国于 1988 年 3 月 10 日诞生了第一例试管婴儿。

体外受精-胚胎移植主要解决妇女不孕问题，该技术最初只用于输卵管阻塞造成的妇女不孕症。随着体外受精-胚胎移植技术的发展，其应用范围也在扩大。体外受精-胚胎移植技术还可以与遗传学研究和优生学研究密切联系来造福人类。例如，对遗传病患者的胚胎进行着床前遗传学诊断，发现遗传缺陷者则不用于胚胎移植；可为早期胚胎进行基因治疗提供可能性；对严重少精或弱精症患者，可通过显微操作技术，选择一个健康的精子直接注射到卵子中使其受精。体外受精-胚胎移植技术还可以帮助那些已做输卵管结扎手术的妇女，恢复生育功能，为自觉实施绝育术的妇女提供了"生育保险"，但这又会带来一系列的伦理问题：

（一）代孕母亲

代孕母亲是指代人妊娠的妇女。其方法是将他人的受精卵植入子宫或用人工授精的方法使该女性怀孕，分娩后婴儿由委托人收养，并支付一定的报酬。这是人类辅助生殖技术应用和发展的产物。

1. 生育动机的变化

代孕母亲之所以替人生子，原因是多方面的。国外曾进行过调查，在为何要做代孕母亲一栏下有如下的内容："我喜欢怀孕""为了分享做母亲的快乐""赎我过去人工流产的罪""家里需要钱"等等。大多数代孕母亲承认，她们之所以做代孕母亲，是因为它提供了比其他职业更好的经济来源。代孕母亲在某些国家已经成为全国性现象。尽管有的代孕母亲声称自己不是为了钱，但实际上有不少代孕母亲通过提供这种服务而得到了报酬。这使人类的生育动机产生了巨大的变化，使婴儿变成了商品，使人类的生殖器官变成了制造和加工婴儿这种特殊产品的机器，从而导致子宫工具化、婴儿商品化、代孕商业化。

2. 母子关系的淡化

"母爱"是人类的一种高尚情感，被誉为"圣洁的爱""神圣的爱""真正的爱"。生育是母爱的基础。代孕母亲经过十月妊娠，会不可避免地对孩子产生母爱，如果是一个健康漂亮的孩子，这种爱就更加强烈。而养育母亲由于没有亲身经历生育过程，可能会影响对孩子的爱，如果是个"令人讨厌"的孩子，如相貌丑陋、过分顽皮等，爱就更成问题。

（二）父母的身份

代孕母亲生育的子女，其父母亲最多可达 5 人，即提供遗传物质的父母亲、履行了养育职能的父母亲及实施孕育功能的代孕母亲。5 人中，谁是孩子真正的父母亲？在此，应遵循抚养—赡养原则。负责养育的社会父母是道德上、法律上的合法父母，因为养育比提供遗传物质更重要，比提供胚胎营养、发育场所更重要。亲子关系是通过长期养育行为建立的，现代生殖技术产生的养育父母比其他人尽了更多的义务，与子女的关系更为密切，孩子的父母应该是养育父母。

三、人类辅助生殖技术的伦理原则

（一）有利于患者的原则

医务人员有义务告知患者目前可供选择的治疗手段及其所承担的风险，在患者充分知情的情况下，提出最有利于患者的治疗方案；禁止以多胎和商业化供卵为目的的排卵。不孕不育夫妇对实施人类辅助生殖技术过程中获得的配子、胚胎拥有选择处理方式的权利，技术服务机构必须对此有详细的记录，并获得夫、妇或双方的书面知情同意；患者的配子和胚胎在未征得其知情同意的情况下，不得进行任何处理，更不得买卖。

（二）知情同意原则

人类辅助生殖技术必须在夫妇双方自愿同意并签署书面知情同意书后方可实施。医务人员对人类辅助生殖技术适应证的夫妇，须使其了解实施该技术的必要性、实施程序、可能承受的风险，以及为降低这些风险所采取的措施、该机构稳定的成功率、每周期大致的总费用、药物的选择等，这些都是与患者作出合理选择相关的实质性信息。接受人类辅助生殖技术的夫妇在任何时候都有权提出终止该技术的实施，并且不会影响对其今后的治疗。医务人员必须告知接受人类辅助生殖技术的夫妇及其出生的孩子随访的必要性。医务人员有义务告知捐赠者对其进行健康检查的必要性，并获取书面知情同意书。

（三）保护后代原则

通过人类辅助生殖技术出生的孩子与自然受孕分娩的孩子享有同样的法律权利和义务。接受人类辅助生殖技术治疗的夫妇对通过该技术出生的孩子（有出生缺陷的孩子）有伦理、道德和法律上的权利和义务。如果有证据表明实施人类辅助生殖技术将会对后代造成严重的生理、心理和社会损害，医务人员有义务停止该技术的实施。医务人员不得对近亲间及任何不符合伦理、道德原则的精子和卵子实施人类辅助生殖技术。同一供者的精子、卵子最多只能使 5 名女性受孕。

（四）社会公益原则

实施人类辅助生殖技术的医务人员必须严格遵守国家相关的人口和人类辅助生殖技术管理办法、人类辅助生殖技术和人类精子库伦理原则等要求，对不符合计划生育法规的夫妇和单身女性不得实施人类辅助生殖技术。实施人类辅助生殖技术的过程中，除非夫妇中有一方有与性别相关的严重遗传性疾病有必要进行胎儿的性别选择，否则禁止实行非医学需要的性别选择。医务人员不得进行各种违反伦理、道德原则的配子和胚胎实验研究及临床工作。

（五）保密和互盲原则

凡使用供精实施的人类辅助生殖技术，供方与受方应保持互盲、供方与实施人类辅助生殖技术的医务人员应保持互盲、供方与后代保持互盲。实施人类辅助生殖技术的机构和医务人员对使用人类辅助生殖技术的所有参与者（如卵子捐赠者和接受者）有实行匿名和保密的义务。匿名是藏匿捐赠者的身份，保密是藏匿接受者参与配子捐赠的事实以及对接受者有关信息的保密。医务人员有义务告知捐赠者不可查询受者及其后代的一切信息，并签署书面知情同意书。

（六）严防商业化的原则

实施人类辅助生殖技术机构和医务人员不能受经济利益驱动而滥用人类辅助生殖技术，必须用于合适的患者，掌握适应证供精、供卵只能是以捐赠助人为目的，禁止买卖。

（七）伦理监督原则

为确保以上原则的实施，实施人类辅助生殖技术的机构应建立生殖医学伦理委员会，并接受其指导和监督。生殖医学伦理委员会应由医学伦理学、心理学、社会学、法学、生殖医学、护理学专家和群众代表等组成。生殖医学伦理委员会应依据上述原则对人类辅助生殖技术的全过程和有关研究进行监督，进行生殖医学伦理宣传教育，并对实施中遇到的伦理问题进行审查、咨询、论证和建议。

 本章小结

生育和生殖既是个人问题，又是社会问题，生育问题也是人口问题，人口和生育问题是紧密联系在一起的。人的生育和社会的人口问题与医学关系密切，医学干预和人类辅助生殖技术的发展改变了人类的自然生育规律，影响了社会的人口变化，从而成为一个医学伦理问题。本章从优生学的发展历程说起，谈到了生育控制措施及其伦理原则，既肯定了人类辅助生殖技术的意义：治疗不孕不育症、促进生殖健康等，又提出了由此引发的伦理争议和问题。

复习思考题

1. 优生学应遵循哪些伦理原则？
2. 生育控制的伦理依据和伦理原则分别是什么？
3. 人工授精带来哪些伦理问题？人类辅助生殖技术具有什么意义？
4. 体外受精-胚胎移植技术及其伦理问题有哪些表现？
5. 人类辅助生殖技术的伦理原则是什么？

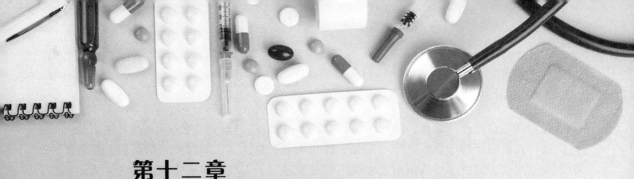

第十二章
死亡伦理与临终关怀伦理

学习目标

通过学习，学生能够对安乐死的伦理争议和临终关怀的伦理原则有清晰的把握；学会在医学实践中对安乐死、临终关怀进行理性的伦理分析，为在临床实践中对自己遇到的伦理难题进行正确的选择判断打下坚实基础。

思维导图

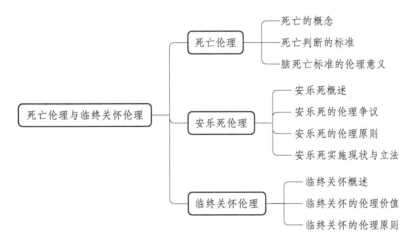

临终患者最终都要走向死亡，但是怎样死亡才能体现人的权利和尊严呢？面对死亡，人们往往充满无奈、恐惧、焦虑与伤悲，如何理性地认识死亡，如何科学地判断死亡，如何帮助临终病人减少濒临死亡时的身心痛苦，坦然而有尊严地面对死亡，安详地谢幕人生，理应是死亡伦理关注的要点。对于死亡伦理问题的研究，目前已成为具有世界性、时代性的课题。

第一节 死亡伦理

目前，对于患者的死亡问题，医学界存在很多分歧。如何判断死亡、如何对待死亡是医生无法回避的问题，也是医学伦理学的重要问题之一。

一、死亡的概念

死亡是生命历程的终点，《现代汉语词典》对死亡的解释是"失去生命"。死亡是人的必然归属，其最明显的特质就是死亡的必然性和不可避免性。人们对死亡的认识，经历了一个由不认识到认识，由感性认识到理性认识的发展过程。人类最早从生理学意义上认识死亡，认为一个人毫无知觉、没有动作那就是死亡。随后，人类意识到一个人没有呼吸就是死亡，以心脏跳动与否来判定死亡。再后来，人类以全脑功能不可逆和永久性丧失来界定死亡。

在现代意义上，人们把死亡理解为人体的器官、组织、细胞等的整体衰亡，生物学生命新陈代谢的停止，同时，死亡是人类自我存在的结尾。在此基础上，人们认识到，死亡的本质是个体生命的终结和自我意识的丧失，是不可逆的过程。死亡是机体生命的终结，它不仅是生理与病理的现象，还是一个文化与心理的现象。

根据死亡的进程，死亡一般可分为三个阶段：一是濒死期。这一时期的主要特点是脑干以上神经中枢功能丧失或深度抑制，表现为反应迟钝、意识模糊或消失，各种反射迟钝或减弱，呼吸和循环功能进行性减弱。二是临床死亡期。这一时期的主要特点是延髓处于深度抑制和功能丧失的状态，各种反射消失、心脏停搏和呼吸停止。三是生物学死亡期。这一时期为死亡的最后阶段，此时各重要器官的新陈代谢相继停止，并出现不可逆的变化，整个机体没有复活的可能性。根据死亡的速度，一般可分为即时死亡、急性死亡、亚急性死亡及慢性死亡。

二、死亡诊断的标准

传统的死亡标准是指由于心肺功能丧失而导致的呼吸、心跳停止。在远古时代，人们就以心肺的死亡作为死亡的标准，这个标准人类沿用了数千年。美国的《布莱克法律词典》定义死亡为"血液循环的完全停止，呼吸脉搏的停止"。然而，随着现代医学研究的深入，人们发现人体器官的死亡是逐步发生的过程，心脏功能丧失并不代表其他器官（如大脑、肾脏、肺脏等）的死亡，在很多情况下，心脏功能的丧失具有可逆性。20世纪中叶以后，随着现代医学科学技术的发展，符合传统死亡标准的个体可依靠现代心肺复苏技术恢复生命体征，甚至痊愈出院。特别是心脏起搏器、人工呼吸机和人工血液循环等现代生命支持系统的出现和普及，以及器官移植的成功和发展，使其获得了存活甚至恢复健康的机会。因此，传统的死亡标准，在现代医学实践的挑战下发生了动摇。

1968年，在第22届世界医学大会上，美国哈佛大学医学院特设委员会提出了"脑死亡"的诊断标准，即"哈佛标准"：一是对外部刺激和身体的内部需求毫无知觉和完全没有反应；二是无自主运动和自主呼吸；三是脑干反射消失；四是脑电波平直。并要求以上标准的测试在24小时内，反复多次测试结果无变化，而且要排除体温过低（<32.2℃）或刚大量服用中枢神经抑制剂两种情况。

三、脑死亡标准的伦理意义

脑死亡标准的提出，使死亡定义、人们对死亡的认识和死亡判断标准发生了根本变化，标志着人们对生命与死亡的认识得到了飞跃，使人们更加科学地对待死亡。

（一）死亡标准更加科学化

国内外的研究表明，就当前的医学水平而言，真正脑死亡的患者是无法复苏的，因此，以脑死亡作为死亡的判断标准是科学的。应用脑死亡标准，还可以及时地抢救在传统的心肺标准下，进入假死状态的患者，维护人的生命。

（二）促进卫生资源的合理有效利用

既然脑死亡是不可逆转的，若坚持维持脑死亡患者的呼吸和心跳，会耗费大量的有限卫生资源，进而增加医疗供给的压力，影响卫生资源的公正分配，还会造成亲属巨大的精神压力和经济负担。特别是我国这样的发展中国家，医疗资源有限，更应该合理有效地利用卫生资源，从而体现医学的公正性与公益性。

（三）促进器官移植的开展

首先，如果"脑死即人死"能以法律的形式固定下来，那么，就为合法取用脑死亡者的器官用于器官移植提供了前提条件。其次，死亡标准直接决定着器官获取率，依据传统的死亡标准，在心肺死亡之后摘取器官，很容易错过器官的最佳摘取时间、错过6小时的器官存活期，导致摘取的器官因供血不足而失活，严重降低了采集器官的成活率。脑组织对缺氧的敏感性极高，缺氧几分钟将引发脑细胞死亡，而此时血液循环仍存在，其他器官的活力较好，因此，依据脑死亡标准判定器官移植供者的死亡可及时为受者提供高成活率且高质量的器官。

（四）维护死者尊严

人的生存不仅具有生物学功能，更有社会学功能。当人处于脑死亡状态时，虽然可能尚存部分生物学功能，但其社会学功能完全丧失。对脑死亡者的过度抢救，不仅不能使其死而复生，反而有损死者的形象和尊严，这是很不人道的。

（五）有利于道德和法律责任的确定

脑死亡标准对执行遗嘱和继承财产非常重要。在法律层面，死亡的明确时间可能关系到保险索赔、抚恤金发放、遗嘱履行、医疗纠纷和某些刑事诉讼案的公平裁决等。因此，特定情形下需明确界定某些个体的标准死亡时间。生与死的临界点对明确人是否死亡极其关键。依据脑死亡标准，区分生前伤、死后伤和判断损伤时间，将是法医鉴定机械性损伤的新任务。在道德层面，死亡时间的科学性确定有助于医生把握承担患者救死扶伤义务的明确结束点，有助于提升医生的医疗质量，并为责任认定提供根据。

第二节 安乐死伦理

一、安乐死概述

（一）安乐死的概念

安乐死 "euthanasia" 一词源于希腊文，从构词上看，"eu" 意为 "好，优"，"thanasia" 意为 "死亡"，"euthanasia" 是古希腊神话中的死神，这个词本意是指 "好死" "无痛苦的死亡" "快乐的死亡" 或是 "幸福的死亡"。因而，原初意义的安乐死所表达的是一种无痛苦的、有尊严的死亡状态，是人类理想的死亡状态，类似于中国的寿终正寝、无疾而终般的 "优逝"。

从 19 世纪起，安乐死作为一种减轻死者痛苦的特殊医护措施在临床实践中展开，由此，现代意义的安乐死逐渐生成，并与原初意义相去甚远，现代《牛津法律指南》（the Oxford Companion to Law）将安乐死定义为："在不可救治的或病危的患者自己的要求下，所采取的引起或加速死亡的措施。"安乐死有时也被译为 "仁慈致死术"。1985 年出版的《美国百科全书》把安乐死称为 "一种为了使患有不治之症的病人从痛苦中解脱出来的终止生命的方式"。《中国大百科全书·法学卷》对安乐死的解释为："对于现代医学无可挽救的逼近死亡的患者，医师在其本人真诚委托的前提下，为了减少患者难以忍受的剧烈痛苦，可以采取措施提前结束其生命。"由此可见，现代意义上的安乐死不再是原初意义上的身心安泰、从容安适面对死亡的过程和状态，而是由医护人工实施的保持人的尊严与安详的死亡的处置方式。综合来看，安乐死的现代阐释为：患有不治之症的人在垂危状态下，由于精神和躯体的极端痛苦，在其本人或其亲友的要求下，依据法律规定，经过医生认可，用人道的方法，使其安宁地进入死亡阶段，在无痛苦状态中结束生命的过程。

（二）安乐死的分类

1. 主动安乐死和被动安乐死

（1）主动安乐死（positive euthanasia），亦可称之为积极安乐死，指患者治愈无望，痛苦难耐，应患者或家属的请求，医务人员采用药物或其他主动的手段促进患者生命的结束，让其安然死去。对此，西方国家有 "仁慈助死"（mercy killing）的说法。

（2）被动安乐死（passive euthanasia），亦可称之为消极安乐死，指医务人员应患者或家属请求，不再给予积极治疗，撤除患者赖以维持生命的体外循环装置、人工呼吸装置及其他辅助设施，给予减轻痛苦的适当维持治疗，任其等待死亡的降临，自然逝去。对此，西方国家有 "听任死亡"（letting die）的说法。

2. 自愿安乐死和非自愿安乐死。

（1）自愿安乐死（voluntary euthanasia），指患者有行为能力或意识清醒时由患者本人提出或表达过安乐死的愿望并签订过相关的医疗文书。

（2）非自愿安乐死（non-voluntary euthanasia），指患者没有表达同意安乐死或是没有行为能力，根据患者家属或监护人、代理人的请求，由医生依据实际情况决定给予安乐死，这种情况常常是针对无行为能力的患者（如婴儿、昏迷不醒的患者、精神病患者和认知能力严重低下者）。

综合以上两种主要分类，安乐死共可分为四种类型：自愿主动安乐死、自愿被动安乐死、非自愿主动安乐死、非自愿被动安乐死。

二、安乐死的伦理争议

生命的意义何在？这一问题一直拷问着我们。从本意上说，安乐死是为处于痛苦、濒临死亡的人提供的一种临终关怀，是一种善意的措施，因而无论在情感还是道德层面都有可操作的基础。但是，安乐死毕竟与现在的伦理原则有冲突之处，引起人们的众多争论是合乎逻辑的。目前，关于安乐死的伦理之争，主要有针锋相对的两大派，即支持派和反对派。

（一）支持派的主要观点

1. 安乐死是对患者生命权的尊重

一个人既有追求"好生"的权利，也应有要求"好死"的权利。当生命个体处于濒临死亡状态，现代医学又无回天之力时，对生命的保护已经失去任何意义。此时，对人的真正尊重就是给予患者选择"好死"的权利。反之，不顾濒死患者的感受，甚至在患者丧失尊严的情况下，进行毫无意义的救治，恰恰是不人道的。安乐死反映了人类追求无痛苦死亡、尊重死亡的愿望，是人道主义的进一步延伸。

2. 安乐死符合社会、家庭利益

如果对那些已失去生命价值的人施行安乐死，则可使社会将有限的资源合理使用于人类防病治病的急需之处，这符合医学公正性、公益性原则，有利于社会的稳定和发展。实施安乐死也有助于维护死者家属的利益。安乐死减轻了患者家属的精神和经济负担，把患者家属从无意义的经济和身心消耗中解脱出来，是符合情理的。

3. 安乐死是人类自身生产文明化的必要环节。从生向死的转化，是每一个人类个体必须面对的过程

优生优育是人类自身文明化的产物和表现，是人类对自身生产的调节和控制。那么，为什么不能在患者自愿的前提下，通过科学的方法对人的死亡过程进行优化调节，使人在死亡过程中避免精神和肉体上的折磨，使其死得科学、死得安乐。讨论死亡是一个社会文明的表现，人们敢于面对死亡，敢于以理性的态度来理解死亡和选择死亡的方式，以提高"死"的质量，是社会文明的进步。

4. 实行安乐死并不影响现代医学的发展

现代医学不是仅靠抢救重病患者才得到发展的。医学的发展和临床研究是有一定联系的，但这种联系并不是绝对的，很多医学成果是先在实验室中研究出来，然后再适用到临床的。有很多请求安乐死的患者自愿向医疗科研单位捐献遗体，为医学研究提供更多的在疾病不同阶段的生物标本，以促进医学的发展。

（二）反对派的主要观点

1. 违背传统道德

尊老爱幼、孝敬父母是中华民族的传统美德。在传统观念中，只要病者有一息尚存，不论其疾病的预后如何，亲人们总是要求医生抢救，直到生命彻底结束。这样，亡者逝去后，亲人们才会心安。主动放弃亲人的生命，有悖中华传统道德。生命对于每个人而言都只有一次，很多时候，不管生命状态如何，只要活着，其生命本身就有意义，是对亲人或朋友的一种精神上的安慰和寄托。

2. 违背医学人道主义宗旨

生命是神圣和至高无上的，救死扶伤是医务人员的神圣职责，在任何情况下，医生必须尽一切可能挽救患者的生命，而不是促使其死亡。

3. 阻碍医学的发展

"不可救治""不可逆转"在现代科学发展的背景中是一个相对的概念，安乐死势必会使一些患者错过一些"可存活""可改善"。新技术、新方法的产生将使疾病得到治疗的机会。放弃对"不治之症"的治疗，削弱了医学攻克"不治之症"的努力，阻碍了医学在这方面的发展。

4. 死亡权不应该属于生命权

"死亡"并不能作为一种交付于个人的权利。如果认为死亡权具有合理性，认为人可以对自己行使死亡权，那么便可以认为自杀具有合理性，这样就可能造成滥用死亡权，具有一定的社会危害性。所以，安乐死不具有合理性，也不具有合法性，因为人的生命受国家保护，生命权是以保护公民生存为前提的，任何个人都没有权利支配、处分自己的生命。

5. 安乐死会引起不良的社会后果

安乐死并不单纯是一个理论问题，它还是一个具有较强社会实践性的问题。如果安乐死被合法化，那些不愿承担照顾责任的家属放弃对重病患者救治的行为就会得到纵容，并且可能会对残疾患者、智力有缺陷者、高龄老人的生命造成威胁。如果安乐死被合法化，就可能为医务人员谋私利大开方便之门，他们可能见利忘义，使患者生命权受到肆意侵害，造成难以弥补的恶劣后果。

（三）安乐死的伦理分析

安乐死是一个涉及医学、伦理学、社会学、心理学和法学等多学科的复杂问题，很难对其做出科学的道德评价，持绝对肯定或绝对否定的态度都不可取。

国外现在承认和赞成安乐死的人越来越多。美国医学会宣布，"在有确切根据证明患者已经接近死亡时，医生建议或决定停止使用特别手段延长患者肉体的生命，患者和家属可以自由采纳"，并承认患者死亡迫近时，至少患者和家属有权要求停止治疗。一些医生表示愿意尊重患者或家属的意愿，不再使用特殊手段延长不可救治且痛苦不堪患者的生命。安乐死在英国、法国、日本、瑞士、加拿大、荷兰、比利时等国获得了伦理、法律上的支持或认同。

我国近年来对安乐死问题也展开了激烈的讨论，同样存在支持、反对和中立三方面意见。

安乐死问题久经争论，但至今尚未获得普遍的认同和接受，原因是多方面的。首先，安乐死受到社会意识、经济文化及科学发展程度的影响，尤其是传统观念、风俗习惯的影响。其次，安乐死问题本身存在一些模棱两可之处，对于不同情况、不同种类的安乐死，人们的认识、理解也不一样，从而造成评价、判断的困难。目前，国外比较容易接受的是自愿的、消极的安乐死，而难以接受的是非自愿的、积极的安乐死。

在看待安乐死时不能离开两个前提，即患者极端痛苦和患者的疾病无可挽救。如果疾病尚可救治，对于治疗来说就是主要矛盾，医生在治疗中即使暂时增加患者的痛苦也是可行的。但疾病没有救治的希望，死亡已不可避免的时候，主要矛盾就转为患者死亡过程中的痛苦，这时全力解除患者死亡过程中的痛苦，才是人道主义的体现，而安乐死则不失为最好的选择。这是因为安乐死的对象是患不治之症而濒临死亡的人。对于这些痛苦不堪的患者来说，或者作为社会的人已经消失，或者生命价值、生命质量已经失去，有意义的生命已经不存在了，延长他们的生命，实际上只是延长死亡、延长痛苦。因此，实行安乐死是符合他们的自身利益的，也是符合生命价值、生命质量原则的。

三、安乐死的伦理原则

（一）患者利益原则

安乐死的根本出发点是为患者解除痛苦，患者利益原则是安乐死辩护中最为重要的原则。从患者的最佳利益出发是安乐死在道德上唯一应考虑的问题。在医学安乐死中，患者的最佳利益是可以得到确定的。

对于最佳利益，患者具有无可争辩的自主权。患者最了解自己的生命价值和人生意义。一个有行为能力的理性人，他能够在其个人偏好、信念和价值观的基础上，根据特定情形下所获得的信息而设定和追求其人生价值。当医学干预与其本人"好的"人生相冲突时，患者有权拒绝这样的干预，并且有权做出加速结束生命的决定，有权要求医生为其决定提供人道的医学帮助。尊重患者自主权，实际就是尊重其意愿，维护其尊严。

允许一个人安乐死，在道德上是基于对临终患者本身的利益和安宁的考虑，是基于对患者意愿及其人生价值的尊重，而不是基于有利于他人或社会的考虑，这是最为关键的一点。

（二）公正原则

公正就是"给予每个人所应得"，使每个人各自获取其应有物。它要求尊重每一个社会成员所享有的权利。因为共同道德原则是共同体的生活原则，其包含的权利是共同体每个成员都享有的权利。这些权利受到尊重，则社会成员就会得到公正的对待。从患者利益出发也是公正原则所要求的。如果一个人处在无可救药而又痛苦万分难以忍受的情况下，想结束这一切，但他的愿望却要受到压制，他的权利得不到尊重，这就不是合乎情理的公正。

（三）正当程序原则

实施安乐死的行为在满足法定实施条件的前提下，必须严格按照程序操作。在程序设计上，有四个关键内容：一是患者的申请，二是医师的诊断，三是患者与医师协议的达成，四是医师实施安乐死的行为。贯穿始终的是特定机构的主持和监督，相关特定机构的第三者的中立姿态在此程序中必须得到充分的展现。

四、安乐死实施现状与立法

法律实现的是大多数人的意志，安乐死是否符合大多数人的意志，目前尚无科学性的调查结果。而且法律付诸实践，就有极大的强制性。一旦安乐死立法，就有可能成为一把双刃剑，用得好，就可以真正解除患者的痛苦；用得不好，就可能成为剥夺患者生命的借口，被不法不义之徒滥用。为了保证患者安乐死权利的正当行使，避免医学领域、社会上利用安乐死发生新型的犯罪，世界各国均对安乐死合法化问题持审慎的态度，安乐死立法步履艰难。

20 世纪 30 年代，西方国家就有人要求在法律上允许安乐死。20 世纪 70 年代以来，安乐死先后在一些国家和地区合法化。1976 年，美国、英国、日本、荷兰等国召开了第一次安乐死国际会议。同年，美国加利福尼亚州颁布了《自然死亡法》。这是人类历史上第一个有关安乐死的法案。1980 年，"国际死亡权利协会联合会"成立。1993 年，荷兰参议院通过了关于"没有希望治愈的病人有权要求结束自己生命"的法案。荷兰由此成为世界上第一个在法律上认可安乐死的国家。1994 年 11 月，美国俄勒冈州通过了《尊严死亡法》，这一法律使医生协助自杀在有限的条件下成为合法行为。1996 年，澳大利亚北部地区议会通过了《临终患者权利法案》，这是人类第一部允许安乐死的法律。荷兰是世界上对安乐死最为宽容的国家，近90%的民众对安乐死持支持的态度。2001 年 11 月，荷兰议会参众两院又以绝对优势通过了安乐死法令，即《根据请求终止生命和帮助自杀（审查程序）法》并于 2002 年 4 月 1 日正式生效。这标志着荷兰成为世界上第一个安乐死合法化的国家。虽然荷兰立法将"安乐死"合法化，但并非所有的安乐死请求都会获得批准。对于安乐死，荷兰的法律还是规定了非常严格的限制性条件和程序。

继荷兰之后，比利时众议院于 2002 年 5 月通过了安乐死法案，允许医生在特殊情况下对患者实行安乐死，从而成为世界上第二个使安乐死合法化的国家。比利时的该法案对实行安乐死的条件做了非常严格的规定：实施安乐死的前提是患者的病情已经无法挽回，他们遭受着"持续的和难以忍受的生理和心理痛苦"；实施安乐死的要求必须是由"成年和意识正常"的患者在没有外界压力的情况下经过深思熟虑后自己提出来的。该法案同时规定，患者有权选择使用止痛药进行治疗，以免贫困或无依无靠的患者因为无力负担治疗费用而寻死。

我国有关安乐死的立法起步较晚，但自 1986 年陕西汉中发生中国第一例安乐死事件后，社会各界对于安乐死的立法提议便未曾中断。1987 年 4 月，在第六届全国人民代表大会第五次会议上，有 32 名代表建议制定《安乐死条例》，这标志着中国安乐死的立法问题从那时起就被提到立法机关的议事范围之内。1988 年、1994 年，我国召开了两次安乐死学术研讨会，学者们齐聚一堂，开启了安乐死合法化的大讨论。1998 年，医学专家严仁英、胡亚美在全国人大会议上提交安乐死立法议案。2003 年 1 月，在中国人民政治协商会议广东省第九届委员会第一次会议中，部分代表提出安乐死对癌症晚期患者合法化，但遭到广东省人大教育科学文化卫生委员会的否决，其理由主要有以下两点：第一，安乐死立法违反《中华人民共和国宪法》第四十五条关于公民生存权的规定；第二，地方不能就安乐死立法立项，该项内容的立法权属于专属立法权。对此，诸多学者也提出了质疑。2006 年两会期间，有代表指出，只有使安乐死立法后，才可以使安乐死的实际操作获得强有力的监督和管理。2016年3月，全国人大代表、中国工程院院士、华中科技大学教授李培根在参加全国人民代表大会分组讨论时，建议考虑进行安乐死立法。李培根指出，安乐死事实上是一种文明，能选择有尊严地死去，也是自己的一种权利。2017年3月，有十几位全国人大代表联名提交立法议案，建议推进安乐死合法化。2019年4月，在十三届全国人大常委会第十次会议分组审议民法典人格权编草案时，列席会议的2名全国人大代表建议将"安乐死"写入民法典人格权编。有资料证明，自1998年起，几乎每年都有安乐死立法方面的议案出现在全国人民代表大会上。这说明，中国各界对安乐死合法化的立法推进从未停歇，且将一直努力下去。

但是，安乐死合法化在我国仍存在一定的现实障碍。

第一，社会经济发展、医疗现状制约安乐死合法化。我国作为发展中国家，虽然经济发展迅速，但是发展严重不平衡，并且贫富差距仍在进一步扩大。此外，由于经济发展不平衡，医疗保障体系尚不健全，城乡之间、区域之间保障水平不均衡，保障水平低的患者在治疗中需花费大量的金钱和精力。是继续花费大量的治疗费，苟延残喘几年，背负大量的债务，还是尽早结束生命，减轻家庭的负担，对于一个普通家庭来说，选择后者的概率会很大。而以经济的原因或者摆脱照护负担的原因请求安乐死，是不符合安乐死的伦理原则的。因为这对于患者来说，选择安乐死完全不是出于自愿，而是被逼无奈，生活所迫。疾病的准确诊断和充分治疗，是安乐死认定的前提。这意味着安乐死要以一定水平的医疗技术作为支撑，而我国各地区医疗技术水平发展不平衡，城乡差距大，这在某种程度上对患者的诊断造成了很大的影响。

第二，安乐死合法化的思想基础尚不具备。我国是一个有着五千年古老文明的国家，"孝"在传统文化中有着很崇高的地位。一方面，人们总是希望自己的父母能够"福如东海，寿比南山"，即便父母身患绝症，也总是想尽办法医治，尽可能地延长其寿命。若最终确实回天乏术，人们也坚持认为只要活着就有机会，也总是期盼着奇迹的出现。另一方面，安乐死合法化的技术基础尚不稳固。我国脑死亡标准尚未立法，生与死的法律界限尚不明晰；市场经济发展过程中的利益关系导致的医患关系日益紧张等，说明安乐死合法化的技术基础有待巩固。因此，安乐死立法应结合中国国情，提高全民族文化、科学知识水平，进行安乐死知识的科普宣传和死亡教育，破除"活着就是一切"的传统观念，树立生命神圣论、质量论与价值论统一的全新的生命观和科学的生死观。医务人员还应全面提高医学科技水平和医德修养，在医疗实践中真正实现医患关系的和谐化，增强医患间的信任度。

第三，对安乐死的认识水平不足。即使安乐死在未来被合法化，其具体实施的程度也取决于人们的认识水平和心理承受能力。不过，随着人们科学文化水平的提高和社会文明的进一步发展，安乐死必然会被越来越多的人理解和接受。

人是自然界的一部分，出生与死亡是每一个生命个体必然面对的过程。临终关怀、死亡标准和安乐死的伦理之争，表达的是人类对生命本质、人生意义、人生价值的深刻思考，是人类在追求优生的同时，对优死的探索。随着科学的进步，我们一定会在这一领域达成更多的共识，人的生命在有了善始的同时，也一定会有一个善终。

第三节 临终关怀伦理

一、临终关怀概述

（一）临终关怀的概念

现代意义上的临终关怀是一种特殊服务，是针对临终患者及其家属所面对的诸多问题和痛苦，所提供的一种全面照顾，包括医疗、护理、心理、社会等各方面。临终关怀的核心是为临终患者及其家属提供全面的协作医疗护理及其他综合服务，满足他们的合理要求，同时为患者及其家人提供身体、心理、感情、精神方面的支持和照料。其目的在于减轻临终患者的心理负担，解除患者对疼痛及死亡的恐惧和不安，满足患者的生理、心理和社会需要，提高临终患者的生存质量，使其在舒适、安宁与无憾中走完人生的最后旅程，并使家属得到慰藉和居丧照护，减轻他们失去亲人的痛苦和悲伤。

（二）临终关怀的开创

对临终患者进行照顾不是现代医学的新发现，胡佛兰德在《医德十二篇》中提道："当你不能救他时，也应该去安慰他。"临终关怀的历史在西方可追溯到中世纪修道院为重病濒死的朝圣者、旅游者提供照顾，在中国可追溯到春秋战国时期人们对老者和濒死者的关怀和照顾。现代临终关怀的创始人是英国的桑德斯博士，她是一名从事护理和社会工作的人员，与危重患者的频繁接触，使她了解到患者的真正痛苦与需要，对濒临死亡的患者未能得到充分照顾而深感内疚。她决心为临终患者创造一种舒适、安宁的环境与气氛，进行善前善后的良好服务，让老年人安心地回归大自然。1967 年，桑德斯博士在英国伦敦创办了世界上第一个临终关怀机构——圣克里斯多弗临终关怀院。自此，这项崇高的事业迅速发展。目前，世界上已有 70 多个国家和地区建有临终关怀机构。临终关怀也在不断的发展中形成了一套较完善的、科学的临终照顾方式。

在我国，1987 年，中国老龄事业发展基金会在北京香山脚下建立了国内第一家临终关怀医院——北京松堂关怀医院；1988 年，天津医学院创办了临终关怀研究中心，同年上海也诞生了临终关怀医院——南汇护理院。自 1991 年 3 月我国成功举办首届临终关怀研讨会及 1995 年 5 月发行专门的期刊《临终关怀》以来，临终关怀研究理论不断深入，临终关怀临床实践服务也进入一个全面发展阶段。2006 年 4 月，由李家熙教授发起与倡导的中国生命关怀协会正式成立，这一协会的成立为我国临终关怀事业提供了新的平台。

根据《2022 年我国卫生健康事业发展统计公报》，截至 2022 年底，我国设有临终关怀（安宁疗护）科的医疗卫生机构为 4 259 个，医学院校开设了相关的临终关怀课程，这些都推动着临终关怀事业的进一步发展。由于与我国传统道德观念有着高度的一致性，临终关怀普遍受到了社会、患者及家属的欢迎和支持。

（三）临终关怀的特点

临终关怀的特点包括：①临终关怀对象为不可逆转的临终患者；②主要目的不是治疗或治愈疾病，而是减轻患者的身心痛苦、控制症状；③特别注重患者的生命尊严、生命质量和生命价值，强调个体化治疗、心理治疗和综合性、人性化的护理；④不仅关心患者，而且关心其家属的身心健康；⑤临终关怀的服务团队以医务人员为主，同时有家属、社会团体和各界人士等大量社会志愿者的积极参与，已成为一项社会公益事业。

二、临终关怀的伦理价值

临终关怀将死亡视为一个自然的过程，临终关怀的伦理价值主要表现在以下几方面：

（一）蕴含人道主义精神，体现崇高医学道德

临终关怀把临终患者作为其服务对象，不以治愈疾病为唯一宗旨，满足临终患者生理、心理、伦理和社会等多方面的需求，且回避了安乐死的道德难题和法律困惑，可以使患者得到真正有价值的关心和照顾，使其在临终时活得有尊严、有质量，同时还对临终者家属进行慰藉、关怀与帮助。因此，临终关怀使人道主义具有了新的内容与活力，是人道主义在医学领域的深化与升华。临终关怀通过对患者实施整体照顾，用科学的心理关怀方法、高超精湛的临床护理手段，以及姑息、支持疗法，最大限度地帮助患者减轻躯体和精神上的痛苦，提高生命质量，平静地走完生命的最后阶段。在此过程中，医护人员作为具体实施者，充分体现了以提高生命价值和生命质量为服务宗旨的高尚医学道德。同时，临终关怀对相关医护工作人员提出了更高的伦理要求，促使他们不断提升业务能力和道德水平，并推动整个医疗卫生行业人员道德水平的提升。

（二）减轻临终患者病痛，注重生命质量价值

每个人在生命过程中都曾为自身、为他人、为社会、为后代创造价值，当生命临终时，社会应尊重、善待临终者的生命，为其提供舒适、安心的环境，尽可能地控制和缓解病痛折磨，逐渐淡化疾病带来的痛苦和恐惧，减轻其身、心的痛苦，满足其多样化、多层次的健康需求，提高对其生命的关心与照料，使其有尊严、无痛苦、有质量、有意义地度过临终阶段，走向生命的终点，努力帮助临终者实现最后的愿望，真正体现其生命价值。因此，临终关怀更加体现生命神圣、生命质量和生命价值的统一，注重生命内在的质量价值。

（三）促进现代医学观确立，完善卫生保健体系

临终关怀改变了传统的"活人至上"的理念，医学的人文精神在临终关怀实践中充分被体现出来，使医务人员重新审视医学，重新正视人类生命的意义与价值，促进了新的医学观的确立。临终关怀也能促进我国卫生保健体系的进一步自我完善，形成从出生到死亡的生命全过程覆盖体系。卫生保健体系包括三个相互关联的基本组成部分，即预防、治疗、临终关怀，无病则防，有病则治，治不了则提供临终关怀，这是医疗卫生系统为保障人民群众的健康利益所设的三道防线。为了更好地为人民群众的健康利益服务，必须大力发展临终关怀，以优化医疗卫生结构，不断提高卫生服务效率，逐步完善我国的卫生保健系统。

（四）彰显社会文明进步，顺应社会发展需求

临终关怀照料模式的出现，对家庭和社会生活产生了很大的影响，对临终患者进行照顾

的观念已经渐渐被社会接受。尊敬老人，善待临终患者，彰显了人类社会的文明与进步。随着医疗保健条件的改善和生活水平的提高，人类的预期寿命也在增长，整个世界面临人口老龄化的问题。我国的许多地区已经进入了老龄化社会。由于多年来计划生育政策的影响，我国现代社会生活模式的一个重要表现是"四二一"家庭（四个老人、一对夫妻、一个孩子）的增多。如果临终患者单靠家庭照顾，无论是经济上，还是精力上，小家庭都难承受。临终关怀把原来需要单个家庭承担的个体生命终结所带来的精神和经济的压力，转化为由全社会有爱心的人来共同负担。在这种背景下，临终关怀就表达了其顺应社会发展需要的道德意义。

三、临终关怀的伦理原则

临终关怀的理念具有特殊性，是因其遵循特殊的伦理原则。

（一）人道主义原则

临终患者具有独立人格，有权知道自己的病情并参与医疗决策，在这一过程中，临终关怀工作人员应给予患者充分的尊重、关心和爱护，尽力满足患者的临终愿望。

（二）照顾为主的原则

临终关怀不主张无意义的盲目救治，所有治疗和护理手段都以患者舒适为目的，接纳患者及家属的意见。不以延长患者的生命长度为主，而是以控制疼痛及其所表现的症状为重点，并关注他们的心理、精神及社会需求，以提高和改善临终者临终阶段的生命质量、维护其作为主体的价值和尊严，从而使其能够安心、舒适地度过临终阶段。

（三）全方位照护原则

为临终患者提供包括身体镇痛、心理疏导、心灵抚慰、人际交流等多方面的全方位照护，以及为患者家属提供精神支持、分担照顾压力的全天候服务。

（四）临终者优先选择的原则

临终者优先选择是指在面对与临终者利益相关的重要抉择时，应充分尊重临终者本人的意愿，将临终者的个人选择作为根本的出发点。一方面，从临终关怀的特点来看，它的对象具有特定性，临终者是其主要的关怀对象。另一方面，从临终者的特点来看，临终者虽然忍受着病痛的折磨，但是他们作为主体的人的本质并没有发生改变，依然会有自己的想法和需要，因而应把临终者的选择摆在第一位，从而保障生命的个体性和独立性。

➕ 本章小结

学习临终关怀的伦理原则、脑死亡标准的道德意义和安乐死的伦理评价，有助于确保病人在生命垂危的情况下能够自主地决定自己的命运，并得到专业的支持和指导；有助于确保病人在生命的最后阶段得到舒适的照顾，并减少不必要的痛苦和折磨；有助于确保生命的最后阶段得到尊重和关爱，并感受到自己的人格和尊严被充分承认和尊重；有助于确保医护人员以病人为中心，提供人性化的关怀和照顾，让病人在生命最后阶段感受到温暖和关爱；有助于提高医疗服务的质量和水平，还能够为病人和家属带来更多的安慰和支持。

➕ 复习思考题

1. 试述临终关怀的伦理意义？
2. 简述脑死亡标准的伦理意义？
3. 安乐死存在哪些伦理争议？

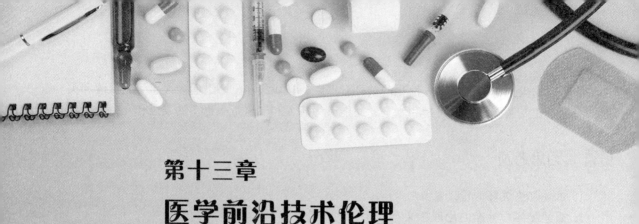

第十三章
医学前沿技术伦理

学习目标

对医学前沿技术实践进行趋利避害的价值选择和公平公正的伦理规范意义重大。通过学习医学前沿技术的伦理要求，学生能够掌握生命医学发展中的主要伦理问题，学会独立分析和判断生命医学中的前沿问题。

思维导图

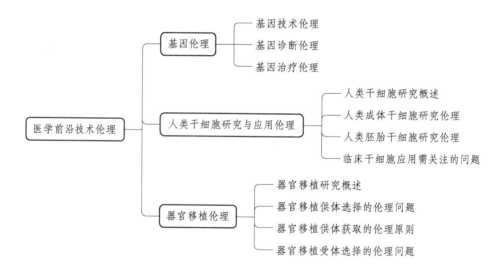

第一节 基因伦理

一、基因技术伦理

（一）基因和基因治疗概述

基因（gene）是对具有遗传效应的特定核苷酸序列的总称，是染色体上具有遗传效应的DNA分子片段，是遗传物质在上下代之间传递遗传信息的基本单位。每一种生物都有不同数目和结构的染色体。人体共有 23 对染色体，每个染色体只含有一个 DNA 分子，染色体是

DNA 分子的主要载体。每一个 DNA 分子是由腺嘌呤核苷酸、胞嘧啶核苷酸、胸腺嘧啶核苷酸、鸟嘌呤核苷酸这四种核苷酸构成的双螺旋结构。每一个 DNA 分子中包含有许多基因，人类遗传密码就储存在其中，传递着世代间的遗传信息。

基因一词源自古希腊语，意思是"生"。基因这个词汇在古希腊时期是一个哲学概念，近代以来，在哲学层面针对基因的研究包括：英国哲学家斯宾塞 1864 年提出"生理单位"；达尔文 1868 年将其叫作"微芽"。生命科学对于基因的研究一般认为是从孟德尔开始，他在日常的豌豆杂交实验中得出种子性状呈现 3∶1 分离比的结论。1953 年 4 月，美国人沃森和英国人克里克提出了 DNA 分子的双螺旋结构模型。

基因治疗（gene therapy）是基因工程的重要部分，它以分子遗传技术为基础，将克隆的正常基因序列（目的基因）导入基因有缺陷的患者体内，使导入的基因发挥作用，以纠正、代替缺陷基因，改善或者恢复这种基因的正常表达，从而达到治疗疾病、增进健康的目的。

20 世纪 50 年代初，对遗传物质的确立、DNA 双螺旋结构模型的建立，以及对基因结构和功能取得的新认识，使人们对自身的遗传机制有了更多了解，认识到基因作为机体内的遗传单位，不仅可以决定我们的相貌、身高，而且它的异常将会导致各种疾病。遗传病就是先天性遗传基因缺陷所致，因此，遗传病的治疗只有通过纠正有缺陷的基因才能真正奏效。这一设想由于 20 世纪 70 年代基因工程技术的创立和各种转基因技术的发展而得以实现。1980 年，美国加州大学进行了人类第一例真正意义的基因治疗，未获批准，也未获成功。1990 年 9 月，美国科学家首次对一名患有腺苷脱氨酶（ADA）缺乏症的 4 岁女孩施行基因治疗，取得初步治疗效果。1991 年起，国内外基因治疗临床试验越来越多。我国于 1991 年首次 B 型对血友病 B 进行基因治疗临床试验并取得初步效果。截至 1994 年，40 余项基因治疗方案被批准。截至 2002 年，400 余项基因治疗方案进入临床试验。

（二）基因技术的伦理问题

人类基因研究和人类基因组研究是遗传学研究的重要领域，包括基因序列、结构和功能分析、表达控制、特定基因定制、剪切和重组、人工生命合成等，应用范围包括临床诊断治疗、考古与医学人类学、优生优育、心理健康、预防医学与公共卫生事业、新药研发、动物培育、体力智力增强、人体细胞组织器官培养和修复工程等相关领域。

人类在基因研究领域已经取得了巨大的进步，并通过基因技术服务于人。但是，基因研究和技术应用引发的伦理问题日益突出。例如：基因组研究的伦理问题、基因测试的伦理问题、基因诊断的伦理问题、基因治疗的伦理问题、转基因研究的伦理问题、基因信息的伦理问题、基因专利的伦理问题等。

同样，生殖技术和优生学的研究和技术应用从细胞水平进入到基因时代亦带来巨大的伦理冲击。2016 年 4 月，世界首个"一父二母"的试管婴儿诞生，这表明第四代试管婴儿胚浆置换技术（germinal vesicle transfer，GVT）成功运用，从而辅助生殖技术进入基因时代。20 世纪 70 年代第一个试管婴儿诞生带来的伦理问题还没有完全消解，基因技术在辅助生殖方面应用又带来新的和更为尖锐的伦理难题。首先，基因技术让人类社会必须重新规定"父母"这个概念。如果说试管婴儿的诞生使得父母身份分解，那么基因技术的进一步使用使得父母身份"碎片化"，生物学母亲也被人为分解为两个或者更多。其次，GVT 需要另一个健康卵子，卵子从何而来？取卵的过程也是非常痛苦的，而且一个女性的卵子数基本是确定的，取卵必然会给捐卵女性带来身体上的伤害。当人类可以进行 GVT，那么一父多母，甚至多父多母，也就不存在技术难题。父母可否借助基因技术选择、制造一个"完美"的孩子？当人们有能力代替自然做出生命选择时，基因操纵对人类的影响也非常可怕。

克隆技术是基因技术的一种。克隆技术是利用生物技术由无性生殖产生与原个体有完全相同基因组织后代的过程。克隆各类动物似乎令人感到习以为常，但人类克隆依旧被世界各国所明令禁止，因为在技术之外有人类无法跨越的伦理鸿沟。其中，中国明确表示反对进行克隆人的研究，主张把克隆技术和克隆人区别开。

（三）人类基因组计划及其伦理问题

基因不是虚构的，是生命的遗传单位。在人类认识生命的基本结构之后，基因研究主要集中在针对特定基因片段的研究以及对整体基因组研究两个层次。人类对特定基因片段的深入研究和技术进步，使得人类整体基因组研究成为可能。对人类基因组开展整体测序、结构分析和功能研究始于 20 世纪 70 年代，当时美国开展的针对肿瘤的特殊基因研究的失败，使生物医学研究科学家认识到包括肿瘤在内的各种人类疾病都与基因直接或者间接相关，但是仅仅研究几个特殊的基因无法真正了解肿瘤等疾病的发病机制，更无法根治肿瘤。若想从根本上探讨疾病的发生变化规律，就必须从整体与局部的关系上分析和把握人类基因组的特征。1985 年，美国科学家率先提出人类基因组计划（human genome project，HGP），于 1990 年正式启动。人类基因组计划是一项规模宏大、跨国跨学科的科学探索工程，旨在测定人类染色体（指单倍体）中所包含的 30 亿碱基对组成的核苷酸序列，从而绘制人类基因组图谱，并且辨识其载有的基因及其序列，达到破译人类遗传信息的最终目的。我国于 1998 年分别在上海和北京成立了国家人类基因组南方研究中心和北方研究中心，在 HGP 研究计划中承担其中 1%的任务，即人类 3 号染色体短臂上约 3000 万个碱基对的测序任务。

2004 年，人类基因组图谱的成功绘就使人们看到了基因在决定人的性状、智力、健康、性格等方面的重要作用。可以说，生命的各种性质和活动都是受基因控制的，基因异常通常会导致生命异常，甚至人类的精神活动也在基因的控制之下。遗传学上曾经的争论重新被人们重视，遗传决定论进入分子水平——基因决定论。DNA 分子的双螺旋结构发现者之一詹姆斯·杜威·沃森（Janes Dewey Watson）就曾说："过去我们认为自己的命运存在于我们的星座中。现在我们知道，在很大程度上，我们的命运存在于我们的基因中。"

人类基因组计划的基本宗旨是：人类基因组图谱涉及巨大的人类共同利益，因此应通过国际合作来完成人体基因组图谱的破译工作，并建立完整的遗传信息数据库，成果为人类所共有共享，仅对每一个具体基因具体作用的研究成果授予专利。其根本任务是发现人类基因组所携带的完整的遗传信息，并将这种信息用于提高人类生命质量。具体内涵包括：测序人类基因组，包括遗传图谱、物理图谱、序列图谱和转录图谱的测序工作，以便更好地了解人类基因组的构成和功能；分析人类基因组，对人类基因组中的基因和 DNA 序列进行分析，以便更好了解人类基因组的功能和作用。人类基因组计划相关研究方向包括：结构基因组学研究、功能基因组学研究、医学基因组学研究、蛋白质组学研究、基因调控研究、生物信息学研究，以及相关伦理、法律、社会影响研究等。

人类基因组计划中设立了"HGP 的伦理、法律和社会意义"（ethical legal and social implication，ELSI）的研究项目。它的目标是：预测和考虑 HGP 对个人和社会的意义，考查将人类基因组绘图和排序后可能引发的伦理、法律和社会后果。人类基因组计划的伦理和社会问题主要集中在四个方面：第一，遗传隐私。人类基因组计划的完成意味着对个体基因组信息的大规模收集和存储。这引发了公众对遗传隐私、数据安全等问题的担忧，需要制定更加严格、可靠的法律、政策措施来保护个人基因组隐私。第二，商业化利用。随着技术的进步和成本的降低，基因检测和个性化医疗等商业化应用逐渐兴起。人类基因组计划的完成为这些应用提供了坚实的科学基础，但也需要警惕商业利益在患者权益和公共健康之间的平衡。第三，社会关怀。人类基因组计划的实施使得人们对基因与健康、疾病的认识更加深入。同时，也需要关注基因与社会因素的相互作用，以及基因多样性对权利和机会的影响，让基因科学更好地服务于社会公众，减少社会不平等。第四，战略安全。基因科学的发展也催生了新兴领域的竞争和合作，涉及国家安全、战略利益等方面。人类基因组计划的实施需要考虑如何保障基因信息的安全和合规性，防范相关技术被恶意利用和滥用。

联合国教科文卫组织制订的《世界人类基因组与人权宣言》认为，人类基因组意味着家庭成员在生物学意义上的统一性，开展相关研究必须考虑整个家庭（家族）的共同风险和利益，必须尊重家庭每一位成员的隐私，为家庭所有成员保密，必须充分考虑家庭成员的自主性，必须获得受试者（接受基因检测者）的知情同意。每个人的尊严和权利都应该受到尊重，无论其遗传特征如何。不能简单地把个人归结为他的遗传特征，每一个人都是独一无二的，因此对于个体人的尊重不能被其他概念所替代。

《世界人类基因组与人权宣言》声明，任何有关人类基因组及其应用方面的研究，尤其是生物学、遗传学和医学方面的研究，都必须以尊重个人或在某种情况下尊重有关群体的人权、基本自由和人的尊严为前提。违背人的尊严的一些做法，例如用克隆技术繁殖人的做法是不能被允许的。要求各国和各有关国际组织进行合作，以便根据宣言所陈述的原则，鉴别这些做法，并在国家和国际级别采取各种必要的措施。每个人都应本着尊重其尊严和权利的精神，利用生物学、遗传学和医学在人类基因组方面的成果。知识进步所必需的研究自由取决于思想自由。有关人类基因组研究的应用，特别是在生物学、遗传学和医学方面的应用，均应以减轻每个人及全人类的痛苦和改善其健康状况为目标。鉴于对人类基因组进行研究的伦理和社会影响，在从事这一研究的范围内，应特别注意研究人员从事活动所固有的职责，尤其是在进行研究及介绍和利用其研究成果时的严格、谨慎、诚实和正直态度。各国应努力确保这些研究成果不用于非和平目的，促使各级建立具有独立性的多学科和多元化的伦理委员会，对人类基因组研究及其应用所造成的伦理、法律和社会问题进行评估。

《世界人类基因组与人权宣言》声明，只有在对有关的潜在危险和好处进行严格的事先评估后，才能基于国家法律，进行针对某个人的基因组的研究、诊断或治疗。无论在什么情况下，均应得到有关人员的事先、自愿和明确的同意。如果有关人员不能表态，则应由法律从其最高利益出发予以同意或授权。每个人均有权决定是否要知道一项遗传学检查的结果及其影响。这种权利应受到尊重。在进行研究的情况下，应根据这方面实际的国家和国际准则或指导方针，对研究方案进行事先评价。按法律规定，如果有关个人不具备表示同意的能力，除法律授权和规定的保护措施外，只有在对其健康直接有益的情况下，才能对其基因组进行研究。任何人都不应因其遗传特征而受到歧视，因为此类歧视的目的或作用均危及他人的人权。为研究或其他任何目的而保存或处理的与可识别之个人有关的遗传数据应按法律规定的条件予以保密。任何人都有权根据国际法和国内法对直接和主要因对其基因组实施手术而受到损失要求公正合理的赔偿。

二、基因诊断伦理

（一）基因诊断概述

基因诊断（gene diagnosis）是指利用分子生物学技术，进行 DNA 水平上的诊断（检测结构缺陷）或 RNA 水平上的诊断（检测基因表达异常），又称 DNA 分析法。基因诊断可以诊断疾病，也可以用于疾病风险的预测。

目前，基因诊断已应用于以下几种情况：①临症基因诊断，医生根据患者病史、症状，为明确或排除某一疾病而进行的检查；②症状前基因诊断，主要用于一些遗传病家系或有遗传病倾向的家系中尚未发病、但有高度发病风险人群的诊断，特别适用于一些早期诊断后可进行预防性干预措施，避免出现严重不良后果的疾病；③产前基因诊断，主要是对一些具有生育患儿风险夫妇的胎儿进行诊断，对明确诊断为某种疾病的胎儿可采取干预措施，对目前患有尚无治愈可能疾病的胎儿可实施选择性流产；④胚胎植入前遗传学诊断（preimplantation genetic diagnosis，PGD），适用于有生育患儿风险又不愿根据产前诊断进行选择性流产的夫妇。

（二）基因诊断中的伦理问题

基因诊断是临床医学领域一种全新的诊断方法。无论是常染色体疾病，还是性染色体疾病、单基因疾病和多基因疾病等都可进行基因诊断。但基因诊断同样也存在许多的伦理问题，主要分为：①基因诊断的内容，也就是检测什么，是遗传性疾病、倾向性疾病，还是与疾病并无关系的智力、体力、外表等人类自然素质？②基因诊断的目的，也就是为什么检测，是为了预警、预防、治疗，还是为了获得基因资源？③基因诊断的结果，如何面对结果，目前已经开始应用的基因诊断方法所测得的结果是否可靠？病人在诊断过程中出现的一系列心理问题，医院是否应负责任？被诊断为基因缺陷阳性的患者的信息如何保密？被诊断为基因缺陷阳性的人如何得到公平对待，使他们不受保险公司、招聘单位和社会的歧视等。

（三）基因诊断中的伦理要求

基因诊断应用，要严格遵守以下伦理要求：第一，要尊重人权、尊重人格尊严，贯彻自愿原则，应将诊断目的、结果、后果、风险等相关情况如实告诉受检者。第二，基因诊断前后应进行遗传咨询，检查结果发现某些特殊疾病，如有治疗和预防的方法，应毫不延迟地提供给患者。第三，产前基因诊断的目的仅仅是向夫妇和医师提供胎儿健康状况，并根据情况提出合理的建议，患病胎儿的处置应由母亲或夫妇最终决定。第四，基因诊断不能应用于非医学目的的性别选择。第五，应加强对检测结果的保密，保护受检测者的个人隐私。第六，防止基因歧视，未经本人同意不得披露给单位（雇主）、保险公司、学校。第七，基因诊断方法所获得的有关个人及其家族的信息具有重要的科学价值。基于相关资料或信息进一步开展基础研究、应用研究或开发研究，必须征得当事人的知情同意，可识别的遗传信息必须去掉标识，并应妥善保管和处置采集的血样等生物标本。人类基因是遗传资源，具有重要的诊断、治疗和基因药物开发等应用价值，应注重保护人类基因这一重要的遗传资源。第八，保护医学样本提供者的知情权与专利收益分享权。基因作为一种生物资源，具有非常大的经济价值，因而必须保护医学样本提供者享有真正的知情同意权和利益分配。2000年，海牙国际伦理委员会按照公平原则发表了一项关于基因利益分配的声明，该声明指出"个人、人群或社团的贡献都应该得到回报"。国际人类基因组织也于同年发表了《关于利益分享的声明》，呼吁如果基因医学研究获得了利润，制药公司应该提取 1%～3%的利润返还给受试者。我国政府也赞同这一声明。

三、基因治疗伦理

（一）基因治疗概述

基因治疗（gene therapy）是指将外源正常基因植入靶细胞，以纠正或补偿缺陷和异常基因引起的疾病，是一种能够达到预防和治疗疾病目的的临床治疗技术，是基于改变细胞遗传物质所进行的医学干预。从定义可以看出，基因治疗的目的是治疗人类疾病，而不是增强人类的某些特性。

1975年，一批前联邦德国科学家使用病毒感染法对缺乏某种稀有酶而患痴呆症的两姐妹进行基因补充治疗，从此，基因治疗从实验室进入临床。现在的基因治疗手段主要包括基因修复、基因替代、基因抑制/基因失活、基因增强和基因激活。基因治疗的对象包括体细胞和生殖细胞两类。严格意义上的基因治疗，必须满足以下四个条件：第一，其作用对象为人而非动植物或者微生物；第二，所有物质为核酸而非其他药物；第三，治疗机制在于影响基因的表达；第四，对疾病相关基因应具有高度的选择性。

（二）基因治疗中的伦理问题

基因治疗的靶细胞主要分为两大类：体细胞和生殖细胞。从伦理角度而言，比较为人们所接受的是体细胞基因治疗，体细胞基因治疗研究与临床实践的伦理问题因不涉及胚胎，敏感程度低，即对体细胞基因缺陷进行矫正，因为这样仅对治疗的个体而不对其后代产生影响。目前，针对病情危重且无更好的常规疗法，如一些血液系统疾病和遗传病，公众大多乐于接受基因治疗。但此种治疗同样存在许多不确定因素而可能对人体带来损害，如逆转录病毒随机整合入人体染色体中，有可能激活隐性致癌基因或导致某些重要活性物质的缺乏，也可能因基因重组而产生具有感染力的野生复制型病毒而危害患者、医务工作者乃至公众。因此，体细胞基因治疗在实施中还应考虑三个伦理问题：第一，不应伤害患者，如增加患者的健康风险、产生有害基因突变和治疗导致传染病的传播等。第二，不能伤害医务人员和患者家属，伤害形式是治疗导致的疾病感染和心理伤害等。第三，不能伤害一般公众，包括治疗导致的新病毒的产生与传染、治疗费用负担增加、治疗带来进化效应（如对生殖细胞的意外感染）及其他意外事件。

生殖细胞基因治疗从理论上讲既可治疗遗传病患者，又可使其后代不再患这种遗传病，它实际上是比体细胞基因治疗更为有效、彻底的治疗方法。但生殖细胞基因治疗受目前技术和知识水平的限制，存在许多涉及可遗传至未来世代的复杂的不确定性改变，接受转基因的受体生殖细胞发生随机整合并可垂直传播给下一代，产生不可预知的远期严重副作用，如使后代变成癌症易感者及其他疾病易感者，甚至有可能产生非人类的一些特征和性状，这在伦理学上是不允许的，社会也不会接受。因为，我们对未来世代担负责任，我们今天的行为必须符合后代的最佳利益。因此，目前各国政府都采取措施，禁止将生殖细胞基因治疗用于临床，是合乎理性的、明智的。即使基因治疗技术和知识发展到了足以消除对后代可能造成损害的各种不确定因素的程度，生殖细胞基因治疗应用于临床也必须符合下列条件：第一，已经对某疾病相应的体细胞治疗有了多年经验，并是安全有效的；第二，已有足够数量的动物实验证明此生殖细胞基因治疗是可靠的、安全的和可重复的；第三，患者对这种方法表示知情同意；第四，大多数公众了解并赞成这种治疗；第五，社会有相应有力的管理和法律手段防止滥用。

基因增强在严格意义上不是治疗性的，而是植入一个补充的正常基因，使人的某些特征得到人们所需要的改变，如植入额外的生长激素基因以使身体长高。这种基因治疗在某些情况下有其合理性，如将补充的低密度脂蛋白（LDL）受体基因植入正常人体，可大大降低动脉粥样硬化引起的疾病的发病率和死亡率而不会扰乱体内生理平衡。然而人们担心的是这种非治疗的基因增强工程运用（或滥用）会导致严重的社会伦理后果，尤其是把增强的基因工程用于生殖细胞，是否意味着现代人将他们的价值强加于未来人，我们有没有这个权利？我们还无法想象增强基因尤其是增强生殖基因可能导致的各种严重后果。就目前来看，应当禁止将基因工程尤其是生殖细胞基因工程用于增强目的的实际应用。

一般认为，体细胞基因治疗只涉及患者个体，而生殖细胞基因治疗尤其是基因增强工程则对人类未来存在深远影响，因此引起人们在社会伦理方面更广泛、更深切的关注：人能否改变人？如果可以，又以什么标准来改变人？如果允许以某种标准去改变人，那么人的尊严何在？如不加以限制地任其发展，是否会发生违背自然规律、违背伦理要求的问题？法律对此应如何发挥作用？最使人无法接受的是人与动物的基因嵌合，即将人的基因植入动物或将动物的基因植入人体，这已成为目前一些研究机构的课题。荷兰科学家已成功将人乳铁素基因植入牛胚胎中，孕育出一头名为"海尔曼"的转基因公牛。这头公牛的雌性后代具有抗乳腺炎的能力，因而可使乳牛场生产更好的牛乳供应市场。此项成果引起生物学家的巨大震撼和激烈争论。反对者认为，人（基因）与动物（基因）杂交本身就是一种伦理上的反动。人类的形成经历了漫长的进化过程，才成为与其他动物截然不同的高级动物，这种进化既是文明的又是艰难的，可如今却反其道而行之，将人与动物合而为一，这就是倒退。而且人与动物基因嵌合有发生基因突变的风险，对这些问题应进行深入探讨，以求得科学解决，促进医学科技的健康发展。

（三）基因治疗的伦理原则

基因治疗必须遵守医学伦理学的基本要求：尊重原则、自主原则、不伤害原则和公正原则等。另外，在基因治疗的实施过程中还应坚持以下伦理原则：

1. 安全性原则

基于基因治疗的研究现状和其固有的高风险性，目前开展基因治疗首先应该考虑其安全性。要做到这一点，就必须有严谨的科学态度，不能急功近利，更不能为经济利益所驱使而放弃安全性原则。在临床上开展基因治疗必须具备以下条件：具备合适的靶基因，即作为替代、恢复或控制的目标基因具有合适的靶细胞，即接受靶基因的细胞具有高效专一的基因转移方法，以使外源靶基因导入靶细胞内；基因转移后对组织、细胞无害，在动物模型实验中具有安全、有效的治疗效果，过渡到临床实验或应用前需向国家有关审批部门报批。

安全性原则不仅指向患者个体，而且指向全体人类。因此，对涉及有可能影响人类未来的基因治疗应慎之又慎，严格遵循安全性原则。

2. 知情同意原则

基因治疗仍处于理论完善与技术改进阶段，目前采用的任何基因治疗技术都是实验性的。技术的不确定性及预后的不可预测性存在对患者产生潜在伤害的可能性，因此必须坚持知情同意原则，让患者意识到即将采取的基因治疗方案对他本人有何益处，同时亦可能导致哪些伤害，让患者自主决定，自愿接受治疗，并自觉承担治疗所产生的一切后果。

后代有权利保护自己的基因不被人工操纵，有知情同意的权利。所有现代人应尊重后代的权利，拒绝对生殖细胞进行基因治疗。是否进行基因治疗，由成人之后的后代自行决定。

3. 保密原则

基因治疗的前提是必须获得患者的全部遗传信息，运用症状前测试、隐性基因携体筛查、产前诊断等诊疗技术能够得到充分的遗传信息。通过遗传信息的揭示，可以确定一个人的智力、身体状况及其他特征。如果把患者的遗传信息尤其是遗传缺陷泄漏给外界，有可能影响患者的升学、就业和保险申请，产生基因歧视等社会问题。为了避免社会歧视、保证患者平等的人格权利，应当在基因治疗中严格保守患者的遗传秘密。

4. 社会责任原则

基因治疗费用昂贵，大多数患者无法承担，有可能导致医疗费用过度增长的社会经济问题及只有少数人受益的社会公正问题。但是，基因治疗往往不只是患者个人的治疗问题，还会引起社会的关注，医疗者必须有基本的社会责任感。

此外，还应该严格区分"基因治疗"和"基因改良"。基因治疗仍处于实验阶段，存在一定的风险，但前景良好，值得继续实验。不过有关实验应在严格的管理之下进行，同时还应正确地向公众宣传基因治疗所能带来的利益和风险。而改造人体基因、使"优良的"特征遗传下去，这种做法的益处和安全性缺乏可靠的科学依据，有可能给人类后代带来危害，在伦理上是不能被接受的。

第二节 人类干细胞研究与应用伦理

一、人类干细胞研究概述

（一）干细胞的概念

干细胞（stem cell）是机体在生长发育中起"主干"作用的原始细胞，它具有自我复制、更新、无限增殖扩容及多向分化的潜能，是国际生命科学领域关注的热点。

干细胞的重要意义在于它具有发育成各种需要的组织，替代多种疾病发生时的损伤组织，恢复其组织结构、生理功能的潜能。

（二）干细胞分类

1. 按照发育阶段，干细胞可分为成体干细胞和胚胎干细胞两种类型

（1）成体干细胞（adult stem cell）：人体各种组织或器官内具有自我更新和分化潜能的特定多能或专能细胞，如造血干细胞、神经干细胞、上皮干细胞等。

（2）胚胎干细胞（embryonic stem cell）：人体的生长和发育中起主干作用的原始细胞。这些原始细胞具有无限增殖、自我更新和多向分化的潜能。

2. 按照分化潜能，干细胞可分为全能干细胞、多能干细胞和单能干细胞三种类型

（1）全能干细胞（totipotent stem cell）：具有自我更新和分化形成个体所有细胞类型的能力的干细胞，如胚胎干细胞。

（2）多能干细胞（pluripotent stem cell）：具有能分化为各细胞组织的潜能，但失去发育成个体的能力。

（3）单能干细胞（unipotent stem cell）：具有向一种类型细胞或相关类型分化的能力。

（三）干细胞研究现状

干细胞是人体内最原始的细胞，具有较强的再生能力，在干细胞因子和多种白细胞介素的联合作用下可扩增出各类细胞。从理论上讲，人类胚胎干细胞具有全功能性，在一定的诱导条件下，既可发育分化为感受和传导生物电信号的神经组织，也可分化为携带氧的血细胞，还可分化为提供血液循环动力的心肌细胞。目前，已经发现可以从骨髓、胚胎、脂肪、胎盘和脐带等渠道获得干细胞。科学家已成功地分离出人类多能干细胞，并且已经在实验室里培养它们，建立了干细胞系。

在临床运用中，造血干细胞应用较早。20 世纪 50 年代，临床上就开始应用骨髓抑制来治疗血液系统疾病。20 世纪 80 年代，外周血干细胞移植技术逐渐推广。目前，许多研究工作都是以小鼠胚胎干细胞为研究对象展开的，随着胚胎干细胞研究的日益深入，生命科学家对人类胚胎干细胞的了解迈入了一个全新阶段。

二、人类成体干细胞研究伦理

（一）人类成体干细胞移植技术

人类成体干细胞（包括胚外组织来源的干细胞）移植技术，是指将患者自体（或异体）具有生物活性的成体多能干细胞或诱导分化成一特定的细胞类型后，移植到患者体内继续增殖，以修复损伤组织和器官。人类成体干细胞移植技术可以划分为三类：第一类，不在体外进行特殊技术处理的以人类原代细胞/组织为基础的细胞，例如造血干细胞、角膜、软骨细胞等，移植治疗血液系统疾病、角膜损伤和软骨损伤，其中骨髓干细胞早在 20 世纪中期就已开始应用于临床治疗血液系统疾病，已属于常规治疗。第二类，经体外扩增和诱导分化培养等特殊处理的成体干细胞，例如神经干细胞、间充质干细胞等用于一些疾病的临床试验治疗（研究）。这一类目前正处于深入探索阶段，将在取得系统的安全性和有效性的科学评价基础上，认真开展规范的临床试验研究。第三类，经基因处理后的成体干细胞，例如成体干细胞基因治疗、iPS 细胞治疗，或以成体干细胞为载体的非医学目的干细胞移植。这一类尚处于临床前的基础研究阶段，临床试验研究尚未受理，更不能应用于临床治疗，非医学目的的成体干细胞移植应明令禁止。

（二）人类成体干细胞临床试验和应用的伦理原则

我国国家人类基因组南方研究中心伦理学部起草的《人类成体干细胞临床试验和应用的伦理准则（建议稿）》提出，成体干细胞临床应用的安全性和有效性尚未得到充分证明前，必须首先按科学原则和伦理原则进行临床前研究和规范的临床试验。人类成体干细胞临床试验和应用应遵循的伦理原则如下：

1. 科学性原则

人类成体干细胞的临床试验和运用必须以科学理论为指导，在科学研究包括动物实验在内的临床前研究的基础上进行。临床试验和应用的整个流程要保持科学严谨，符合普遍认可的科学性原则。

2. 不伤害/受益原则

人类成体干细胞的相关产品应有第三方权威机构检验。进行相关临床应用前，需对受试者进行风险和受益评估。临床应用应努力实现风险最小，受益最大。

3. 知情同意原则

进行人类成体干细胞的相关研究，需对受试者提供全部的信息，不得有任何隐瞒，并确保受试者理解。受试者可在任何时候、以任何理由退出试验，且不受到胁迫和歧视。

4. 公正性原则

征集受试者时应制订公平的纳入和排除标准，对受试者的受益和负担要公正合理的分配。给予受试者同等的表达意见和辩论的机会，不偏不倚。

5. 公益性原则

人类成体干细胞临床试验结果证明安全有效时，研究者应进行实事求是的科学总结并在专业杂志公开发表，研究者、资助单位和政策制订部门应充分考虑本项研究的社会公共利益，站在社会责任担当的角度，实现社会利益最大化。

6. 非商业性原则

采集临床试验用的人类成体干细胞，禁止任何参与的个人或机构收取适当服务费之外的报酬，捐献者应无偿自愿捐献。人类成体干细胞临床试验的费用应寻求相关部门或基金会资助，不允许向受试者收取费用。

人类成体干细胞从研究到临床应用还需要经历一个漫长的过程。从科学角度看，还存在以下问题：干细胞及其最终的衍生物的安全性、纯度、稳定性和有效性尚不能完全保证；干细胞的自我更新和分化难以控制，实验过程中不可避免地出现不均一性；许多疾病的动物模型不能准确地反映人类疾病，且动物毒理学实验难以预测对人类的毒性；人类细胞移植到动物机体的实验不能有效预测人体对移植细胞的免疫和其他生物学反应；干细胞及其产物作用于不同的靶点同时产生有益或有害的作用，会产生异位组织和肿瘤，临床前的安全性证据极为重要；细胞移植将在病人身上持续数年或不可逆，故需对病人进行长期监测和随访；干细胞可能来源于不同年龄、性别和种族的捐赠者，含有不同的分子标记，关于捐赠程序的标准化，建立严格的成体干细胞来源质量控制等，这些工作才刚刚起步。

人类成体干细胞治疗技术的临床应用，还应实行严格的准入制度。2009 年，我国卫生部颁发的《医疗技术临床应用管理办法》指出干细胞治疗属于第三类医疗技术，应由卫生行政部门严格控制和管理。2015 年，国家卫生计生委发布的《限制临床应用的医疗技术（2015版）》目录再次指出，由于造血干细胞（包括脐带血造血干细胞）移植治疗血液系统疾病技术"安全性、有效性确切，但是技术难度大、风险高，对医疗机构的服务能力和人员技术水平有较高要求"属于需要限定条件的医疗技术。2017 年，国家卫生计生委颁发了针对干细胞治疗的《造血干细胞移植技术管理规范（2017 版）》和《造血干细胞移植技术临床应用质量控制指标（2017 版）》从技术操作和制度规范等方面严格把控干细胞治疗。成体干细胞属于具有人类细胞因子的医疗产品，应根据我国国家药品监督管理局颁发的《药物临床试验质量管理规范（2020 版）》严格审查，未经批准，不得进入医疗市场。

三、人类胚胎干细胞研究伦理

（一）人类胚胎干细胞的来源问题

人类胚胎干细胞的来源存在伦理争论。根据《人胚胎干细胞研究伦理指导原则》第 5 条规定，用于研究的人类胚胎干细胞只能通过下列方式获得：第一种是利用体外受精多余的配子或囊胚；第二种是自然或自愿选择流产的胎儿细胞；第三种是体细胞核移植技术所获得的囊胚和单性分裂囊胚；第四种是自愿捐献的生殖细胞。但上述四种胚胎干细胞在来源上都存在相关的伦理争论，因而必须严格遵循相关的伦理准则。

第一种胚胎干细胞的来源是利用体外受精多余的配子或囊胚。由于体外受精成功率的影响，需要从不孕妇女体内一次取出较多卵子，具体方式是通过激素刺激排出更多的卵，在体外与精子结合，形成多个胚胎，除去植入的受精卵以外，其余冷冻保存，以备需要时再次植入使用。将多余胚胎用于科研所涉及的伦理问题包括胚胎的道德地位，即胚胎是否是患者、医生、研究者方带来利益冲突等。

第二种胚胎干细胞的来源是自然或自愿选择流产的胎儿细胞，可以从中提取多能干细胞和单能干细胞。应明确因身体原因、情感原因或者社会原因而自然流产或者选择做流产手术，与提取干细胞开展科研活动没有直接的因果关系，不能抱着提取胚胎干细胞的目的而使孕妇流产。科学研究可以使用自愿捐献的流产胎儿的尸体，通过提取其中的干细胞开展基础研究或应用研究，但应当征得捐献流产胎儿的女性及其家庭成员的知情同意。在实际工作中，应在实施堕胎手术之前告知孕妇，让孕妇充分知情、自愿同意。必须去掉标识，一定要为实施堕胎手术的孕妇保守秘密，充分尊重捐献者的隐私权等相关权利。如果提取的干细胞有临床应用前景或者其他经济效益，一定要充分地告知捐献者，并可以适当给予资金补偿或者物质补助，但是不能构成不当的物质诱惑。

第三种胚胎干细胞的来源是体细胞核移植技术所获得的囊胚和单性分裂囊胚，是一种克隆技术。克隆技术制造胚胎具有更尖锐的伦理争论，争论的焦点是能否区分开治疗性克隆和生殖性克隆，以及胚胎的法律和伦理地位问题。

第四种胚胎干细胞的来源是自愿捐献的生殖细胞（包括精子和卵子），通过体外受精的方式获得胚胎。除了胚胎的法律和伦理地位以外，伦理争论还包括精子、卵子的获得是否符合伦理，激素促排卵方式获得卵子诱发肿瘤的风险是否充分告知了妇女，实验剩余胚胎的保存和处置等。

（二）人类胚胎干细胞研究的伦理准则

由于人类胚胎干细胞来源于体外受精时的多余配子或囊胚、自然或自愿选择流产的胎儿细胞、体细胞核移植技术所获得的囊胚和单性分裂囊胚、自愿捐献的生殖细胞，因此，人类胚胎干细胞研究涉及人类胚胎的伦理地位——胚胎是不是人的问题。由于研究者的生活环境、文化背景和宗教信仰不同，对人类胚胎地位的认识也不同。目前有两种观点：一种观点是人的生命是从受精卵开始的，人类胚胎实验就是对人的不尊重，是侵犯人权，毁坏胎儿就等于谋杀生命。因此极力反对人类胚胎干细胞的一切研究。另一种与之相对立的观点则认为人类胚胎并不具备现实生活中人的特征，特别是在胚胎早期阶段，它不具有意识和自我意识，只不过是没有独立道德地位的一团细胞，因此，进行人类胚胎干细胞的研究是完全允许的。综合以上两种观点，更多的研究者认为，人类胚胎尽管还不具备与人一样的社会学意义，但它已经具有了人的生物学意义，具有发展成人格生命的潜力。所以，它应该享有一定的伦理地位，并得到应有的尊重，其处置要符合一定的程序和要求。对于胚胎实验，不能超过卵子受精后 14 天，因为 14 天后胚胎逐步发育了神经感觉系统，具有了人格生命。所以前胚胎期（卵子受精后 14 天内）在严格管理调控下进行胚胎干细胞的研究，伦理上是可以接受的。

人类胚胎是人类的生物学生命，应该得到尊重，没有充分的理由不能随便操纵和毁掉人类胚胎。进行人类胚胎干细胞研究，必须认真贯彻知情同意与知情选择原则，签署知情同意书，保护受试者的权益。人类胚胎干细胞研究的伦理准则还包括胚胎的体外培养、胚胎处置等问题。按照我国《人胚胎干细胞研究伦理指导原则》相关条款的规定，禁止进行生殖性克隆人的任何研究。进行人类胚胎干细胞研究，必须遵守以下行为规范：利用体外受精、体细胞核移植、单性复制技术或遗传修饰获得的囊胚，其体外培养期限自受精或核移植开始不得超过 14 天；不得将前款中获得的已用于研究的人囊胚植入人或任何其他动物的生殖系统；不得将人的生殖细胞与其他物种的生殖细胞结合；禁止买卖人类配子、受精卵、胚胎和胎儿组织。

我国大多数学者同意以维护和提高人类健康为目的的人类胚胎干细胞的研究，但应按照《赫尔辛基宣言》的要求进行伦理学审查，切实维护相关者的权益，这也是医学伦理委员会的重要职责。

四、临床干细胞应用需关注的问题

（一）加强各利益相关方之间的协商合作，处理好各种利益关系，避免利益冲突

干细胞技术的发展已经引起公众的高度关注，而公众的态度和意见会直接影响干细胞研究的开展和结果。其中，公众的参与是干细胞技术治理的重要一环。允许公众参与、进行社会监督意味着干细胞技术的研究与应用应该在开放、透明的环境中进行。这样，公众就可以在伦理难题与实用价值之间自主地进行权衡与选择。毁坏自愿捐献或辅助生殖剩余胚胎与个体生命的拯救比起来哪个更为重要，在死亡的威胁与被物化的操纵之间应该怎样做出选择……这些都是需要协商才能解决的问题。

（二）完善国家法律法规，出台干细胞研究与应用的管理办法

在综合治理的模式下，国家和政府仍然是重要的力量。严禁干细胞基因治疗用于非医学目的，例如增高、提高智商等。经临床试验证明安全和有效后，成体干细胞治疗临床应用须经卫生部门批准，取得准入资格后方可进行。建立国家级成体干细胞移植治疗专家委员会和伦理委员会。建立严格的准入制度：省、市、自治区卫生行政部门对辖区内成体干细胞的临床试验和临床应用负有管理、监督责任；有关成体干细胞及其衍生物的临床试验和应用均应遵循伦理准则。

（三）加强宣传，帮助公众理解干细胞技术

干细胞技术的目标不仅在于将科学研究成果转化为临床应用，更重要的是要被患者和公众所接受。这是因为，一方面干细胞研究需要患者和公众参与到临床试验中，另一方面公众对该研究的参与和理解程度也会影响到国家的经费投入。因此，向公众准确地表述干细胞治疗，帮助公众理解干细胞技术，对于干细胞技术的健康发展很有必要。

（四）遵守规定，实施干细胞创新疗法应满足一定条件

将干细胞创新疗法提供给患者，需要具备以下条件：第一，受试对象应是个别晚期肿瘤或严重损伤的患者，已确实无其他更好的药物和医疗技术可供选择。第二，临床医师应提出创新疗法的全面的书面计划，包括选择成体干细胞治疗技术的科学合理性根据；有临床前研究的安全性和有效性科学数据；有符合科学要求的干细胞技术操作设施；有治疗副作用、并发症或不良反应的计划；有收集和使用数据评估有效性和不良反应的计划；有随访计划；有合适的资金来源；等等。第三，临床医师应承诺通过从个别患者那里获得的经验，最终成为普遍性知识，书面报告还应包括用系统和客观的态度来确定治疗结果；将治疗结果，包括阴性结果和不良事件在学术会议或专业杂志上向医学界报告；在一些患者身上获得阳性结果后及时转入正式的临床试验。

第三节 器官移植伦理

一、器官移植研究概述

（一）器官移植

器官移植（organ transplantation）是通过手术等方法，用健康的器官置换功能衰竭甚至丧失的器官，以治疗严重疾病、恢复生理功能、挽救垂危患者的治疗方法。根据受体不同，可分为自体移植、同种异体移植、异种移植；根据移植位置不同，可分为原位移植和异位移植。

1. 自体移植

自体移植是指将自身的某种细胞、组织、器官等进行移位再植，主要包括自体脂肪移植、自体毛发移植、自体干细胞移植、自体表皮移植，以达到修复组织缺损的目的。

2. 同种异体移植

同种异体移植即同种不同基因型个体之间的移植，是临床最常见的移植类型，也是移植免疫学研究的重点所在。

3. 异种移植

异种移植是指不同物种间的组织移植，例如从狗到人。异种之间存在很大差异，因此这种移植成功的可能性很小，负责组织排斥的免疫系统将很容易地识别出外来组织并强烈排斥它。

4. 原位移植

原位移植是指将供者的器官移植到受体原有的解剖位置。

5. 异位移植

异位移植是指将来源于他处的器官移植到非该器官原有的解剖位置。

（二）器官移植的发展

在 19 世纪，人们便开始了器官移植的实验研究。20 世纪以来，由于显微外科技术和低温生物学的不断发展、免疫抑制药物的产生及外科麻醉技术的发展，器官移植作为治疗某些疾病的手段被运用于临床。1954 年，美国波士顿医院的约瑟夫·默里（Murray）医生首次在一对孪生兄弟间成功移植肾脏，开创了人类器官移植的新时代；1963 年，托马斯·厄尔·美国的斯塔兹尔（Thomas Earl Starzl）第一次在临床上施行原位肝移植；1967 年，南非的克里斯蒂安·巴纳德（Christiaan Bamard）进行了首例临床心脏移植，将一位 24 岁女性的心脏移植到 56 岁男性的身上，使之存活了 19 天。目前，各种类型的器官移植已成为人类医治某些疾病的有效手段，出现了大批 5 年、10 年甚至 20 年以上移植器官功能完好、生活质量良好、精神状态正常的长期存活者。

我国器官移植较国外晚 10 年左右，但近些年发展很快，已陆续发展了肾、心脏、肝、肺、胰腺、脾、角膜、睾丸、甲状腺及多器官联合移植等30多种移植技术，并且在某些领域具有自己的特色，居世界领先水平。

二、器官移植供体选择的伦理问题

器官移植是现代生命科学中最引人注目的医疗技术之一，它的临床应用使许多本来难以恢复健康的患者得以康复，使许多患有不治之症的人获得了生的希望。从医学角度看，人体器官是最佳的供体器官，而人体供体器官可来源于活体器官、尸体器官和胎儿器官。近年来，为了解决器官移植供不应求的问题，又发展了异种动物器官移植、人造器官移植等器官移植。不同来源的供体器官面临不同的伦理问题。

（一）活体器官的选择

围绕活体器官移植的争论来自两个层面：一是少部分双器官（肾）、再生器官（骨髓）的器官移植。为了挽救一个患者而伤害一个健康人，这种伤害是否道德？二是心脏等体内生命必不可少的单一脏器的器官移植。这类器官移植等于用一个人的生命去换另一个人的生命，其供体器官能来自活体吗？对此，存在两种不同的观点。

一种观点认为，对于受体来说，双器官（如肾脏）中的一个或单个器官中的一部分（如肝脏）进行活体器官移植比尸体器官移植有更高的存活率，也更有利于受体的生存利益。对于供体来说，在不危害自己的生命及降低自己的生活质量的前提下，自愿把自己的器官组织捐献给一个生命垂危的患者，挽救其生命，这本身就是一种最大的利他行为。

另一种观点认为，人体的重要单一器官，如心脏、肺、脾，在任何时候出于任何理由在健康活体身上摘取都是不允许的，无论在伦理上还是法律上都是难以接受的。而成对器官（如活体肾）的移植主要以亲属间的移植为主。一般认为，活体器官移植无论对受体还是供体都存在难以避免的风险，在实施该项手术的过程中，使风险降到最低限度、恪守伦理原则是至关重要的。

（二）尸体器官的选择

使用没有生命的尸体器官，似乎不存在什么伦理问题。但恰恰相反，尸体器官的利用，存在着比活体器官更为复杂、更难解决的伦理问题。

1. "心在跳动"的尸体

使用活体器官的伦理问题，主要存在于肾移植和部分肝移植中，而使用尸体器官的伦理问题则是由心脏移植而引起。心脏移植对供体的要求是特殊的，按人们的常识来说是极其矛盾的，原因是：第一，供体必须是已经死亡的尸体。心脏是人体极其重要的单一器官，从活体摘取，必然导致供体死亡。所以心脏移植与肾移植不同，器官供体只能是尸体而不能是活体。第二，供体的心脏必须还在跳动。心脏移植要求供体的心脏必须正常，而且在移植前要采取各种措施维持供体的生理血压，以保持心跳。供体只能是尸体，而这具尸体的心脏还在跳动，这对采用心肺死亡标准的人类常识来说的确是一个悖论。所以，脑死亡标准的确立成为尸体器官移植的关键。

2. 脑死亡供体的选择

从科学的角度讲，为了使移植手术成功，从摘除器官到实施移植手术的间隔时间越短越好，一般心脏是 4 小时以内，肝脏 20 小时以内，肾脏 48 小时以内，超过这个时间则成功率极小。新鲜而有活力的供体器官移植不仅可以提高器官移植的成功率，而且有利于患者的术后恢复和延长存活期。但如果按照传统，将心肺功能的丧失作为死亡的判断标准，呼吸循环停止往往会导致体内各个器官的损害，在这种情况下进行心、肺和其他重要脏器的移植几乎是不可能的。脑死亡标准的确立可以为器官移植的开展和供体器官的来源提供可靠的保障。因为大脑死亡后体内其他器官还可存活一段时间，或应用现代医学技术延缓其他器官的死亡时间而为移植所用。

（三）胎儿器官的选择

胎儿器官移植是指把胎儿作为器官供体进行的器官移植。医学研究者希望能将人工流产胎儿的某些组织移植到一些患者身上治疗某些疾病。胎儿器官移植有特殊的优点：胎儿组织抗原弱，排斥反应小，成功的可能性大，并且能扩大器官来源。近几年胎儿器官移植取得巨大进展，为解除人类许多疾病带来了希望。

但是，胎儿供体的情况非常复杂。如果利用已发生脑死亡的胎儿作为供体一般不存在争议，无论从胎儿的双亲、医学需要，还是从社会的心理、国家的法律及伦理学角度，都可以得到认可。但是，如果用引产、流产胎儿作为器官移植的供体，就是一个相当复杂的生命伦理难题。暂且不说"胎儿是不是人"在学界尚争论不休，晚期妊娠引产本身在国际上就是普遍受到禁止的。

胎儿组织器官移植用于治疗疾病的伦理问题主要在于怎样做才合乎道德。一些妇女可能出于经济原因而有意流产出卖婴儿，即怀孕的目的就是为了流产胎儿。另外，一些妇女在妊娠后对流产举棋不定时，一旦知道流产会带来经济利益而选择流产，就可能造成流产泛滥，危及妇女和胎儿的生命和健康。因此，有必要制定专门的伦理规范和法律，保证来自选择性流产的胎儿组织器官，以道德上可以接受的方式使用。此外，对供体胎儿及孕妇健康状况也应有相应的标准，以保证受体的安全。通过立法禁止买卖胎儿组织器官，杜绝胎儿组织器官黑市交易。使用胎儿组织器官应取得夫妇双方同意，以避免以后的法律纠纷和道德争议。公布胎儿组织器官移植的过程、批准、实施等，以便公开监督，防止不道德行为的产生。

（四）异种器官的选择

异种器官移植，即将动物的器官移植到人体上，以达到治病救人的目的。

将不同物种的部分器官结合起来在中西方的古代神话中都有过类似的描述。在医学科学高度发展的今天，神话已经成为现实。自 1905 年，一位法国外科医生把兔肾脏的一块切片植入患者肾脏中，完成首例异种器官移植后的 100 多年的时间里，人类进行了多种动物器官用于人体器官移植的研究。但由于异种间组织差异太大，排斥反应激烈，现有的免疫抑制药物无法有效控制，使异种器官移植举步维艰。然而，随着基因工程的发展，异种器官移植又出现了新的转机，科学家们改变思路防止排斥反应从过去在人体上下功夫，转变为在改良提供器官的动物体上下功夫，带有人类基因的转基因动物应运而生。当第一只转基因猪在伦敦诞生时，世界哗然。人们质疑：带上人类基因的猪究竟算人还是算猪？将来还会有多少人类基因植入猪体？如此下去，人与其他动物的区别到底在哪？食用含人类基因的猪肉，是否算"吃人"？等等。

异种器官移植引起了比同种器官移植更为敏感和复杂的伦理问题。其中至少有三个问题应特别引起人们的注意：第一，移植器官的种类应受到限制，部分腺体（如睾丸、卵巢）不能异种移植，否则将严重违背伦理。有些器官（如脑）也是不能移植的。其他器官能否移植，要以该器官移植后能否引起人的特性改变为伦理准则。第二，考虑器官功能和减少排斥反应，灵长类异种器官成为首选。但其中黑猩猩和狒狒属于受《动物保护法》保护的珍稀动物，因此，动物实验和临床试验的选择应践行法律标准，慎之又慎。第三，动物器官供体可能带有未知病原病毒，这些病原病毒可能通过感染被移植的患者而扩散到整个人群，引起流行病。

（五）人造器官的选择

人造器官在生物材料医学上是指能植入人体或能与生物组织或生物流体相接触的材料，或者说是具有天然器官组织的功能或天然器官部件功能的材料。人造器官主要有三种：机械性人造器官、半机械性半生物性人造器官、生物性人造器官。

机械性人造器官（mechanical artificial organs）。机械性人造器官是完全用没有生物活性的高分子材料仿造一个器官，并借助电池作为器官的动力。日本科学家已利用纳米技术研制出人造皮肤和人造血管。

半机械性半生物性人造器官（biomechanical artificial organs）。半机械性半生物性人造器官是将电子技术与生物技术结合起来。在德国，已经有 8 位肝功能衰竭的患者接受了人造肝脏的移植，这种人造肝脏将人体活组织、人造组织、芯片和微型马达奇妙地组合在一起。这种仿生器官可能会在未来得到广泛应用。

生物性人造器官（biological artificial organs）。生物性人造器官则是利用动物身上的细胞或组织，"制造"出一些具有生物活性的器官或组织。生物性人造器官又分为异体人造器官和自体人造器官。比如，在猪、老鼠、狗等身上培育人体器官的试验已经获得成功；而自体人造器官是利用患者自身的细胞或组织来培育人体器官。前两种人造器官和异体人造器官，移植后会让患者产生排斥反应，而异体人造器官可能存在伦理争议，因此，科学家最终的目标是患者都能用上自体人造器官。科学家乐观地预料，不久以后，医生只要根据患者自己的需要，从患者身上取下细胞，植入预先由电脑设计而成的结构支架上，随着细胞的分裂和生长，长成的器官或组织就可以植入患者的体内。

随着医学技术的飞速发展，越来越多的人造器官被用于临床。如人造乳、人工喉、人造耳蜗、人造关节、人造肺（ECMO）等等。人体器官病损后，如肾、肝、心脏衰竭等，通过药物、手术等治疗方式无法达到治疗效果时，器官移植将成为唯一治疗手段。但全球可提供移植的器官数量远低于需要器官移植的患者数量，大多数患者无法得到适配器官，人造器官发展的重要性由此显现，人造器官的前景是非常可观的。但是，人造器官在挽救患者生命、提高人类生活质量的同时，也导致了新的伦理问题的出现。比如在异体人造器官的移植上，如前文所述，带有人类基因的转基因动物还是纯粹的动物吗？在动物身上培养人体器官，再将这样的器官移入人体是否会模糊人与动物的界限？再比如，自体人造器官是否会使人的寿命无限延长？当一个人大部分的组织器官都被更换时，此时的个体还是原来的个体吗？总之，人造器官移植尚有许多伦理争议还待解决。

三、器官移植供体获取的伦理原则

（一）自愿捐献原则

自愿捐献是人体器官最理想的收集方式。自愿捐献的道德合理性在于强调了鼓励自愿和充分知情同意前提下的利他目的。《人体器官移植条例》第 7 条规定："人体器官捐献应当遵循自愿、无偿的原则。"任何人在任何情况下，使用强迫的手段获取他人的器官，都是不道德的。1968 年美国制定的《统一遗体捐赠法案》体现了"自愿捐献"的伦理原则。该法案的基本条款是：①任何超过 18 岁的个人可以捐献他身体的全部或一部分用于教学、研究、治疗或移植；②如果个人在死前未做捐献表示，他的近亲属可以做出捐献决定，除非已知死者反对；③如果个人已做出捐献表示，不能被亲属取消。该法案强调了"自愿"的原则。如果个人生前反对捐献尸体，死后任何人也不得捐献；同样，如果个人生前自愿捐献尸体，死后任何人也无权阻止。

（二）禁止商业化原则

有观点认为：建立器官市场，允许个人买卖器官可以增加器官供应，解决临床短缺。个人或委托代理人应有权使用和处置他们的身体。也有观点认为：以盈利为目的的器官市场的必然结果是两极分化，穷人只能出卖器官而享受不到器官移植的好处；穷人在绝望条件下被迫出卖器官，不可能做到真正的自愿同意。器官的市场化最终将导致器官和移植质量的下降。无论在我国还是在其他国家，都有一些人会有自愿捐献的想法，再配合合适的政策鼓励和法律保障，自愿捐献必定成为供体器官的最大来源。严格按照法律和医学程序的捐献可以最大限度地保证器官的高质量。

需要强调的是，任何组织或者个人不得以任何形式买卖人体器官，不得从事与买卖人体器官有关的活动。人体器官买卖严重违背了生命尊严原则与非商业化原则这些社会伦理底线，破坏了人类长期确立的生命无价的价值观，会极大破坏人类生命社会秩序。从性质上说，人体器官买卖本身是一种对社会具有严重危害性的新型犯罪，一些急需接受器官移植的患者为了得到可供摘取的器官，会不惜高价购买。世界卫生组织《伊斯坦布尔宣言》中禁止非法买卖器官的原则指出：细胞、组织和器官仅可自由捐献，不得伴有任何金钱支付或其他货币价值的报酬。

（三）供体利益保护原则

人体器官捐赠是一种以人体器官为特殊标的物的行为，要充分尊重相关当事人的意愿。尤其在进行活体器官捐献与移植时，应当以供体（即器官的捐献者）的身体健康和生命安全为优先考虑的因素。这既是对供体自愿捐献自己身体器官所折射出来的对社会和人类的责任感和道德情操的肯定，也是平衡受体和供体之间在器官移植中的利益得失的需要。

在大部分国家的立法中，活体器官的捐献只能以供体的生命和健康并不因此受到损伤为前提，手术必须是在对供体健康和生命没有直接影响的情况下进行。有一条基本原则是，如果捐献器官会给捐献者的健康带来严重的危险，则器官的捐献是被禁止的。

四、器官移植受体选择的伦理问题

既然移植器官"供不应求"，就必然存在如何分配的问题。器官移植受体选择的标准，可分为医学和非医学两个方面。

（一）医学标准

医学标准所重视的是尽量保持手术的成功。主要包括以下几个方面：一是年龄适宜。高龄患者手术后恢复能力差，也容易出现并发症。所以，受者年龄一般应小于60岁。二是组织配型良好，无影响移植成功的疾病。全身严重感染、活动性结核病、肝炎、消化道溃疡等患者，不能耐受术后的免疫抑制治疗，会影响移植的成功率。

另外，不同器官的移植，还有其各自特殊的医学标准。

（二）非医学标准

如果受体的医学标准都一样，就要以非医学标准来选择。在供体器官严重短缺的情况下，对选择起决定性作用的往往是非医学标准。

1. 预期寿命

预期寿命即患者术后可能存活的时间。一般情况下，年轻人比老年人手术后存活时间长一些。所以，一般来讲，一位20多岁的患者会比一位60岁的患者优先得到器官移植的机会。

2. 生命质量

生命质量即患者术后可能的健康状况。患者术后是"痛苦异常，度日如年"，还是幸福地生活，是衡量生命质量的依据。痛苦与生命质量成反比。痛苦越大，生命质量越低。器官移植追求的生命价值，不仅是生命的延长，更重要的是生命的质量。

3. 手术的代价

生命神圣论者认为人的生命是无价的，这只是一种美好的理想。实际上，不惜一切代价挽救生命，只是人类中极少数人所能享受的特权，并没有普遍意义。因此，对上述标准进行权衡时，应当考虑手术的代价。

本章小结

基因、干细胞和器官移植技术的研究不再局限于实验室，它们已经被广泛应用到疾病诊断治疗的各个阶段，它们不仅是当前医学新技术的热点，而且是引发众多伦理争议的热点。其研究与应用的一个基本指导原则是：基础研究要宽松、临床试验要规范、医疗准入要严格，以实现科学性要求与伦理要求的协调一致。

复习思考题

1. 简述基因治疗应遵循的伦理原则。
2. 简述临床干细胞应用需关注的问题。
3. 简述器官移植供体获取的伦理原则。
4. 你认为基因结构决定生命的一切吗？请说明理由。

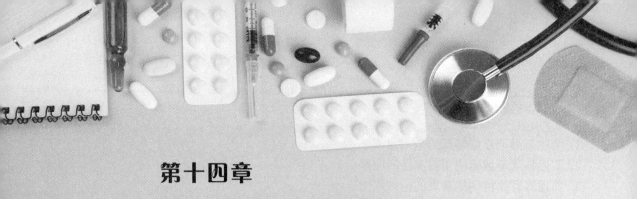

第十四章
医学科学研究伦理

⊞ 学习目标

　　学习医学科学研究伦理对于培养医学生人道主义精神、生命至上的医学理念，维护受试者利益，培养善待生命科学研究与人体试验对象的责任感、职业认同感及职业价值感都具有重要的意义。通过学习医学科学研究伦理规范，了解医学科学研究的基本特点，掌握医学科学研究的基本伦理原则和人体试验的伦理原则，熟悉动物实验的伦理要求，可以为从事医学科学研究，尤其是进行动物实验和人体试验奠定伦理理论基础。

⊞ 思维导图

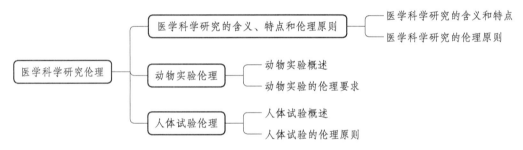

　　医学科学研究旨在研究人类生命本质及其疾病的发生、发展和防治规律，以增进人类健康，延长寿命和提高劳动能力。近年来，随着生命科学和医学科学研究的快速发展，相关伦理问题也愈发凸显。医学研究者要主动学习医学科研伦理知识，增强医学科研伦理意识，自觉践行医学科研伦理原则，坚守医学科研伦理底线。

第一节 医学科学研究的含义、特点和伦理原则

一、医学科学研究的含义和特点

　　医学科学研究是在专业理论的指导下，围绕人类身心健康，对尚未研究或尚未深入研究的事物进行探讨，目的在于获得人体疾病知识和防病治病技术的科学实践活动。医学科学研究的核心是探索医学未知，提高医学科学水平，促进人类健康。

医学科研活动具有以下特点：

（一）研究对象的特殊性

医学科学研究的重要特点是以人为研究对象，而人类不仅有生理活动，还具有心理活动和明显的社会属性，所以医学科学研究通常被认为是兼具自然科学和社会科学属性的综合性研究。在研究过程中，作为研究对象的人体的精神和心理状况、生理活动和疾病过程都会受到自然因素和社会因素的双重影响，由于难以控制与预料这些因素，研究对象个体间的差异变大，试验结果变异程度加大。在对不同环境同一研究对象或同一环境不同研究对象进行试验时，可能会得到截然不同的试验结果。这就需要医学科研人员在制定研究计划、考虑研究方案时，更加细致周密和严实，以确保研究结果的准确性和科学性。

（二）研究方法的多样性

医学科学研究的方法多种多样，既有文献研究法、调查研究法、干预研究法等基本研究方法，又从其他学科吸收了很多的研究方法运用于医学研究中。如使用医学心理学中的观察法、实验法、测验法和临床评估法等；社会医学的现场调查法、社会考察法、社会实验法、流行病学法等；医学工程技术中的技术预测法、技术原理构思法、技术设计法、技术试验法等；在进行医学综合思维时使用分析法、综合法、信息法、反馈法、功能模拟法、黑箱法和系统规划法等。

（三）研究工作的多学科交叉融合性

当代科学的发展和重大科学技术成就的取得，越来越依赖于不同学科之间的交叉整合，医学领域更是如此。特别是随着生物医学的不断发展，医学科研成果的取得，不仅取决于生物学家与医学家的努力，更大程度上取决于数学、物理学、化学、计算机技术等的发展以及与生物医学的结合。在 19 世纪，由于一大批物理学家，化学家的加盟，现代的分子生物学得以开启；20 世纪生命科学的快速发展，同样得益于多学科的交叉。例如，物理学、化学与传统生物学的交叉，确立了 DNA 是遗传物质的关键概念，弄清了基因表达调控的基本原理，打开了人类在更微观的分子水平上认识自己的大门。又如，物理学与医学的交叉，发明了 CT、MRI、PET 等堪称医学技术里程碑的系列诊断新技术，从而建立了现代分子影像学。可以说，学科间的相互渗透正是现代医学科研发展整体趋势的重要表现，学科间的交叉区则是医学科研的新兴生长点，通过学科融合和学科交叉，扩展了医学科学研究的新领域和新天地，使医学科研得到了更为长足的发展。

（四）研究目的和结果的社会公益性

医学科学研究的根本目的是提高医学预防和诊疗水平，保护人的健康，直接为社会生产力中最重要的要素——劳动力服务，同社会生产有着直接的联系，具有明显的社会公益性特点。在医学模式和疾病谱发生根本转变的今天，新的医学基础理论，新的诊疗技术与方法，新的药物和仪器正在不断地向人类提供新的医疗保健措施，进一步体现了医学科研的社会公益性。新医改的基本原则是坚持公共医疗卫生的公益性，即坚持为社会公众谋取利益。医学科研活动必须围绕社会公益性，不断调整和确立医学科研的方向和目标，为新医改的顺利实施，为我国的医疗卫生事业健康快速地发展而努力。

二、医学科学研究的伦理原则

医学科研伦理是开展医学基础研究、应用研究、实验发展（也称为开发研究）等科研活动需要遵循的价值理念和行为规范，是促进医学科研事业健康发展的重要保障。为进一步完善医学科研伦理体系，提升医学科研伦理治理能力，有效防控医学科研伦理风险，不断推动医学科研向善、造福人类，医学研究者必须自觉践行医学科学研究伦理原则。

（一）尊重生命权利

医学科研活动应最大限度避免对人的生命安全、身体健康、精神和心理健康造成伤害或潜在威胁，尊重人格尊严和个人隐私，保障医学科研活动参与者的知情权和选择权。使用实验动物应符合"减少、替代、优化"等要求。

（二）合理控制风险

医学科研活动应客观评估和审慎对待不确定性和技术应用的风险，力求规避、防范可能引发的风险，防止因医学科研成果误用、滥用而危及社会安全、公共安全、生物安全和生态安全。

（三）保证科学严谨

医学科研项目（课题）负责人要严格按照医学科研伦理审查批准的范围开展研究，加强对团队成员和项目（课题）研究实施全过程的伦理管理，发布、传播和应用涉及医学科研伦理敏感问题的研究成果应当遵守有关规定、严谨审慎，做到客观真实。

第二节 动物实验伦理

动物实验是开展医学科学研究的重要手段，对于医疗卫生事业的发展起着极其重要的作用。然而，在医学科学研究中，虐待实验动物事件层见叠出，加强医学动物实验伦理道德规范已成为全球共识。作为动物实验的主体人群——医学研究者，其对待实验动物的态度，从某种程度上说，是衡量社会文明与发展程度的重要标志，同时也是体现科学素养与人文素养相互统一程度的重要标志。

一、动物实验概述

（一）动物实验和实验动物的概念

动物实验 （animal experiment）是指在实验室内，为了获得有关生物学、医学等方面的新知识或解决具体问题而使用实验动物进行的科学研究。

实验动物（laboratory animal）是经人工培育或人工改造，对其携带的微生物和寄生虫实行控制，遗传背景明确或者来源清楚，用于科学研究、教学、生物制品或药品检定以及其他科学实验的动物。

（二）动物实验的科学价值

动物实验是生物医学技术发展进步的推动剂，是医学科学研究的支撑条件。无论是临床医学技术的运用，还是新药品的开发与研究，都只能在动物实验中充分证明对人体是安全可靠的之后，才能顺利通过审批，运用到实际医疗行业中。而且，动物实验也是医学教育的重要组成部分，整个医学人才的培养过程都离不开动物实验。因此，医学研究者只有科学认识动物实验价值，以科学严谨的态度对待实验动物，理解动物实验的不可替代性，善待实验动物，才能更好地开展医学科学研究，从而促进人与动物的和谐发展。

（三）动物实验伦理的产生

动物伦理思想起源于古希腊、古罗马时期，近现代以来得到了长足发展，产生了动物机器论、动物同情论、动物福利论、动物解放论、动物权利论等代表性思想流派。动物机器论认为，动物对人类只有工具价值，人类对动物不担负任何道德义务；动物同情论要求人类为了自身利益对动物有"同情心"，仁慈地对待动物；动物福利论要求人类在利用动物的同时，对动物给予应有的"福利"，满足动物的身体和心理需求；动物解放论要求人类抛弃"物种歧视"，发挥利他主义精神，给予动物平等的道德关怀；动物权利论认为动物具有"天赋价值"，要求人类给予动物道德主体地位，动物享有与人类一样的道德权利。

动物实验伦理是随着动物福利论的理念而出现的。动物福利就是让动物在健康快乐的状态下生活。欧洲是最早立法保护动物福利的地区，1822 年，由理查德·马丁（Richard Martin）提交的"马丁法案"是现代史上第一部防止残忍对待动物的专门性法律。1966 年，美国的《动物福利法》出台，随后不断完善。我国的实验动物保护起步较晚，1988 年，国家科学技术委员会颁布了《实验动物管理条例》，这标志着我国实验动物工作进入了新的管理阶段。随后，我国又陆续颁布了很多实验动物方面的管理办法、标准等。2006 年 9 月，科学技术部发布了《关于善待实验动物的指导性意见》，规定实验动物生产及使用单位应设立实验动物福利伦理委员会（简称伦理委员会）。《实验动物福利伦理审查指南》（GB/T35892—2018）已于2018 年 9 月 1 日起正式实施，标志着我国实验动物的福利伦理工作进入了新阶段。这些法律法规和标准的实施推动了我国实验动物福利伦理的规范化管理，推动了我国实验动物科研的健康发展。然而，持续提升实验动物福利意识和法治观念，落实动物实验伦理审查制度还需要全社会的关注和共同推进。

二、动物实验的伦理要求

实验动物福利（laboratory animal welfare）是人类保障实验动物健康和快乐生存权利的理念及其提供的相应外部条件的总和。实验动物伦理（laboratory animal ethics）是人类对待实验动物和开展动物实验所需遵循的社会道德标准和原则理念。每年的 4 月 24 日是世界实验动物日，世界各地的动物保护者在这一天以及前后的一周举行各种活动，旨在倡导科学、人道地开展动物实验，严格遵守实验动物伦理。

（一）实验动物福利五项自由

1976 年，美国人巴黎·休斯（Barry Hughs）提出"动物福利"的概念，是指保证动物与它所生活的环境协调一致，确保其精神和生理处于完全健康的状态。目前国际上普遍承认的动物福利是 1992 年英国农场动物福利委员会提出的动物享有"五项自由"的基本福利，保障动物处于舒适、健康、快乐的自然生活状态，具体包括：

（1）动物有免于饥渴的自由，即保障动物有新鲜的饮水和食物，以维持其健康和活力。

（2）动物有免于不适的自由，即为动物提供舒适的栖息场所。

（3）动物有免于痛苦、伤害和疾病的自由，即为动物做好疾病预防，并使患病的动物得到及时的诊治。

（4）动物有表达主要天性的自由，即为动物提供足够的空间、适当的设施和同类动物伙伴。

（5）动物有免于恐惧和焦虑的自由，即保障动物拥有良好的处置条件，使动物不受恐惧之苦。

维护实验动物福利并不是反对进行动物实验，而是要最大限度地保证实验动物享有生命的基本乐趣，避免其在痛苦中死亡。只有充分维护和保障实验动物福利，使它们免受各种额外的痛苦，保持身心健康，实验动物才能真正标准化，实验结果才能准确可靠。

（二）动物实验"4R"原则

在国际伦理规范中，传统的保护实验动物的"3R"伦理原则是 1959 年英国学者罗塞尔和伯奇在《人道主义的实验技术原理》一书中提出的有关动物实验的原则，我国《关于善待实验动物的指导性意见》认可并解释了"3R"原则，即替代（replacement）原则、减少（reduction）和优化（refinement）原则。1985 年，美国芝加哥的伦理化研究国际基金会在此基础上增加了责任（responsibility）原则，形成了"4R"原则。

1. 替代原则

替代原则是指使用低等级动物代替高等级动物，或不使用动物而采用其他方法达到与动物实验相同的目的。

替代原则是"4R"原则的核心内容之一。"替代"的基本范围主要包括：

（1）应用体外实验替代整体动物实验，如体外培养的动物或人原代细胞、组织标本、类器官和细胞系等。

（2）应用低等生物和有限知觉的生物体替代脊椎动物实验，如植物、细菌、果蝇和斑马鱼等。

（3）应用数学、物理和化学方法以及计算机模型等非生物手段，如利用构效关系模型预测化合物的潜在生物学效应。虽然替代动物实验通过选择细胞、人体组织或低等生物及计算模型代替研究在一定程度上减少了传统实验动物的使用，然而关于替代动物实验中的伦理审查规范还不十分明确。"基因编辑婴儿"事件是替代动物实验伦理不规范的典型案例，该事件造成了严重的社会影响并引发全社会范围对医学科学研究过程中伦理问题的关注与担忧。

2. 减少原则

减少原则是使用较少量的动物获取同样多的实验数据或使用一定数量的动物获得更多的实验数据。其主要方法包括：通过使用适合的动物品种、品系和高质量的实验动物，以质量换取数量；改进实验设计和统计学方法，达到动物使用数量减少的目的。从发展趋势上看，在生物医学研究中，全球实验动物使用总量正在逐年下降。

3. 优化原则

优化原则是指通过改进和完善实验程序，尽量减少非人道程序对动物的影响范围和程度，避免、减少或减轻给动物造成的疼痛和不安的方法。其主要方法包括：优化实验方案设计和实验指标选定，如选用合适的实验动物种类及品系，采用适当的分组方法，选择科学、可靠的检测技术指标等；合理、及时地使用麻醉剂、镇痛剂或镇静剂，以减少动物在实验过程中遭受的不安、不适和疼痛，采用人类先进的临床诊疗无痛技术和遥控技术对动物施行手术和临床观察等。

4. 责任原则

责任原则是要求人们在动物实验中增强伦理意识，呼吁研究者对人类、对动物都要有责任感。不仅要加强研究人员的技术培训和考核，而且要求加强动物实验中的人文教育，提升研究者的医学人文素养，在动物实验中通过"换位思考"的方式，考虑动物的感受，体验动物的伤痛，不把动物仅仅看作是工具，而是视为真正的生命，对其实施负责任的实验操作。

为使动物权益得到保护，目前"4R"原则已成为国际上广泛采用和遵循的动物实验指导原则，这也是医学科学研究过程中使用实验动物所要遵循的首要原则。

（三）实验动物福利伦理审查原则

实验动物福利伦理审查指的是按照实验动物福利伦理的原则和标准，对使用动物实验的必要性、合理性和规范性进行的专门检查和审定。实验动物从业单位应设立由实验动物专家、医师、实验动物管理人员、使用动物的科研人员、公众代表等人员组成的伦理委员会，负责本单位的实验动物的福利伦理审查和监督，受理相应的举报和投诉。

实验动物福利伦理审查原则包括以下 8 项原则：

1. 必要性原则

必要性原则即实验动物的饲养、使用和任何伤害性的实验项目应有充分的科学意义和必须实施的理由，禁止无意义滥养、滥用、滥杀实验动物，禁止无意义的重复实验。

2. 保护原则

保护原则即对确有必要进行的项目，应遵守"4R"原则对实验动物给予人道的保护。在不影响项目实验结果的科学性的情况下，尽可能采取替代方法，减少不必要的动物数量，降低动物伤害使用频率或危害程度。

3. 福利原则

福利原则即尽可能保证善待实验动物。实验动物生存期间包括运输中尽可能多地享有动物的五项福利自由，保障实验动物的生活自然及健康和快乐。各类实验动物管理和处置，要符合该类实验动物规范的操作技术规程。防止或减少动物不必要的应激、痛苦和伤害，采取痛苦最少的方法处置动物。

4. 伦理原则

伦理原则即尊重动物生命和权益，遵守人类社会公德。制止针对动物的野蛮或不道德行为。实验动物项目的目的、实验方法、处置手段应符合人类公认的道德伦理价值观和国际惯例。另外，实验动物项目应保证从业人员和公共环境的安全。

5. 利益平衡原则

利益平衡原则即以当代社会公认的价值观，兼顾动物和人类利益，在全面、客观地评估动物所受的伤害和人类由此可能获取的利益基础上，负责任地出具实验动物项目福利伦理审查结论。

6. 公正性原则

公正性原则即审查和监管工作应保持独立、公正、公平、科学、民主、透明，不泄密，不受政治、商业和自身利益的影响。

7. 合法性原则

合法性原则即项目目标、动物来源、设施环境、人员资质、操作方法等各个方面不应存在任何违法违规或违反相关标准的情形。

8. 符合国情原则

符合国情原则即福利伦理审查应遵循国际公认的准则和我国传统的公序良俗，符合我国国情，反对各类激进的理念和极端的做法。

（四）AAALAC 认证

1965 年，国际实验动物评估和认证管理委员会（AAALAC）在美国成立。这是一个非政府非营利性的组织，该组织的宗旨是通过自愿评估和认证，在生命科学研究和教育中，保证和促进高质量的动物管理与使用，以及动物福利等环节的规范化。该组织为善待实验动物提出了行为规范和行动参考，为实验动物饲养和使用提供了国际标准，在此基础上获得的实验数据可得到广泛认可，减少了实验重复的次数，增强了实验数据的共享。在新药研发过程中，为了确保动物实验的质量，增强实验数据的可信度，美国食品药品监督管理局（FDA）和欧盟药品审评局（EMEA）均推荐在有 AAALAC 认证的实验室中开展动物实验。该组织的认可体系是目前实验动物领域最高级别的认可，在欧美国家的生物、化学和医药研发中被普遍采用。

第三节 人体试验伦理

近年来，医学领域的创新发展日新月异，医疗新技术和新药物如雨后春笋般大量涌现，与此相对应，作为医学理论向实践转化重要途径的人体试验也更加密集，社会公众对受试者伦理问题的关注度不断增加。由于医疗技术和药物本身的不确定因素，人体试验不可避免会给受试者带来负担与风险，有的甚至带来死亡。因此，确保人体试验的科学性和伦理性尤为重要。

一、人体试验概述

（一）人体试验的含义和类型

人体试验是指在生物学、医学领域内，以自然人或者人体一部分作为试验对象，以验证科学推理或者假定方法，进行新药物、新医疗设备、新治疗方法或新科研产品试验的研究行为。人体试验是典型的涉及人的生命科学和医学研究。

2023 年 2 月 18 日，国家卫生健康委、教育部、科技部、国家中医药局颁布的《涉及人的生命科学和医学研究伦理审查办法》明确规定，涉及人的生命科学和医学研究包括四大类：

（1）采用物理学、化学、生物学、中医药学等方法对人的生殖、生长、发育、衰老等进行研究的活动。

（2）采用物理学、化学、生物学、中医药学、心理学等方法对人的生理、心理行为、病理现象、疾病病因和发病机制，以及疾病的预防、诊断、治疗和康复等进行研究的活动。

（3）采用新技术或者新产品在人体上进行试验研究的活动。

（4）采用流行病学、社会学、心理学等方法收集、记录、使用、报告或者储存有关人的涉及生命科学和医学问题的生物样本、信息数据（包括健康记录、行为等）等科学研究资料的活动。

（二）人体试验的伦理意义

人体试验是医学存在和发展的必要条件，特别是在近代试验医学产生以后，科学的人体试验更成为医学科研的核心和医学发展的关键。无论人们对人体试验有多少争论和反对意见，也改变不了这样的客观事实：人体试验是医学研究成果从动物实验到临床应用的唯一中介，是医学试验不可缺少的必要环节。因为在本质上，人与动物有种属差异，经过动物实验和实验室研究所获得的研究成果，必须在人体上进行最后的验证，才能确定其在临床应用中的价值。更为重要的是，人有不同于动物的心理活动和社会特征，人的某些特有的疾病不能用动物复制出疾病模型。如果没有了人体试验，而是把实验室实验和动物实验的结果直接应用于临床，就等于把所有病人当作试验对象。这实际上是对病人健康和生命的不负责任，是极不道德的。所以，以增进诊断、治疗和预防，以达到了解疾病的病因与发病机制，从而更好地维护与增进人类健康、促进医学发展等为目的的科学的合乎规范的人体试验，不仅是必然、必要的，而且应该得到伦理的论证和支持。

（三）人体试验受试者的伦理问题

由于人体的特殊性，任何医学研究成果在广泛推广应用前必须通过人体试验来检验其安全性和有效性，而人体试验不可避免地会给受试者带来负担与风险，因此，只有解决好人体试验科学性与伦理性之间的关系，才能有效避免给受试者带来伤害，从而促进医学研究的健康发展。然而，回顾人类历史，因违反医学伦理原则对受试者造成伤害的案例并不鲜见，第二次世界大战期间，德国、日本等国家开展了大量惨无人道的人体试验，导致很多囚犯、战俘和无辜民众的死亡。第二次世界大战以后，以塔斯基吉梅毒试验、柳溪肝炎研究、犹太人慢性病医院癌症研究等为代表的一系列违反医学伦理原则的人体医学试验，都对受试者造成了巨大的身体和精神损伤，也在道德伦理上引起了很大的争议和反思。以下是人体试验中受试者权益受到侵害的典型案例。

1. 塔斯基吉梅毒试验

自 1932 年起，美国公共卫生部在亚拉巴马州的塔斯基吉（Tuskegee）研究所开展了一项黑种人感染梅毒后不进行治疗病程将如何进展的试验，该试验的目的是研究男性黑种人患梅毒后的自然发展情况，以及梅毒传播是否有人种因素，即黑人和白人感染和受侵害的主要器官是否有区别。该实验共研究了 400 例患者，其他 200 个是作为参照的健康人。这些黑种人受试者事先并不知情，不知道自己已经被用于试验，试验过程中也没有给予这些黑人患者相应的治疗。该试验引起了激烈的伦理争论和种族质疑，尽管那时《纽伦堡法典》及其他伦理准则已经众所周知，但经过几次的调查，由白种人科学家组成的委员会仍认为研究应继续下去，直至 1972 年这项研究才被迫终止。然而，直到 25 年以后的 1997 年，美国政府才为其在塔斯基吉梅毒试验中的错误做法公开道歉。这项错综复杂的研究在经受历史拷问的同时，造成的影响也久久未能消散，它给非裔受试者造成了困惑，甚至怀疑这是白种人进行种族灭绝的阴谋。

2. 柳溪肝炎研究

1956 年，萨尔·克鲁格曼（Saul Krugman）及其同事组织了一项旨在监测乙型肝炎病毒感染的发展和测试丙种球蛋白预防减轻疾病的研究。该研究选中了纽约柳溪州立学校，一所专收严重智力低下儿童的学校，共有住校生 6 000 余名。研究者故意使身体健康的新入学儿童感染肝炎，将分离出来的肝炎病毒注射到健康儿童身上，以获取从潜伏期到恢复期的全面系统资料。萨尔·克鲁格曼等人在 14 年内从 700 名儿童获取 2 500 份血清标本，他们这样做的辩护理由是：即使不参加研究，将来也会感染肝炎，参加有利于开发疫苗。这项研究得到了美国政府、军方和纽约大学的批准支持，最后肝炎疫苗的确开发出来了，但却用了上述不符合伦理的做法。这件事引起了公众的谴责，因为人们知道，父母和他的孩子们对于是否参与研究的选择权很小。另外，不管是正常还是智力障碍的孩子在实验中都没有获得任何利益。

3. 犹太人慢性病医院癌症研究

1963 年，纽约斯隆-凯特灵（Sloan-Kettering）癌症研究所对 21 例癌症患者注射外源的肝癌细胞悬液并进行研究，以观察患者排斥能力的下降是由于癌症引起的还是由于患者身体衰弱引起的，他们先后向 21 名患者进行了癌细胞混悬液的皮下注射，而癌细胞注射对患者没有丝毫治疗目的。研究没有征得受试患者或其代理人任何口头或者书面的知情同意，这些患者或者有精神障碍，或者只会说研究者听不懂的依地语。医院董事会成员获悉这项研究后，将研究者推上了法庭，医院被迫公开研究记录。但研究者丝毫不认为他们没有征得这些老弱不堪的受试患者的知情同意有什么不妥，辩解说公开研究事实只会给患者带来恐慌，或许会造成精神伤害。最终，滥用老年无助的患者进行研究的事实被媒体公开报道后，迫于公众的压力，该研究宣告终结，两名主要试验者被吊销医师执照一年。尽管如此，该试验主要实施者切斯特·索瑟姆（Chester Southam）后来仍被选为美国癌症协会的副主席。

4. 杰西·格尔辛基死亡事件

作为一个 18 岁的志愿者，杰西·格尔辛基（Jesse Gelsinger）在 1999 年参加基因转移临床试验时突然死亡。杰西患有先天性的鸟氨酸氨甲酰基转移酶（OTC）缺乏症，这是一种 X 连锁遗传，症状包括无法代谢蛋白质分解的副产品"氨"。杰西在试验前并未生病，但他在被注射了携带纠正基因的腺病毒载体 4 天后突然死亡。后经调查发现，主要研究者詹姆斯·威尔逊（James Wilson）及宾夕法尼亚大学忽视了动物实验中腺病毒诱导肝衰竭的可能性及其对杰西肝功能可能造成的伤害。

5. 辉瑞卡诺事件

1996 年，尼日利亚暴发脑膜炎，辉瑞公司在其新药特洛芬未获得 FDA 批准之前，为证明新药效果以加快审批流程，向尼日利亚北部的卡诺传染病医院的 200 名感染脑膜炎的儿童分两组提供特洛芬和头孢曲松进行对比试验，3 周后其中的 11 名患儿死亡，幸存的 189 名患儿出现聋哑瘫痪等不同程度的后遗症。辉瑞公司到发展中国家进行廉价药物试验的丑闻，被美国《华盛顿邮报》在 2000 年 12 月最终曝光，引起世界的轩然大波。尼日利亚政府和患儿家长提起诉讼，要求辉瑞公司的 8 名高管和研究人员承担刑事责任，并要求辉瑞公司做出 20 亿元的民事赔偿，最终，辉瑞公司向尼日利亚卡诺州政府支付 7500 万元美元赔偿金后了结了这场官司。

（四）人体试验的法律规范

人体试验中存在许多伦理难题，必须通过伦理规范解决，以保证人体试验符合人类伦理。为此，国际社会和许多国家非常重视对人体试验的规范，制定了大量的伦理规范文件。

1. 人体试验国际规范

《纽伦堡法典》是国际上著名的有关人体试验的伦理规范之一，1946 年在德国纽伦堡军事法庭上诞生的《纽伦堡法典》，明确了医生进行人体试验的 10 条标准，开辟了人体试验规范化的先河。《纽伦堡法典》规定了以下几大方面的内容：①受试者必须是自愿同意参加人体试验的，没有任何强迫、威胁；②开展试验是因为研究者论证出这个试验带来的效果对社会是有益处的；需将动物试验作为前置程序；③试验者应该尽可能少地给受试者造成精神或肉体的痛苦；④人体试验中要面临的危险，必须比试验要解决的医学问题的重要程度小；⑤参与人体试验的人员都应该是符合法律规定的适格人员；⑥当受试者因为病痛或者其他原因不想再继续参与试验的时候，可以在任何阶段提出终止参与试验。

1964 年国际医学大会通过的《赫尔辛基宣言》规定，在人体医学研究中，对受试者健康的考虑应优先于对科学研究的兴趣，这为临床研究伦理道德规范奠定基石。目前，《赫尔辛基宣言》已成为人体试验医学研究的国际指南。

国际医学科学组织理事会（CIOMS）于 2016 年制定修订版《涉及人的健康相关研究国际伦理准则》，旨在从伦理学、医学产品开发及安全性方面来指导健康研究，促进公众健康。

国际干细胞研究学会（ISSCR）于 2021 年 5 月发布更新了的《干细胞研究和临床转化指南》，该指南有机结合了干细胞的胚胎模型、人类胚胎研究、嵌合体、类器官和基因编辑等领域的最新研究进展与临床伦理规范，为科学监管干细胞临床转化提出了切实可行的建议。

2021 年 7 月 12 日，世界卫生组织（WHO）下属专家委员会发布《人类基因组编辑管治框架》和《人类基因组编辑建议》，首次提出了将人类基因编辑作为公共卫生工具的全球建议，并论证了其安全性、有效性和伦理问题。

2. 我国关于人体试验的相关规范

我国高度重视对人体试验的科学管理，逐步出台了相应的伦理审查以及监管的规范性文件。

2016 年 10 月，国家卫生和计划生育委员会颁布了《涉及人的生物医学研究伦理审查办法》，成为我国人的生物医学研究方面最重要的规范文件。该文件对伦理委员会的设置、伦理审查的要点和标准作出了比较详细的规定，并对医疗卫生机构根据规定，设立伦理审查组织体系、保证相对独立运行、完善伦理审查标准化操作规程等提出了要求。

2018 年 7 月，国务院发布的《医疗纠纷预防和处理条例》第 11 条规定："医疗机构采用医疗新技术的，应当开展技术评估和伦理审查，确保安全有效、符合伦理。"2018 年 8 月，国家卫生健康委员会公布的《医疗技术临床应用管理办法》第 38 条规定："国家建立医疗技术临床应用评估制度。对医疗技术的安全性、有效性、经济适宜性及伦理问题等进行评估，作为调整国家医疗技术临床应用管理政策的决策依据之一。"

2019 年 5 月，国务院公布的《人类遗传资源管理条例》第 9 条规定："采集、保藏、利用、对外提供我国人类遗传资源，应当符合伦理原则，并按照国家有关规定进行伦理审查。"2019 年 8 月，新修订的《中华人民共和国药品管理法》第 20 条规定："开展药物临床试验，应当符合伦理原则，制定临床试验方案，经伦理委员会审查同意。"

2020 年 6 月开始实施的《中华人民共和国基本医疗卫生与健康促进法》第 32 条规定："开展药物、医疗器械临床试验和其他医学研究应当遵守医学伦理规范，依法通过伦理审查，取得知情同意。"2020 年《中华人民共和国生物安全法》第 34 条规定："从事生物技术研究、开发与应用活动，应当符合伦理原则。"第 40 条规定："从事生物医学新技术临床研究，应当通过伦理审查。"

2022 年 1 月 1 日起施行的《中华人民共和国科学技术进步法》第 107 条规定："禁止的科学技术研究开发活动。"2021 年 1 月 1 日起施行的《中华人民共和国民法典》第 1008 条规定、第 1009 条规定："为研制新药、医疗器械或者发展新的预防和治疗方法，需要进行临床试验的，应当依法经相关主管部门批准并经伦理委员会审查同意，向受试者或者受试者的监护人告知试验目的、用途和可能产生的风险等详细情况，并经其书面同意。""从事与人体基因、人体胚胎等有关的医学和科研活动，应当遵守法律、行政法规和国家有关规定，不得危害人体健康，不得违背伦理道德，不得损害公共利益。"2021 年 3 月 1 日起施行的《中华人民共和国刑法修正案（十一）》新增的第 336 条规定："将基因编辑、克隆的人类胚胎植入人体或者动物体内，或者将基因编辑、克隆的动物胚胎植入人体内，情节严重的，处三年以下有期徒刑或者拘役，并处罚金；情节特别严重的，处三年以上七年以下有期徒刑，并处罚金。"

2023 年 2 月，国家卫生健康委员会第四部门联合印发《涉及人的生命科学和医学研究伦理审查办法》，将适用对象由生物医学研究扩展至生命科学和医学研究；更新立法依据，强调人的尊严、隐私保护，强化知情同意；并强调对于公共利益的保护。

二、人体试验的伦理原则

《涉及人的生命科学和医学研究伦理审查办法》规定，开展涉及人的生命科学和医学研究的二级以上医疗机构和设区的市级以上卫生机构（包括疾病预防控制、妇幼保健、采供血机构等）、高等学校、科研院所等机构是伦理审查工作的管理责任主体，应当设立伦理审查委员会，开展涉及人的生命科学和医学研究伦理审查，定期对从事涉及人的生命科学和医学研究的科研人员、学生、科研管理人员等相关人员进行生命伦理教育和培训。伦理审查委员会应当建立伦理审查工作制度、标准操作规程，健全利益冲突管理机制和伦理审查质量控制机制，保证伦理审查过程独立、客观、公正。

涉及人的生命科学和医学研究伦理审查应当遵守以下伦理原则：

（一）控制风险原则

研究的科学和社会利益不得超越对研究参与者人身安全与健康权益的考虑。研究风险受益比应当合理，使研究参与者可能受到的风险最小化；在项目研究过程中，项目研究者应当将发生的严重不良反应或者严重不良事件及时向伦理委员会报告；伦理委员会应当及时审查，以确定研究者采取的保护研究参与者的人身安全与健康权益的措施是否充分，并对研究风险受益比进行重新评估，出具审查意见，以保护研究参与者的人身安全与健康权益。

研究者应当将研究过程中发生的严重不良事件立即向伦理审查委员会报告；伦理审查委员会应当及时审查，以确定研究者采取的保护研究参与者的人身安全与健康权益的措施是否充分，并对研究风险受益比进行重新评估，出具审查意见。

研究中的风险获益评估一直是研究参与者保护的核心，也是伦理审查的重要关注点之一。在控制风险原则中特别强调个人风险与社会获益之间的关系，强调研究参与者的权益高于一切。那种牺牲研究参与者个人安全和健康权益，为了获得科学和社会利益的临床研究是不被允许的。而这一条在《赫尔辛基宣言》中也有类似的表述："尽管医学研究的主要目的是产生新的知识，但这一目的永远不能超越个体研究参与者的权益。"

（二）知情同意原则

尊重和保障研究参与者或者研究参与者监护人的知情权和参加研究的自主决定权，严格履行知情同意程序，不允许使用欺骗、利诱、胁迫等手段使研究参与者或者研究参与者监护人同意参加研究，允许研究参与者或者研究参与者监护人在任何阶段无条件退出研究。知情同意原则作为现代社会普遍认可的基本原则，是人体试验研究参与者保护的核心。

研究者开展研究前，应当获得研究参与者自愿签署的知情同意书。研究者应当给予研究参与者充分的时间理解知情同意书的内容，由研究参与者作出是否同意参加研究的决定并签署知情同意书。研究参与者不具备书面方式表示同意的能力时，研究者应当获得其口头知情同意，并有录音录像等过程记录和证明材料。研究参与者为无民事行为能力人或者限制民事行为能力人的，应当获得其监护人的书面知情同意。

知情同意书包含的必要信息有：

（1）研究目的、基本研究内容、流程、方法及研究时限。

（2）研究者基本信息及研究机构资质。

（3）研究可能给研究参与者、相关人员和社会带来的益处，以及可能给研究参与者带来的不适和风险。

（4）对研究参与者的保护措施。

（5）研究数据和研究参与者个人资料的使用范围和方式，是否进行共享和二次利用，以及保密范围和措施。

（6）研究参与者的权利，包括自愿参加和随时退出、知情、同意或者不同意、保密、补偿、受损害时获得免费治疗和补偿或者赔偿、新信息的获取、新版本知情同意书的再次签署、获得知情同意书等。

（7）研究参与者在参与研究前、研究后和研究过程中的注意事项。

（8）研究者联系人和联系方式、伦理审查委员会联系人和联系方式、发生问题时的联系人和联系方式。

（9）研究的时间和研究参与者的人数。

（10）研究结果是否会反馈研究参与者。

（11）告知研究参与者可能的替代治疗及其主要的受益和风险。

（12）涉及人的生物样本采集的，还应当包括生物样本的种类、数量、用途、保藏、利用（包括是否直接用于产品开发、共享和二次利用）、隐私保护、对外提供、销毁处理等相关内容。

（13）在知情同意获取过程中，研究者应当按照知情同意书内容向研究参与者逐项说明。

（三）公平公正原则

应当公平、合理地选择研究参与者，入选与排除标准具有明确的科学依据，公平合理分配研究受益、风险和负担。

在选择研究参与者时，对研究参与者提供的试验条件、试验风险和收益等不应受社会地位、经济状况等不同的影响，应对研究参与者提供同样的标准。

（四）免费和补偿、赔偿原则

对研究参与者参加研究不得收取任何研究相关的费用，对于研究参与者在研究过程中因参与研究支出的合理费用应当给予适当补偿。研究参与者受到研究相关损害时，应当得到及时、免费的治疗，并依据法律法规及双方约定得到补偿或者赔偿。

对于在人体试验中受到损害的研究参与者提供应有的救济是人体试验的伦理原则的必然要求。试验者有义务最大限度地降低研究参与者的风险，因此，当研究参与者因为试验而受到伤害时，试验者有义务及时向研究参与者提供免费医疗照顾以及经济上的救济，将研究参与者损害降低到最低程度。从理论上说，应当将研究参与者的损害恢复到不参与试验时的应然状态。在人体试验中，试验的发起人、试验者是主要的获益者。他们可以通过试验获得商业和学术上的利益，却不用承担任何身体上的风险。在治疗性试验中研究参与者可能获得潜在的治疗利益，但同时却将承担巨大风险。研究参与者在试验过程中人身权利、财产权利受到损害，可以主张侵权损害赔偿责任。

（五）保护隐私及个人信息原则

切实保护研究参与者的隐私权，如实将研究参与者个人信息的收集、储存、使用及保密措施情况告知研究参与者并得到许可，未经研究参与者授权不得将研究参与者个人信息向第三方透露。

隐私权是自然人享有的人格权，是指自然人对享有的私人生活安宁和不愿为他人知晓的私密空间、私密活动和私密信息等私生活安全利益自主进行支配和控制，不受他人侵扰的人格权。除权利人明确同意外，任何组织或者个人不得获取、删除、公开、买卖他人的私密信息。人体试验所涉及的隐私权，主要是研究参与者个人可以决定何时，以何种方式，将哪些有关个人的信息，公开给谁，以及未经许可不得公开的权利。在人体试验中，试验的过程、试验的资料以及试验结果，都可能包含有研究参与者个人的隐私。如对于研究参与者的身体健康状况、医疗记录等，均包含有研究参与者个人的隐私。在很多情况下，研究参与者参加试验本身也构成一种隐私。如研究参与者因患有艾滋病而参与艾滋病疫苗试验，其参与试验的行为极可能是其不愿意为他人所知晓的信息。第一期人体试验的研究参与者因为种种原因，有时不愿意暴露自己参与人体试验的信息，此种权利也应该受到尊重和保护。

（六）特殊保护原则

对涉及儿童、孕产妇、老年人、智力障碍者、精神障碍者等特定群体的研究参与者，应当予以特别保护；对涉及受精卵、胚胎、胎儿或者可能受辅助生殖技术影响的，应当予以特别关注。

作为伦理审查重要的要素之一，研究参与者中弱势群体的保护一直是伦理委员会十分关注的问题。特殊保护原则就是针对弱势群体的保护所提出的原则，该原则中涉及的弱势群体包括：儿童、孕产妇、老年人、智力障碍者、精神障碍者等特殊人群。当伦理委员会审查项目时，如果碰到受试人群是弱势群体，首先，要考虑是否一定只有适用弱势群体才能完成研究，如果非必要，建议从一般人群研究开始。其次，如果弱势群体是必要的研究对象，伦理委员会会进一步考量的是研究者是否有针对弱势群体制定特殊的保护措施。例如，对于有理解能力的儿童研究参与者应该尽最大努力让其对试验的基本信息有充分的理解，并征求其意见。不能理解试验信息的儿童研究参与者，虽然不能取得其本人意见，但是也要保证其监护人或法定代理人做出的决定符合其利益。对于孕产妇研究参与者，更加关注孕妇本人及腹中胎儿的安全。智力低下和精神障碍的研究参与者则更要关注其参加研究的自愿性如何得到保证等问题。做好弱势人群的保护也是真正做好特殊受试人群保护的重要一部分。

（七）伦理审查原则

人体试验伦理审查原则是程序性伦理原则，通过这个原则才能保证实体性伦理原则得以实现。伦理审查的目的是保护人的生命和健康，维护人的尊严，尊重和保护研究参与者的合法权益，规范涉及人的生物医学研究伦理审查工作。

伦理委员会是一个由生命科学、医学、生命伦理学、法学、社会学等领域的专家组成的委员会。负责对本机构开展涉及人的生物医学研究项目进行伦理审查，包括初始审查、跟踪审查和复审等。

伦理委员会应按照审查程序，对人体试验伦理审查资料进行审查，包括：

（1）研究是否违反法律法规、规章及有关规定的要求。

（2）研究者的资格、经验、技术能力等是否符合研究要求。

（3）研究方案是否科学、具有社会价值，并符合伦理原则的要求；中医药研究方案的审查，还应当考虑其传统实践经验。

（4）研究参与者可能遭受的风险与研究预期的受益相比是否在合理范围之内。

（5）知情同意书提供的有关信息是否充分、完整、易懂，获得知情同意的过程是否合规、恰当。

（6）研究参与者个人信息及相关资料的保密措施是否充分。

（7）研究参与者招募方式、途径、纳入和排除标准是否恰当、公平。

（8）是否向研究参与者明确告知其应当享有的权益，包括在研究过程中可以随时无理由退出且不会因此受到不公正对待的权利，告知退出研究后的影响、其他治疗方法等。

（9）研究参与者参加研究的合理支出是否得到了适当补偿；研究参与者参加研究受到损害时，给予的治疗、补偿或者赔偿是否合理、合法。

（10）是否有具备资格或者经培训后的研究者负责获取知情同意，并随时接受研究有关问题的咨询。

（11）对研究参与者在研究中可能承受的风险是否有预防和应对措施。

（12）研究是否涉及利益冲突。

（13）研究是否涉及社会敏感的伦理问题。

（14）研究结果是否发布，方式、时间是否恰当。

经伦理审查后，伦理审查委员会可以对审查的研究作出批准、不批准、修改后批准、修改后再审、继续研究、暂停或者终止研究的决定，并应当说明理由。没有获得伦理委员会审查同意的人体试验研究项目，不得擅自开展项目研究工作，否则将承担相应的法律责任。

✚ 本章小结

医学科学研究是在专业理论的指导下，围绕人类身心健康，对尚未研究或尚未深入研究的事物进行探讨，以获得人体疾病知识和防病治病技术的科学实践活动。尊重生命权利、合理控制风险、保证科学严谨、是医学科学研究的伦理原则。动物实验和人体试验均应遵循相应的伦理原则，避免给动物和受试者带来伤害，从而促进医学研究的健康发展。医学研究者要主动学习医学科研伦理知识，增强医学科研伦理意识，自觉践行医学科研伦理原则，坚守医学科研伦理底线。

 复习思考题

1. 医学科学研究的伦理原则有哪些？
2. 实验动物福利伦理审查原则包括哪些？
3. 进行人体试验应遵循的伦理原则有哪些？

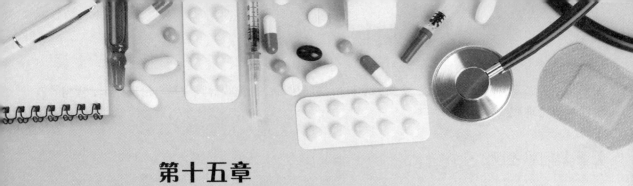

第十五章
卫生管理工作伦理

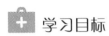 学习目标

　　了解卫生管理工作的含义、内容、特点，了解卫生资源配置的含义，掌握医院管理工作的基本内容，掌握卫生管理工作的基本原则、卫生资源配置的伦理原则、医院管理工作的伦理原则，通过学习，学生能够在卫生管理工作岗位上对卫生管理工作的相关伦理意义有更加深入的认识和理解。

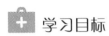 思维导图

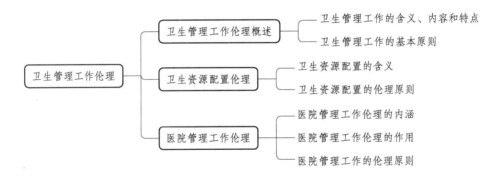

第一节　卫生管理工作伦理概述

一、卫生管理工作的含义、内容和特点

　　卫生管理工作通过科学的管理活动方式来制定相关卫生管理制度，健全各项政策、法规与标准，合理配置卫生资源，加强组织机构和队伍的建设，提高医务人员的积极性与创造性，是促进我国医疗卫生事业蓬勃发展的重要内容。

（一）卫生管理工作的含义

　　卫生管理工作是指运用现代管理理论和实践方法，通过国家行政、经济和法律等宏观手段，对卫生领域的人力、物力、财力、信息等要素进行计划、组织、协调的活动。

　　卫生管理的目的是通过符合医学规律的科学的管理活动来制定卫生政策，合理配置卫生

资源、加强组织机构和队伍的建设，提高医务人员的积极性、创造性，健全各项制度、法规、标准，促进医疗卫生事业的发展。卫生管理工作要在有限的资源条件下，最大限度地保障人民生命健康。

（二）卫生管理工作的内容

卫生管理工作主要分为政策管理、组织管理和资源管理三大部分。卫生政策是国家为保障国民的全周期生命健康而制定的一系列方针、政策等。卫生政策管理涉及公共政策、公共管理、政府与卫生政策的制定、分析、评价等。卫生组织是贯彻实施卫生政策的主体，卫生组织管理包括组织机构与设计、组织文化管理、组织环境管理、组织绩效管理、组织变革与创新、组织再造等。卫生资源是指提供各种卫生服务所使用的投入要素的总和，包括人力、物力、财力、信息等资源。卫生资源管理包括卫生人力资源管理、卫生投资决策、卫生预算管理与财政补贴、医疗技术准入与管理、卫生信息管理等。

（三）新时代下我国卫生管理工作的特点

1. 专业技术性

无论是卫生政策的制定、卫生改革的推行，还是医院的具体管理都与医学科学技术紧密联系在一起。卫生管理学已成为一门独立的学科，对卫生管理专业人才的培养受到社会的高度重视。

2. 社会服务性

我国的卫生事业是政府实行一定福利政策的社会公益事业，目的是提高全体社会成员的健康水平，所以卫生管理要着眼全社会成员，并从中确定目标、任务及举措，是一项很强的社会服务性管理。

3. 手段多样性

卫生管理工作需要综合运用行政、经济、法律、教育手段进行综合管理。新时代条件下，还要充分利用大数据、云计算物联网等进一步提高管理效能。

二、卫生管理工作的基本原则

（一）公益原则

我国卫生事业是政府实行一定福利政策的社会公益事业，具有公益性、非营利性的特点。卫生管理工作者在卫生管理工作中，不得违反社会公序良俗，不得违反社会一般道德准则和国家、社会的一般利益。卫生管理工作者要以公众健康为根本利益依据，制定并实施关于卫生事业发展的战略与策略、目标与指标、对策与措施，向全社会提供一般性的医疗卫生服务，着力解决群众急难愁盼的医疗突出问题。

（二）公正原则

公正原则是指在卫生管理工作中，每一个医务工作者都必须公平、公正地对待每一个病人和有关的第三者，把每一个病人当亲人，将心比心、推己及人。公正原则是一条重要的医学道德原则。公正原则包括：公平对待患者，对所有患者一视同仁；公平合理地分配、使用社会卫生资源；公平合理地处理卫生事业社会效益与经济效益之间的关系。但公平绝不等同于绝对平均，公平是指每个社会成员在卫生保健权利上得到公正的对待。在卫生管理工作中，公正原则的要求是，人人享有健康的权利，同样医疗需求的患者应该得到同样的医疗待遇，在医学服务中应公平公正地对待每位患者。实现公正原则，要求政府肩负起主要责任，构建全面覆盖、结构合理、功能互补的医疗实施格局。

（三）效益原则

效益原则的主要内容有：必须保证国家卫生工作方针政策的贯彻执行；必须为基层服务，保证各项卫生工作顺利开展；必须坚持改革，提高管理效能；必须严格执行相关法律法规等，实现依法管理；必须加强管理者的自身道德修养，提高管理者的道德素质。目前的一个突出问题是卫生资源缺乏，而卫生管理工作者如果利用和管理不善，将进一步造成有限的卫生资源的浪费。因此，卫生管理一定要注重效益，尽可能地实现卫生资源的有效配置和合理利用，尽可能地满足人民群众的健康需求。提高卫生事业效益并开展综合效益评价，现已成为卫生管理部门的重要职责。

第二节 卫生资源配置伦理

随着社会经济和科技的迅猛发展，人们对健康的认识越来越深刻，对卫生服务的要求越来越高，众多社会伦理问题也日益凸显，如何让有限的卫生资源尽可能满足人们不断增长的卫生需求，是世界各国政府需要共同面对的难题。

一、卫生资源配置的含义

卫生资源是社会在提供卫生服务的过程中所占用或消耗的各种生产要素的总称，包括人力资源、卫生物力资源、卫生财力资源和卫生信息与技术资源等。卫生资源配置是决定在何处筹集、组织和消耗卫生资源的一种决策过程。要在社会的各个卫生机构中合理并有效地分配卫生资源，以满足社会对卫生资源的需求。

卫生资源配置有两种类型：一是宏观卫生资源配置，是各级立法和行政机构所进行的资源分配，解决的是确定卫生保健投入占国民总支出的合理比例，以及此项总投入在预防医学与临床医学、基础研究与应用研究、高新技术与适宜技术、基本医疗与特需医疗等各层次、各领域的合理分配比例的问题。二是微观卫生资源配置，是由医院和医生对特定患者进行临床卫生资源分配，在我国目前主要指住院床位、手术机会及贵重稀缺医疗资源的分配。

二、卫生资源配置的伦理原则

卫生资源配置的关键是如何妥善处理公平与效率的关系问题。医疗卫生领域的公平指卫生服务应按照人们的实际健康需要来进行分配，而不是地位和收入。效率是指卫生资源的单位投入所获得的卫生服务产出量，所投入的单位卫生资源获得的卫生服务产出越大，说明卫生资源的使用效率越高。

效率与公平应作为一种平衡关系共同促进卫生资源配置的伦理原则围绕着医学的目的来确定，只有最大限度地达到医学目的的卫生资源配置伦理原则才是正确的。因此，合理配置的原则应是"公平和效率"两者的有机结合。如果没有公平，盲目追求效率只会使社会误入歧途。当然，不讲效率的公平是平均主义的公平，这种公平也是难以持久的，公平必须靠效率来保障。

（一）公平优先原则

保证基本卫生资源配置的公平是得到许多国家认可的伦理原则，所以要公平、公正地对待每一位患者。公平原则是卫生资源配置的基本原则，医疗资源的管理者和分配者在卫生资源的分配中坚持公平优先原则：一是满足初级需求；二是要照顾弱势人群；三是要重视预防保健；四是要坚持人人平等，同时又要根据患者病情的轻重缓急进行合理分配。坚持公平优先原则并不意味着对资源进行平均分配。一般而言，卫生资源相对于人们的健康期望和医疗需要来讲都是稀缺的，因而卫生资源配置应坚持公平优先的原则。在卫生资源的微观分配上要做到现实的公平，就应该允许一定的差等分配存在，在需要相同的情况下平等地对待所有患者，一视同仁，尊重所有患者的基本权利，既要综合平衡，又要保证重点。

（二）生命价值和社会价值相适应原则

生命价值论强调人的生命价值大小取决于人的生物学价值和社会学价值两个方面，判断生命价值不仅要重视生命的生物学价值，而且要重视生命存在的社会意义。坚持生命价值论，体现在卫生资源的微观分配上，应当对生命个体的生物学价值和社会学价值进行判断，据此来决定卫生资源的分配。分配稀有卫生资源时，要求医方依次按照医学标准、社会价值标准、家庭角色标准、科研价值标准，余年寿命标准综合权衡。一般而言，应当对生命价值高的生命给予更多的支持和救助，如果将卫生资源大量运用于严重先天畸形、生命质量十分低下、不可逆转死亡的生命体上，不仅降低了卫生资源的效益，而且对患者、家庭和社会均无法体现道德价值。

总之，卫生资源配置与卫生伦理有着密切的关系，要实现对卫生资源的公平合理配置，需要对伦理问题及基本伦理原则有合理的把握，只有这样才能使我国卫生事业实现全方位全周期保障人民健康的目的。

第三节　医院管理工作伦理

医院管理工作是指按照医院工作的客观条件和客观规律，运用现代管理理论和方法，合理地组织医院的全部医疗经营活动，对人、财、物、信息等资源进行计划、组织、协调、控制，充分发挥整体运行功能，以取得最佳综合效益的管理活动过程。医院管理的基本内容包括：人员管理、医疗技术工作的管理、各种物资设备的管理、财务经济活动管理、信息交流发布管理等。

一、医院管理工作伦理的内涵

医院管理工作的基本目标在于提高医疗质量、保证患者的生命安全、维护患者的正当利益、保障广大人民群众的健康和发展医学科学。医院管理工作伦理就是研究管理与伦理的关系，研究管理过程中的道德现象，特别是研究与医院有关的人际道德关系，并从中引申有关医院管理道德的各种原则、规范、范畴等。医院管理工作伦理的任务是以医院管理活动中的道德现象作为研究对象，以社会规范、法律法规、道德规范、传统习俗等评价医院管理活动中的人与事，协调各种利益关系，辨别善恶，规范服务行为，维护广大人民群众身心健康。

二、医院管理工作伦理的作用

（一）导向作用

医院管理工作中的伦理具有辨别善恶、扬善惩恶的作用，规范、引导着医院管理者与被管理者的行为。对符合社会规范、体现"应当"的行为予以弘扬；而对于在管理活动中违背道德规范，出现"不应当"的行为，则从舆论上、精神上、物质上予以惩罚。

（二）动力作用

医院管理工作的有效进行和各项医疗工作的正常运转离不开完善的规章制度，而规章制度又是在医院管理伦理的指导下建立起来的，其目的必须是维护患者利益。同时，规章制度还要靠医务人员以良好的道德信念和职业素养去遵守和维护。良好的医德是贯彻实施规章制度的内在动力，如果离开了医务人员的道德自律，再好的制度也将是一纸空文。

（三）保障作用

医院管理工作目标的实现取决于三个因素，即精湛的医疗技术、先进的医疗设备和良好的医疗道德，其中医疗技术和医疗设备是物质前提，医疗道德是精神保障。离开了高尚的医疗道德，医疗质量的提高、技术和设备作用的发挥都将是一句空话。

（四）协调作用

医院管理工作伦理是协调医患关系的基础。一个医务人员如果道德素质好、对患者热情友善、视患者如亲人那么就能获得患者及其家属的认同和信任，否则就有可能产生医患矛盾或纠纷，不利于医疗工作的正常开展。医院管理工作伦理也是构建良好医际关系的基础。团结协作、互学互助，建立良好的医际关系，能充分调动医院员工的积极性，协调一致、齐心合力地为人类健康服务。

（五）提质作用

医院管理工作伦理遵循公平公正的准则，协调各方利益，有利于在医院内创造一个人人平等竞争的优良环境，能够充分调动医院员工的积极性和创造性；有利于在社会上树立良好的医院形象，从而增强医院的综合竞争力，提升办院质量。

三、医院管理工作的伦理原则

（一）患者中心原则

医务工作者要尊重、理解、关怀患者，将患者利益置于首位，想患者之所想，急患者之急，努力了解患者的感受，对患者需求及时做出回应，注意倾听患者的意见，重视与患者的交流，在情感上给予患者真诚的关注和抚慰。在医疗技术服务过程中，要注重医疗工作流程是否方便患者，医院的治疗环境和生活条件是否周全、安静、卫生、有序。

（二）员工为本原则

以员工为本，要求管理者要在态度和意识上尊重员工，医院应以所有员工的利益为重，营造鼓励员工开拓创新的氛围，建立公开、公正的人性化环境，完善考核评价机制和收入分配机制，激发员工的创造力和竞争力。

（三）人际和谐原则

医院内部要构建和谐的人际关系，形成一种荣辱与共的协作精神、团队精神。这就要求管理者在决策中尤其要注意营造公平竞争、民主决策的氛围。要构建和谐的医患关系，力争做到以优良的技术让患者放心，以优质的服务让患者称心，以优美的环境让患者舒心。同时，提倡诚信的文化理念，在经营过程中，切实减轻患者的经济负担，规范开药、合理检查，严禁"红包""回扣""大处方"和开单提成，严格执行收费标准，增加收费透明度。

（四）质量优先原则

在医院管理中，要树立医疗质量第一的观念，要教育全院职工在工作中增强质量意识，确保医疗质量是医院的生命线，患者的幸福线。医疗质量的优劣直接影响患者的健康和安危，关系到医院的发展。医院的各个部门的工作都要以医疗质量为核心来协调运作，各司其职，同心同德。在医院管理中要严格执行规章制度，强化安全意识，坚持质量优先原则。

（五）公益优先原则

医疗卫生服务的基本目标是社会公众利益的最大化，具体来说，在医院就是患者效益最优化，优先满足广大群众对这种利益的追求，是卫生服务中始终应该占主导地位的价值取向，我国卫生事业是具有福利性的社会公益事业，全心全意为人民健康服务是其根本宗旨。但医院在为患者服务的过程中又必须得到适当的经济补偿，以便促进医院的发展，激发医务工作者的工作积极性和创造性，提高医疗质量。因此，在医院管理工作中，必须坚持经济效益和社会效益统一、公众利益优先的原则。

本章小结

通过本章的学习，我们了解了卫生管理工作的含义、内容、特点及其基本原则，认识了卫生资源配置和医院管理工作的相关伦理原则。随着社会经济和科技的进步，人们对健康有了更深入的理解，对卫生服务的要求也不断提高。如何在有限的卫生资源下满足人们日益增长的卫生需求，成为全球各国政府面临的共同挑战和社会伦理问题。卫生管理工作伦理、卫生资源配置伦理和医院管理工作伦理在我国医疗卫生事业发展中具有重要意义。它们关注人们的需求，关注道德规范，旨在提高医疗质量，保障人民健康。在新时代背景下，我们应该继续加强对卫生管理工作和医院管理伦理的研究和实践，以应对日益严峻的卫生挑战，为人民群众提供更好的医疗服务。

复习思考题

1. 新时代下我国卫生管理工作具有哪些特点？
2. 卫生管理工作的基本原则是什么？
3. 卫生资源配置需要遵循哪些伦理原则？
4. 如何理解医院管理工作伦理的内涵和作用？
5. 医院管理工作的伦理原则包括哪些？
6. 典型案例思考题：

➢ 案例1：

2022年4月9日，某市卫生健康行政部门执法人员对某市某医院进行监督检查，经查实，该医院将未通过技术评估的"脱细胞异体真皮隔离术"应用于临床，为诊断为早泄的多名患者实施了该项技术。某市卫生健康行政部门依据《医疗纠纷预防和处理条例》第四十六条的规定，给予该医院没收违法所得11 600元，罚款70 000元的行政处罚。根据《医疗纠纷预防和处理条例》第十一条，医疗机构采用医疗新技术的，应当开展技术评估和伦理审查，确保安全有效、符合伦理基本原则。患者对医疗机构开展的新技术，如有疑惑，应多咨询了解。

思考：请你说说，以上案例有哪些伦理问题，现实中应如何应对。

➢ 案例2：

某县医院在2021年3月的绩效工资考核分配中，将医疗卫生人员的个人收入与药品和医学检查收入相挂钩，在药品处方、医学检查等医疗服务中开单提成，违规超额发放绩效工资。该县医院被责令限期整改，院长张某受到行政记过处分。涉案人员违反了医院作为公益事业组织"合法按劳取酬，不接受商业提成"中"严禁利用执业之便开单提成"的相关规定。

思考：请从伦理问题角度，结合医院管理工作的伦理原则，谈谈该案例应该如何理解。

➢ 案例3：

某县中医院医疗质量管理混乱，2022年1月3日，该县卫生健康局执法人员按上级交办要求，就县中医院对孕妇李某进行诊疗全过程进行现场检查和调查。经现场调查发现：①聘用执业助理医师赵某、何某单独排班开展诊疗活动；②孕妇李某的住院病历中无分娩记录、产程图，无相关的医嘱；③孕妇李某病历记录不真实；④对孕妇李某病情评估不到位、转诊不及时，未及时备血、输血；⑤相关医务人员未严格按照操作规程违反诊疗常规，用药不规范。县卫生健康局执法人员现场下达《卫生监督意见书》，责令其立即改正。以上行为违反了《医疗机构管理条例》第二十八条，《医疗纠纷预防和处理条例》第十五条，《医疗质量管理办法》第十六条、二十三条的规定，依据《医疗机构管理条例》第四十八条、《医疗纠纷预防和处理条例》第四十七条和《医疗质量管理办法》第四十四条的规定，县卫生健康局给予其警告、罚款人民币 70 000 元的行政处罚。同时，对涉案相关医务人员另案处理。

思考：请结合卫生管理工作的基本原则、医院管理工作的伦理原则，谈谈该案例应该如何理解。

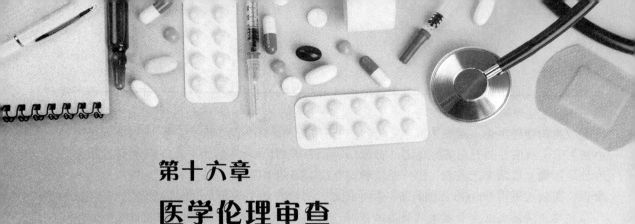

第十六章
医学伦理审查

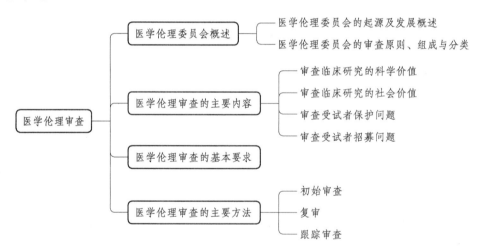

学习目标

通过对医学伦理审查相关理论知识的学习，将医学伦理审查的基本原则与实际工作相结合，从而提升学生个人的医学人文素养。通过学习医学伦理审查的操作流程、原则和要素，培养学生良好的医学审查伦理素养，使其将医学伦理审查的基本原则和基本要求转化为自身应有的医学伦理审查能力，进一步提高对医学伦理审查重要性的认识。

思维导图

医学伦理审查
- 医学伦理委员会概述
  - 医学伦理委员会的起源及发展概述
  - 医学伦理委员会的审查原则、组成与分类
- 医学伦理审查的主要内容
  - 审查临床研究的科学价值
  - 审查临床研究的社会价值
  - 审查受试者保护问题
  - 审查受试者招募问题
- 医学伦理审查的基本要求
- 医学伦理审查的主要方法
  - 初始审查
  - 复审
  - 跟踪审查

第一节 医学伦理委员会概述

一、医学伦理委员会的起源及发展概述

随着生命科学研究的发展，世界各国相继开展了涉及人体的临床试验，由此引发了一系列伦理问题，医学伦理委员会应运而生。根据其工作职责，又被称为"伦理审查委员会""研究伦理委员会"等。

医学伦理委员会，指由医学专业人员、法律专家及非医务人员组成的独立组织，其职责是核查临床试验方案及相关文件是否合乎道德，确保受试者的安全、健康和权益受到保护。

医学伦理委员会能否肩负起保护受试者的重任，对生命科学研究的进展将发挥非常重要的作用。

随着医学科学技术全球化进程加快，中国已经成为临床医学研究的重要阵地，日益增多的国际合作研究项目，对临床研究的伦理审查提出了更高要求。我国医学伦理审查工作必须融入国际医学伦理审查发展潮流，关注国际伦理准则新变化。

我国医学伦理审查工作起步较晚，发展不平衡。从 20 世纪 90 年代，北京、天津等地成立第一批医学伦理审查委员会以来，我国医学伦理审查委员会的建设工作已走过了 30 多年的发展历程，从数量到质量，从政策层面、理念层面到操作层面，均实现了飞速的发展。根据我国相关法规要求，凡是开展临床研究的医疗机构必须成立合格的医学伦理审查委员会。医学伦理委员会开展的伦理审查是临床生物医学研究规范化的重要保证，已逐渐成为确保我国生物医学研究符合科学和伦理标准的关键，也是临床研究与国际接轨，研究结果被国际认可的关键。

所有涉及人的生物医学研究项目在开展之前，都必须经过医学伦理委员会的审查，即对其科学价值和伦理问题开展可辩护性审查，获得医学伦理委员会批准后方可实施。医学伦理委员会在临床研究实施过程中根据需要对项目做进一步的跟踪复审，监督研究过程。

我国的医学伦理委员会必须遵守国家卫生健康委员会、教育部、科学技术部、国家中医药管理局联合印发的《涉及人的生命科学和医学研究伦理审查办法》(2023)，国家药品监督管理局和国家卫生健康委员会联合颁布的《药物临床试验质量管理规范》(2020)，国家中医药管理局颁布的《中医药临床研究伦理审查管理规范》(2010)，以及世界医学会制定的《赫尔辛基宣言》(1964)和国际医学科学组织理事会(the Council for International Organizations of Medical Sciences，CIOMS)制定的《涉及人的健康相关研究国际伦理指南》(2016)等国际、国内通用的伦理准则，并要求按照所在医疗机构医学伦理委员会的标准操作规程开展审查工作，以保证伦理委员会的审查工作符合相关法规政策和操作规范。

二、医学伦理委员会的审查原则、组成与分类

（一）医学伦理委员会的审查原则

（1）尊重和保障受试者是否同意参加研究的自主决定权，严格执行知情同意规定，防止使用欺骗、不当利诱、胁迫（包括变相胁迫）等不当手段招募研究受试者，允许受试者在研究过程中的任何阶段撤销原来的决定，且不会受到不公正对待。

（2）对受试者的安全、健康和权益的考虑必须重于对科学知识获得和社会整体受益的考虑，力求使受试者的风险最小化，并获得尽可能大的受益。

（3）尽可能免除受试者在受试过程中因受益而承担的经济负担。尊重和保护研究受试者的隐私信息，如实告知涉及研究受试者隐私信息的保存和使用情况（包括未来可能的使用）及保密措施，未经有效授权不得将涉及受试者隐私和敏感的个人信息向无关第三方或者媒体泄露。

（4）确保受试者受到与参与研究直接相关的损伤时得到及时免费的治疗和相应的补偿。

（5）对于丧失或者缺乏维护自身权益能力的受试者、患严重疾病无有效治疗方法的绝望

人，以及社会经济地位很低或文化程度很低的弱势人群，应当予以特别保护。

（6）开展生物医学临床研究应当通过伦理审查。国家法律法规和有关规定明令禁止的，存在重大伦理问题或风险较大的，未经临床前动物实验研究证明安全性、有效性的生物医学新技术，不得开展临床研究。

（二）医学伦理委员会的组成

开展涉及人的生命科学和医学研究的二级以上医疗机构和设区的市级以上卫生机构（包括疾病预防控制、妇幼保健、采供血机构等）、高等学校、科研院所等机构是伦理审查工作的管理责任主体，应当设立医学伦理委员会，开展涉及人的生命科学和医学研究伦理审查，定期对从事涉及人的生命科学和医学研究的科研人员、学生、科研管理人员等相关人员进行生命伦理教育和培训。

医学伦理委员会的委员应当从生命科学、医学、生命伦理学、法学等领域的专家和非本机构的社会人士中遴选产生，人数不得少于7人，并且应当有不同性别的委员，民族地区应当考虑少数民族委员。

医学伦理委员会委员应当具备相应的伦理审查能力，定期接受生命科学和医学研究伦理知识及相关法律法规知识培训。

必要时，医学伦理委员会可以聘请独立顾问，对所审查研究的特定问题提供专业咨询意见。独立顾问不参与表决，不得存在利益冲突。

医学伦理委员会对涉及人的生命科学和医学研究进行伦理审查，包括初始审查和跟踪审查；受理研究参与者的投诉并协调处理，确保研究不会将研究参与者置于不合理的风险之中；组织开展相关伦理审查培训，提供伦理咨询。

（三）医学伦理委员会的分类

根据医学伦理委员会的审查范围和职能，医学伦理委员会通常可以分为临床研究、医疗新技术研究、动物研究、生殖研究、器官移植研究、干细胞研究等伦理委员会。也可以根据不同审查类别的相关法规要求，建立一个能够满足多个审查类别要求的综合类医学伦理委员会。

第二节 医学伦理审查的主要内容

医学伦理委员会应当审查的文件包括试验方案和试验方案修订版、知情同意书及其更新件、招募受试者的方式和信息、提供给受试者的其他书面资料、研究者手册。现有的安全性资料包含受试者补偿信息的文件、研究者资格的证明文件、医学伦理委员会履行其职责所需要的其他文件。

医学伦理委员会应当对临床试验的科学性和伦理性进行审查、对研究者的资格进行审查。医学伦理委员会的审查意见有：同意；必要的修改后同意；不同意；终止或者暂停已同意的研究。审查意见应当说明要求修改的内容，或者否定的理由。

一、审查临床研究的科学价值

第一，医疗机构对拟开展的临床研究项目先期进行科学性专业评审，确认该研究设计是否科学合理，是否具有科学价值。医疗机构对临床研究具有科学价值的评审意见应报医学伦理委员会审查备案。

第二，审查临床科学研究设计是否会导致受试者承担不必要的风险，对受试者可能造成的风险开展审查。

第三，审查安慰剂使用是否必要，是否科学合理。

二、审查临床研究的社会价值

第一，对临床研究的病例信息、临床诊断医疗剩余人体组织或样本数据信息的研究等开展社会价值的审查；对重大临床问题研究产生的新的临床干预方法或者对临床干预的评价、促进个人或公共健康等开展社会价值的审查。

第二，评价研究社会价值的关键要素是临床研究是否产生有价值且无法用其他方法获得的科学信息。例如，如果研究只是为了增加医生开具处方的次数，则属于伪装成科学研究的营销行为，不能满足临床研究社会价值的要求。

第三，国际合作项目研究应当优先考虑解决受试人群的医疗健康问题，关注研究成果所产生的干预措施是否能使本国本地区人群受益，考量研究成果的社会价值问题。

三、审查受试者保护问题

第一，科学价值和社会价值是开展临床研究需要考虑的前提因素。医学伦理委员会要对受试者的权利是否得到尊重和保护开展伦理审查。

第二，关注临床研究的科学价值和社会价值，但不能让受试者受到不公正对待。任何情况下，医学科学研究可能出现的预期健康利益，都不能超越当前受试者的健康和安全利益。

四、审查受试者招募问题

第一，受试者的招募应当出于科学研究原因，而不是根据社会、经济地位，或者绝望患者所处的健康脆弱地位来招募。

第二，研究受试人群应尽可能包括不同年龄、性别和民族的多样性群体，以便研究成果能被普遍应用于所有相关人群。

第三，将脆弱人群排除在受试者之外，曾被视为最便捷的对他们的保护方式，但这样的保护方式可能会让脆弱人群无法享用新的研究成果，可能会影响这些群体疾病的诊断、预防和治疗，将出现对他们新的不公正。可以鼓励脆弱受试者参与临床研究。

第四，当部分或全部被招募的受试者为脆弱人群（如儿童、智力障碍者、精神障碍者，或者绝望中的患者等）时，要求其研究方案中，应当包括额外附加的保护措施以维护这些脆弱受试者的权益。

第五，医学伦理委员会需要对受试者招募公告和招募信函进行审查，发现违反伦理原则的内容，医学伦理委员会要求发布者对招募广告和招募信函加以修订。

第六，作为通用的伦理原则，受试者不应承担验证临床研究的安全性和疗效所产生的费用。临床医学研究的机构应该承担验证安全性和疗效所产生的所有费用。

第三节 医学伦理审查的基本要求

涉及人的生命科学和医学研究应当具有科学价值和社会价值，不得违反国家相关法律法规，遵循国际公认的伦理准则，不得损害公共利益，并符合以下基本要求：

第一，控制风险。研究的科学和社会利益不得超越对研究参与者人身安全与健康权益的考虑。研究风险受益比应当合理，使研究参与者可能受到的风险最小化。

第二，知情同意。尊重和保障研究参与者或者研究参与者监护人的知情权和参加研究的自主决定权，严格履行知情同意程序，不允许使用欺骗、利诱、胁迫等手段使研究参与者或者研究参与者监护人同意参加研究，允许研究参与者或者研究参与者监护人在任何阶段无条件退出研究。

第三，公平公正。应当公平、合理地选择研究参与者，入选与排除标准具有明确的科学依据，公平合理分配研究受益、风险和负担。

第四，免费和补偿、赔偿。对研究参与者参加研究不得收取任何研究相关的费用，对于研究参与者在研究过程中因参与研究支出的合理费用应当给予适当补偿。研究参与者受到研究相关损害时，应当得到及时、免费的治疗，并依据法律法规及双方约定得到补偿或者赔偿。

第五，保护隐私权及个人信息。切实保护研究参与者的隐私权，如实将研究参与者个人信息的收集、储存、使用及保密措施情况告知研究参与者并得到许可，未经研究参与者授权不得将研究参与者个人信息向第三方透露。

第六，特殊保护。对涉及儿童、孕产妇、老年人、智力障碍者、精神障碍者等特定群体的研究参与者，应当予以特别保护；对涉及受精卵、胚胎、胎儿或者可能受辅助生殖技术影响的，应当予以特别关注。

第四节 医学伦理审查的主要方法

医学伦理委员会应根据伦理审查工作的需要不断完善组织管理和制度建设，履行保护受试者的安全和权益的职责。医学伦理委员会应规定召开审查会议所需的法定到会人数，最少到会委员人数应超过半数成员，并不少于五人。到会委员应包括医药专业、非医药专业，独立于研究（试验）单位之外的人员、不同性别的人员。

一、初始审查

初始审查是对首次向医学伦理委员会提交的审查申请开展伦理审查的制度。医学伦理委员会对初次递交的送审材料进行审查，送审方获得医学伦理委员会同意后方可实施临床医学研究。

伦理审查应符合《药物临床试验伦理审查工作指导原则》《涉及人的生命科学和医学研究伦理审查办法》等相关规定，医学伦理委员会的主审委员和委员应根据评审表内容对研究方案的科学性和伦理合理性进行全面审查。

研究项目科学性的伦理审查应符合《赫尔辛基宣言》第 21 条规定，即涉及人类受试者的医学研究必须遵循公认的科学原则，必须建立在对科学文献和其他相关信息的全面了解的基础上，必须以实验室实验为基础，并酌情考虑动物实验。必须尊重研究中所使用动物的福利。

国际医学科学组织理事会（CIOMS）《涉及人的健康相关研究国际伦理指南》规定，涉及人的健康相关研究的伦理合理性在于其具有科学和社会价值，可能产生保护和促进人类健康所需的知识和方法。所用研究方法应合乎研究目的，并适用于研究的阶段与类型。

研究人员的资质符合《赫尔辛基宣言》第 12 条规定，即唯有受过适当伦理和科学教育、培训并具备一定资格的人员方可开展涉及人体受试者的研究。根据患者或健康受试者的研究需要，由一位胜任且有资质的医生或其他卫生保健专业人员负责监督。

《药物临床试验质量管理规范》规定，医学伦理委员会应当对研究者的资格进行审查。

二、复审

当医学伦理委员会审查意见为"必要的修改后同意"，医学伦理委员会应对修改之后再次送审的方案进行再次审查，故称为复审，也有一些文件称为按审查意见修正方案的再次送审。

三、跟踪审查

医学伦理委员会应对所有批准的临床试验进行跟踪审查，直至试验结束。伦理跟踪审查指的是获得伦理审查同意，项目研究负责人须提交各类审查资料，包括提交年度/定期持续审查、修正案审查、安全性数据的审查、不依从/违背方案审查、暂停/提前终止研究审查和结题审查所需资料。

1. 年度/定期持续审查

医学伦理委员会初始审查时应根据研究的风险程度、研究周期决定年度定期持续审查的频率，至少医学每年 1 次，医学伦理委员会在审查研究进展情况后，应再次评估研究的风险与获益，以判断跟踪审查频率是否需改变。即当研究风险非常高时，医学伦理委员会可以讨论并决定将持续审查的频率缩短。但随着研究的开展，每次持续审查时，医学伦理委员会在对研究风险和获益再次评估后，再决定是否延长或缩短审查频率。

2. 修正案审查

项目经伦理委员会批准开展后，主要研究者或申办方因任何原因需要修改经医学伦理委员会批准的研究方案、知情同意书或相关研究组织实施的其他文件及信息时，必须向医学伦理委员会提出修正案审查申请，医学伦理委员会应对修正案进行审查。经医学伦理委员会审查批准后的项目才能以新版本的方案进行研究，并应使用新版本的知情同意书获得受试者的知情同意。

3. 安全性数据的审查

医学伦理委员会应对批准的研究方案在执行过程中发生的严重不良事件（Serious Adrerse Event，SAE）和可疑且非预期的严重不良反应（Suspicious and Unexpected Serious Adverse Reactions,SUSAR）报告进行审查，这在 2020 年的《药物临床试验质量管理规范》中被称为"安全性数据报告"。一般在多中心临床研究中，将重点审查本研究机构发生的严重不良事件和非预期不良事件，对其他中心发生的事件进行关注并会上通报，如有委员提出异议，可对该项目进行会议审查。根据《药物临床试验质量管理规范》，结合药品审评中心《药物临床试验期间安全性数据快速报告的标准和程序》，医学伦理委员会对研究者/申办者递交的 SAE 或 SUSAR 报告进行审查。

4. 不依从/违背方案审查

医学伦理委员会应对已批准的研究方案（包括知情同意书等）在研究实施过程中发生的所有不依从/违背事件进行审查，这种不依从/违背没有获得委员会的事先批准，违反了人体受试者保护规定和医学伦理委员会的要求。医学伦理委员会应根据不依从/违背方案事件的性质、影响范围、程度，审查该事件对受试者安全和权益的影响。医学伦理委员会应审查该事件所产生的后果，是否给受试者造成了不必要的风险，是否侵犯了受试者的知情同意权；应审查不依从/违背方案事件对研究的科学性所产生的影响，是否影响研究数据的完整性、真实性，是否影响研究结果的可靠性。医学伦理委员会审查后，意见可包括：同意，必要的修改后同意，不同意，终止或暂停已同意的研究。

5. 暂停/提前终止研究审查

医学伦理委员会应对申办方和/或研究者暂停/提前终止研究的申请进行审查。医学伦理委员会如发现研究项目出现重大问题或研究项目启动后 2 年内并未开展任何工作，可以以医院伦理委员会伦理审查意见的形式要求研究者/申办者暂停或提前终止临床研究。

医学伦理委员会审查时应注意：①研究者未与申办者商议而终止或者暂停临床试验，研究者应当立即向临床试验机构、申办者和医学伦理委员会报告，并提供详细的书面说明。②申办者终止或者暂停临床试验，研究者应当立即向临床试验机构、医学伦理委员会报告，并提供详细的书面说明。③医学伦理委员会终止或者暂停已经同意的临床试验，研究者应当立即向临床试验机构、申办者报告，并提供详细的书面说明。

➕ 本章小结

本章从医学伦理委员会的起源及发展历程出发，介绍了医学伦理委员会应该遵循的审查原则、人员组成条件和审查分类，重点介绍了医学伦理审查的主要内容、基本要求、主要方法。学习医学伦理审查相关理论知识，有助于医学生提高自身对医学伦理审查工作重要性的认识，从而提升自身的医学人文素养。

1. 某研发机构准备开展流感病毒快速检测试剂研发工作，需要在医院进行比对试验，方案中提出利用院内唾液检验后剩余的样本对试剂的准确性进行检测，并申请免知情同意。请问此项申请能否通过医学伦理审查？

2. 请问医学伦理审查内容主要包括哪些内容？

3. 请问医学伦理审查包括哪些方法？

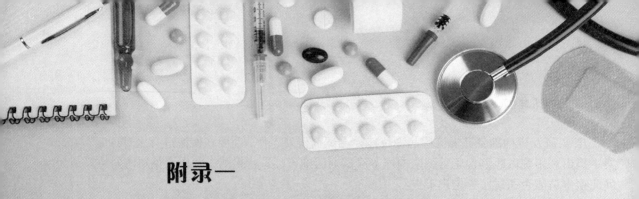

附录一
医学伦理学教学大纲

一、课程简介

医学伦理学是研究医学道德问题的一门学科，主要运用伦理学的一般原则来解决医疗卫生实践和医学科学发展过程中人与人、人与社会、人与自然的关系，它是一门医学和伦理学相互交融的学科。

本课程的总任务是促进医学科学的发展和保证医学实践目标的实现。其内容包括医德理论、医德规范、生命伦理学等问题。

医学伦理学采用讲授、讨论、微课和调查的方法进行教学，通过提问、作业、观察讨论和实习来评价学习效果。

本课程共 32 学时。

二、课程目标

本通过本课程的学习，要求学生能够：

（1）简述医学伦理学的研究对象、基本内容、特点、历史使命，掌握我国古代传统医学的合理性和局限性，自觉继承和发扬优良的医德传统。

（2）阐述社会主义医学伦理学的基本原则、规范和范畴，以及社会主义医学伦理学的核心和本质，自觉地为人民的健康服务。

（3）说出社会主义医德行为评价的客观标准，解释生命伦理学的基本概念，不断加强医德修养，努力成为品学兼优的医务工作者。

三、学时分配

单 元	学 时		
	理 论	实 践	合 计
绪　论	1		1
医学伦理学的形成和发展	2		2
医学伦理学基础理论	2		2
医学伦理学的基本原则、规范与范畴	2		2
医疗人际关系	2	2	4

单 元	学 时		
	理 论	实 践	合 计
医德教育、评价和修养	2		2
卫生防疫伦理和公共卫生伦理	2		2
临床诊治工作伦理	2		2
护理工作伦理	2		2
药事伦理	2		2
生育医学干预伦理	2		2
死亡伦理与临终关怀伦理	2	2	4
医学前沿技术伦理	2		2
医学科学研究伦理	1		1
卫生管理工作伦理	1		1
医学伦理审查	1		1
合 计	28	4	32

四、单元目标及内容

单 元	目 标	内 容	学 时		
			总学时	理论	实践
绪论	1．掌握道德、职业道德、医学道德的含义。 2．掌握医学伦理学的研究对象和内容。 3．了解学习医学伦理学的意义与方法	1．医学道德概述。 2．医学伦理学概述。 3．学习医学伦理学的意义和方法	1	1	
医学伦理学的形成和发展	1．掌握张仲景、华佗、孙思邈、李时珍、陈实功、喻昌、宋国宾、希波克拉底、迈蒙尼提斯等人的著作及医学伦理思想。 2．掌握我国古代医学伦理思想的精髓的内容，学会分析和评价培养学生分析和评价医务人员的医德实践。 3．了解我国和国外医学伦理学的发展历史、生命伦理学的产生与发展	1．我国医学伦理学的发展历史。 2．国外医学伦理学的发展历史。 3．生命伦理学的产生与发展	2	2	

单 元	目 标	内 容	学 时		
			总学时	理论	实践
医学伦理学基础理论	1. 掌握道义论、效果论、美德论和生命论等医学伦理学的基础理论。 2. 培养学生分析和评价医疗活动中伦理问题的能力。 3. 了解医学伦理学基础理论的发展趋势，并能够熟练运用该理论指导个人的医疗行为	1. 道义论的含义与类型。 2. 功利论与公益论的内涵。 3. 医学美德论的含义。 4. 生命论的内涵	2	2	
医学伦理学的基本原则、规范与范畴	1. 掌握医学伦理学的基本原则、规范与范畴。 2. 熟悉学生医德修养，职业道德的主要内容。 3. 了解医学伦理学基本范畴	1. 医学伦理学基本原则概述、医学伦理学基本原则的内容以及医学伦理学的具体原则。 2. 医学伦理学基本规范的含义、本质、作用和医学伦理学基本规范的主要内容。 3. 医学伦理学基本范畴概述和医学伦理学基本范畴的主要内容	2	2	
医疗人际关系	1. 掌握医患关系的性质、医患关系的类型。 2. 熟悉医疗人际关系、医患关系、医际关系、患际关系的概念。 3. 了解正确处理医务人员之间关系的意义、医务人员之间关系的道德原则	1. 医患关系。 2. 医际关系。 3. 患际关系	2	2	
医德教育、评价和修养	1. 掌握医学道德教育的内容、医德教育的原则。 2. 熟悉医德评价、医德修养的概念。 3. 了解医德评价的方法、医德修养的途径	1. 医德教育的内容、原则和方法。 2. 医德评价的依据和方式。 3. 医德修养的途径和方法	2	2	
卫生防疫伦理和公共卫生伦理	1. 掌握卫生防疫伦理与公共卫生伦理的相关内容。 2. 了解在公共卫生事件中解决问题的方法。 3. 熟悉应对突发公共卫生事件的医学伦理要求	1. 卫生防疫的要求。 2. 公共卫生伦理原则。 3. 应对突发公共卫生事件的伦理要求	2	2	

单 元	目 标	内 容	学 时		
			总学时	理论	实践
临床诊治工作伦理	1. 掌握临床诊治工作的伦理原则和伦理要求。 2. 熟悉临床诊治工作伦理的概念	1. 临床诊治工作伦理概述。 2. 临床诊治工作的伦理要求。 3. 临床治疗的伦理要求。 4. 特殊人群与特殊病种诊治工作的伦理要求。 5. 医技工作的伦理要求	2	2	
护理工作伦理	1. 掌握护理工作的特点和伦理原则。 2. 熟悉基础护理、门诊护理护理、家庭护理的伦理要求。 3. 了解突发公共卫生事件应急护理的伦理要求	1. 基础护理与整体护理的伦理要求。 2. 门诊护理与心理护理的伦理要求。 3. 特殊人群护理的伦理要求。 4. 社区护理与家庭病床护理的伦理要求。 5. 突发公共卫生事件应急护理的伦理要求	2	2	
药事伦理	1. 掌握药品研发、生产、销售的伦理原则与要求。 2. 熟悉药事伦理的基本原则和一般原则。 3. 了解药事伦理的研究意义、对象及其本质。 4. 通过学习提高药事伦理在医药实践活动中的辨别、运用和评价能力	1. 药事伦理概述。 2. 药品研发伦理。 3. 药品生产伦理。 4. 药品销售伦理	2	2	
生育医学干预伦理	1. 掌握优生的伦理价值。 2. 熟悉生育控制的伦理原则。 3. 了解人类辅助生殖技术的伦理问题	1. 优生学的发展历程及伦理问题。 2. 生育控制概述及伦理问题。 3. 人类辅助生殖技术的伦理原则	2	2	
死亡伦理与临终关怀伦理	1. 熟悉死亡的概念、判断标准和脑死亡标准的伦理意义。 2. 掌握临终关怀的概念、伦理价值及原则。 3. 了解对安乐死的伦理争议和临终关怀的伦理原则	1. 死亡的概念、判断标准和脑死亡标准的伦理意义。 2. 安乐死的概念、伦理争议。 3. 临终关怀的概念、伦理价值及原则	2	2	2

单　元	目　标	内　容	学　时		
			总学时	理论	实践
医学前沿技术伦理	1. 掌握基因治疗的伦理原则，以及基因诊断的伦理要求。 2. 熟悉人类干细胞研究的伦理原则。 3. 了解器官移植供体选择、供体获取、受体选择的伦理问题	1. 基因治疗的伦理原则。 2. 人类干细胞研究的伦理原则。 3. 器官移植的伦理原则	2	2	
医学科学研究伦理	1. 掌握医学科学研究的基本伦理原则及人体试验的伦理原则。 2. 熟悉动物实验的伦理要求。 3. 了解医学科学研究的基本特点	1. 医学科学研究及伦理要求。 2. 动物实验伦理。 3. 人体试验伦理	1	1	
卫生管理工作伦理	1. 了解卫生管理工作的含义、内容、特点。 2. 熟悉卫生资源配置的含义、医院管理工作基本内容。 3. 掌握卫生管理工作的基本原则、卫生资源配置的伦理原则、医院管理工作的伦理原则	1. 卫生管理工作伦理概述。 2. 卫生资源配置伦理。 3. 医院管理工作伦理	1	1	
医学伦理审查伦理	1. 掌握医学伦理审查的主要内容。 2. 熟悉医学伦理审查的基本要求。 3. 了解医学伦理审查的主要方法	1. 医学伦理委员会的含义。 2. 医学伦理审查的主要内容。 3. 医学伦理审查的主要方法	2	2	

五、说　明

医学伦理学适合医学各专业，教学时教师可根据专业特点适当取舍。

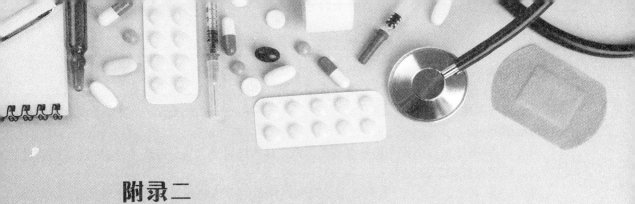

附录二
医学伦理学相关资料

中华人民共和国医务人员医德规范及实施办法

第一条 为加强卫生系统社会主义精神文明建设，提高医务人员的职业道德素质，改善和提高医疗服务质量，全心全意为人民服务，特制定《中华人民共和国医务人员医德规范及实施办法》（以下简称"规范"）。

第二条 医德，即医务人员的职业道德，是医务人员应具备的思想品质，是医务人员与病人、社会以及医务人员之间关系的总和。医德规范是指导医务人员进行医疗活动的思想和行为的准则。

第三条 医德规范如下：

1. 救死扶伤，实行社会主义的人道主义。时刻为病人着想，千方百计为病人解除病痛。

2. 尊重病人的人格与权利。对待病人，不分民族、性别、职业、地位、财产状况，都应一视同仁。

3. 文明礼貌服务。举止端庄，语言文明，态度和蔼，同情、关心和体贴病人。

4. 廉洁奉公。自觉遵纪守法，不以医谋私。

5. 为病人保守医密。实行保护性医疗，不泄露病人的隐私与秘密。

6. 互学互尊，团结协作。正确处理同行、同事间的关系。

7. 严谨求实，奋发进取，钻研医术，精益求精。不断更新知识，提高技术水平。

第四条 为使本规范切实得到落实，必须坚持进行医德教育，加强医德医风建设，认真进行医德考核与评价。

第五条 各医疗单位都必须把医德教育和医德医风建设作为目标管理的重要内容，作为衡量和评价一个单位工作好坏的重要标准。

第六条 医德教育应以正面教育为主，理论联系实际，注重实效。长期坚持不懈，要实行医院新成员的上岗前教育，使之形成制度。未经上岗前培训不得上岗。

第七条 各医疗单位都应建立医德考核与评价制度，制定医德考核标准及考核办法，定期或者随时进行考核，并建立医德考核档案。

第八条 医德考核与评价方法可分为自我评价、社会评价、科室考核和上级考核。特别要注重社会评价，经常听取患者和社会各界的意见，接受人民群众的监督。

第九条 对医务人员医德考核结果要作为应聘、提薪、晋升以及评选先进工作者的首要条件。

第十条 实行奖优罚劣。对严格遵守医德规范、医德高尚的个人，应予以表彰和奖励。对于不认真遵守医德规范者，应进行批评教育。对于严重违反医德规范，经教育不改者，应根据情况给予处分。

第十一条 本规范适用于全国各级各类医院、诊所的医务人员，包括医生、护士、医技科室人员、管理人员和工勤人员。

第十二条 各省、自治区、直辖市卫生局和医疗单位可遵照本规范的精神和要求，制定医德规范实施细则及具体办法。

第十三条 本规范自公布之日起实行。

医家五戒十要

明·陈实功

一、五戒

一戒：凡病家大小贫富人等，请观者便可往之，勿得迟延厌弃，欲往而不往，不为平易。药金毋论轻重有无，当尽力一例施与，自然阴骘日增，无伤方寸。

二戒：凡视妇女及孀尼僧人等，必候侍者在旁，然后入房诊视，倘傍无伴，不可自看。假有不便之患，更宜真诚窥睹，虽对内人不可谈，此因闺阃故也。

三戒：不得出脱病家珠珀珍贵等送家合药，以虚存假换，如果该用，令彼自制人之。倘服不效，自无疑谤，亦不得称赞彼家物色之好，凡此等非君子也。

四戒：凡救世者，不可行乐登山，携酒游玩，又不可非时离去家中。凡有抱病至者，必当亲视用意发药，又要依经写出药帖，必不可杜撰药方，受人驳问。

五戒：凡娼妓私伙家请看，亦当正已视如良家女子，不可他意见戏，以取不正，视毕便回。贫窘者药金可壁、看回只可与药，不可再去，以希邪淫之报。

二、十要

一要：先知儒理，然后方知医理，或内或外，勤读先古明医确论之书，须旦夕手不释卷，一一参明融化机变，印之在心，慧之于目，凡临证时自无差谬矣。

二要：选买药品，必遵雷公炮炙，药有医方修合者，又有因病随时加减者汤散宜近备，丸蛋必预制，常药愈久愈灵，线药越陈越异，药不吝珍，终久必济。

三要：凡乡井同道之士，不可生轻侮傲慢之心切要谦和谨慎，年尊者恭敬之，有学者师事之，骄傲者逊让之，不及者荐拔之，如此自无谤怨，信和为贵也。

四要：治家与治病同，人之不惜元气，研丧太过，百病生焉，轻则支离身体，重则丧命。治家若不固根本而奢华，费用太过，轻则无积，重则贫窘。

五要：人受命于天，不可负天之命。凡欲进取，当知彼心顺否，体认天道顺道，凡顺取，人缘相庆，逆取，子孙不吉。为人可不轻利远害，以防还报之业也？

六要：里中亲友人情，除婚丧疾病庆贺外，其余家务，至于馈送往来之礼不可求奇好胜。凡飨只可一鱼一菜，一则省费，二则惜禄，谓广求不如俭用。

七要：贫穷之家及游食僧道衙门差役人等，凡来看病，不可要他药钱，只当奉药。再遇贫难者，当量力微赠，方为仁术。不然有药而无伙食者，命亦难保也。

八要：凡有所蓄，随其大小，便当置买产业以为根本，不可收买玩器及不紧物件，浪费钱财。又不可做银会酒会，有妨生意，必当一例禁之，自绝谤怨。

九要：凡室中所有各样物具，俱要精备齐整，不得临时缺少。又古今前贤书籍，及近时明公新刊医理词说，必寻参看以资学问，此诚为医家之本务也。

十要：凡奉官衙所请，必要速去，毋得怠缓，要诚意恭敬，告明病源，开具方药。病愈之后，不得图求匾礼，亦不得言说民情，至生罪戾。闻不近公，自当守法。

大医精诚（节选）

唐·孙思邈

世有愚者，读方三年，便谓天下无病可治；及治病三年，乃知天下无方可用。故学者必须博极医源，精勤不倦，不得道听途说，而言医道已了，深自误哉！

凡大医治病，必当安神定志，无欲无求，先发大慈恻隐之心，誓愿普救含灵之苦。若有疾厄来求救者，不得问其贵贱贫富、长幼妍媸、怨亲善友、华夷愚智，普同一等，皆如至亲之想，亦不可瞻前顾后，自虑吉凶，护惜身命。见彼苦恼，若己有之，深心凄怆，昼夜寒暑，饥渴疲劳，一心赴救，无作工夫形迹之心。如此可为苍生大医，反此则是含灵巨贼。……其有患疮痍下痢，臭秽不可瞻视，人所恶见者，但发惭愧、凄怜、忧恤之意，不得起一念蒂芥之心，是吾之志也。

夫大医之体，欲得澄神内视，望之俨然，宽裕汪汪，不皎不昧。省病诊疾，至意深心，详察形候，纤毫勿失，处判针药，无得参差。虽曰病宜速救，要须临事不惑，唯当审谛覃思，不得于性命之上，率尔自逞俊快，邀射名誉，甚不仁矣！又到病家，纵绮罗满目，勿左右顾眄；丝竹凑耳，无得似有所娱，珍馐迭荐，食如无味。

夫为医之法，不得多语调笑，谈谑喧哗，道说是非，议论人物，炫耀声名，訾毁诸医，自矜己德。偶然治瘥一病，则昂头戴面，而有自许之貌，谓天下无双，此医人之膏肓也。老君曰：人行阳德，人自报之；人行阴德，鬼神报之。人行阳恶，人自报之；人行阴恶，鬼神害之。寻此二途，阴阳报施岂诬也哉。所以医人不得恃己所长，专心经略财物，但作救苦之心，于冥运道中，自感多福者耳。又不得以彼富贵，处以珍贵之药，令彼难求，自炫功能，谅非忠恕之道。志存救济，故亦曲碎论之。学者不可耻言之鄙俚也。

论大医习业第一（节选）

唐·孙思邈

凡欲为大医，必须谙《素问》、《甲乙》、《黄帝针经》、明堂流注、十二经脉、三部九候、五脏六腑、表里孔穴、本草药对，张仲景、王叔和、阮河南、范东阳、张苗、靳邵等诸部经方，又须妙解阴阳禄命，诸家相法，及灼龟五兆、《周易》六壬，并须精熟，如此乃得为大医。若不尔者，如无目夜游，动致颠殒。次须熟读此方，寻思妙理，留意钻研，始可与言于医道者矣。又须涉猎群书，何者？若不读五经，不知有仁义之道。不读三史，不知有古今之事。不读诸子，睹事则不能默而识之。不读《内经》，则不知有慈悲喜舍之德。不读《庄》《老》，不能任真体运，则吉凶拘忌，触涂而生。至于五行休王，七耀天文，并须探赜。若能具而学之，则于医道无所滞碍，尽善尽美矣。

万病回春·医家十要

明·龚云林

一存仁心，乃是良箴，博施济众，惠泽斯深。二通儒道，儒医世宝，道理贵明，群书当考。
三通脉理，宜分表里，指下既明，沉疴可起。四识病原，生死敢言，医家至此，始称专门。
五知气运，以明岁序，补泻温凉，按时处治。六明经络，认病不错，脏腑洞然，今之扁鹊。
七识药性，立方应病，不辨温凉，恐伤性命。八会炮制，火候详细，太过不及，安危所系。
九莫嫉妒，因人好恶，天理昭然，速当悔悟。十勿重利，当存仁义，贫富虽殊，药施无二。

希波克拉底誓言

我对着医神阿波罗、阿莱皮亚斯、健康之神、一切治疗之神以及所有的神明和女神宣誓：按照我的才能和决心，我必遵守这一誓言和规约，敬爱我的业师如同亲生父母一样，同他们共享我的所有，救济他们的穷困，照料他们的后代如同我的兄弟。如果他们要向我学习医术，我不索报酬，不讲条件，传授给他们。我采用训导、讲解和其他各种方式，传授技艺给我的和业师们的儿子，并按照医学法规及某种师徒公约来约束弟子们，其他人概不传授。我按照我的才能和决心，遵守被认为对病人有益的生活规范，严禁对病人的一切毒害和妄为。我不给毒药给要求我给的任何人，也不作任何这类建议，同样也不给妇女堕胎的药栓。我胸怀纯洁和圣洁以度日和操业，我不作结石手术，让操此业者做。不论进任何人家，我皆维护病人的利益，戒绝随心所欲的行为和贿赂；我断然拒绝，从男方或女方、自由民和奴隶那里来的诱惑。不管与我的职业有无关系，凡是我所耳闻目睹的关于人们的私生活，我决不到处宣扬，我决不泄露作为应该守密的一切细节。当我继续信守这一不可亵渎的誓言时，我将永远得到生活、技艺的欢乐和所有人们的敬仰；若我一旦践踏和背离这一誓言，我的命运必将沉沦！

迈蒙尼提斯祷文

永生之上夫既命予善顾世人之生命与健康，惟愿予爱护医道之心策予前进，无时或已。毋令贪欲、吝念、虚荣、名利侵扰予怀，盖此种种胥属真理与善之敌，足以使予受其诱惑而忘却为人类谋幸福之高尚目标。

愿吾视病人如受难之同胞。

愿天赐予以精力、时间与机会，俾得学业日进，见闻日广，盖知也无涯，涓涓日积，方成江河，目世间医术日新，觉今是而昨非，至明日又悟今日之非矣。

神乎，汝既命予善视人之生死，则予谨以此身许职。予今为予之职业祷告上天：

事功艰且巨，愿神全我功。

若无神佑助，人力每有穷。

启我爱医术，复爱世间人。

存心好名利，真理日沉沦。

愿绝名利心，服务一念诚。

神清求体健，尽力医病人。

无分爱与憎，不问富与贫。

凡诛疾病者，一视如同仁。

医德十二篇

胡佛兰德

一、医之处世，唯以救人，非为利己，乃业之本旨也。不思安逸，不图名利，唯希舍己救人，保全人之生命，医疗人之疾病，宽解人之苦患，其外非所务矣。

二、对于病者，只以病者视之，不以贵贱贫富而有异也，以贫人双眼之感泪，比富人一握之黄金。其得于心者为何如，宜深长思之。

三、施其术也，当切合于其病，切勿敷衍以从事，莫偏于固执，不好为漫试，必谨慎以思之，细密以详察之。

四、精研学术之外，尚须注意于言行，以求得病者之信仰。苦用时样之装饰，唱诡诞之奇说，以求闻达者大可耻。

五、每日之方夜，更复效昼夜间之诊疗，详之笔记，以为常课。若积成一书，则对于自我，对于病人，均有广大之裨益。

六、诊察病者，若因疏漏而数为往复，不如一次劳心细密正确之为得也。然若妄自尊大，继续不为详察者甚不可。

七、病者虽无可挽救，仍须宽解其苦患，以冀保全其生命，用医之职务也。若弃而不顾，有乖人道，虽无可救而有慰之，亦为仁术，虽延其命于片时，亦勉以为之。决勿告之以不起，言论容姿间，毋使悟知绝望。

八、病者之费用，务令其少。若活其命而耗其为生之资，亦何所益。对于贫民，更应留意斟酌。

九、处世须得众人之誉，虽已学术卓越且言行严谨，而儿犹未得众人之信者，仍等不懈。至若俗情宜熟知，夫病者付托其生命于医，不得已而露呈赤裸，白其最密之禁秘，述其最辱之忏悔，医者须以笃实温厚，沉默慎言为主旨。若夫酒博色利，弊德之行，固不论也。

十、对同业，则敬之爱之，虽或有不能，犹得勉为之忍，切勿毁议，说人之短。贤哲所戒，妄举人过，乃小人之行，以他人一时之错误为谈资者，亦自损其德操，实为无益。各医自有流派，用意或有不同，何可漫为诽议也。敬重老医，亲爱后辈，人或以前医之地失为问者，必勉以誉归之。若问治发之当否，须以未经认症为辞。

十一、治疗之商议，会同者欲其少，多亦不可过三人，仍须自为选定，只计病者之安全而慎其意，他事非所顾也，然决勿致剧争。

十二、病者舍前医而就他医为常有，勿漫与共谋也，必先告其前医，若未得详缘由者，来可轻为从事；若确知为误治而亦不顾，则又非医之道矣，危险之病，更无所用其迟疑。

231

医学伦理学的日内瓦会议章程

（世界医学会 1949 年采纳）

我庄严地宣誓终生为人类服务。

我衷心感谢和尊敬我的老师。

我忠实地、庄严地从事我的职业。

我把病人的健康放在第一位。

我对于我所知道的事情负责保密。

我在力所能及的范围内努力保持医学界的荣誉和优良传统。

我把同事看作自己的兄弟。

我对我的病人不论宗教信仰、国籍、种族、政治党派和社会地位，同样对待。

我要保持对人类生命最大的关心，即使受到威胁也不例外；我决不用我的医学知识作违反人道的事情。

我庄严地、自愿地和忠实地作出这些诺言。

护士伦理学国际法

护士伦理学的国际章程于 1953 年由国际护理学会拟订，1965 年由德国法兰克福大议会会议修订。内容如下：

护士为病人服务，负责创造一个促进恢复健康的物质的、社会的和精神的环境，并以教育和示范的方法侧重于预防和增进健康。她们担任个人、家庭和社会的保健工作，并与其他保健人员取得合作。

护士的基本作用是为人类服务，这也是护士职业存在的原因。护理专业的需要是世界性的。护士职业建立在人类需要的基础上，因此，它不受国籍、种族、信仰、外貌、政治信仰和社会地位的限制。

护士对于人类的必要的自由和保持人类生命的基本信念贯穿在章程中，所有的护士都必须知道 1949 年日内瓦会议制定的红十字会章程以及她们的权利和义务。

1. 护士的基本职责有三个方面：保护生命，减轻痛苦，增进健康。

2. 护士必须始终坚持高标准的护理工作和职业作风。

3. 护士对工作不仅要有充分的准备，而且必须保持高水平的知识和技能。

4. 尊重病人的宗教信仰。

5. 护士对病人的个人情况负责保密。

6. 护士不仅要知道自己的职责，也要明确工作范围；没有医嘱，护士不应给药物治疗，除非在紧急情况下。给药后应及时向医生汇报。

7. 护士应负责认真、忠实地执行医嘱，并拒绝参与不道德的行为。

8. 护士应该信任医生和其他保健人员，对同事中不道德的行为必须反映，但只应反映给上级领导。

9. 护士只能接受合同上规定的合理的报酬。

10. 不准许把护士的名字和生产广告相联系，也不准许护士与任何形式的私人广告相联系。

11. 护士要和护理同事以及从事其他职务的同事合作并保持和谐的关系。

12. 护士应信守个人伦理学标准，它反映了职业的荣誉。

13. 在个人行动上，护士不应有意识地违反她所生活和工作的环境的社会行为标准。

14. 护士参与并与其他公民、其他职业人员共同负责，努力供给公共的、地方的、国家的、国际的保健要求。

赫尔辛基宣言

一、序言

1. 世界医学会制订了《赫尔辛基宣言》，作为一项涉及人类受试者的医学研究伦理原则的声明，包括利用可识别身份的人体材料和数据所进行的研究。

该宣言应该被作为一个整体解读，在应用它的每个构成段落时都应该考虑所有其他相关段落。

2. 按照世界医学会的授权，该宣言主要以医生为对象。世界医学会鼓励参与涉及人类受试者的医学研究的其他人遵守这些原则。

二、一般原则

1. 世界医学会的《日内瓦宣言》用这些话来约束医生："我的患者的健康是我首先要考虑的"，《国际医学伦理学准则》宣称，"医生在提供医疗时应根据患者的最佳利益采取行动。"

2. 促进和维护患者，包括那些参与医学研究的人的健康、幸福和权利是医生的职责。医生应奉献其知识和良心以履行这一义务。

3. 医学的进步以研究为基础，这些研究最终必须包含涉及人类受试者的研究。

4. 涉及人类受试者的医学研究的首要目的是理解疾病的原因、发展和影响，以及改进预防、诊断和治疗的干预措施(方法、程序和处理)。即便是已被证明为最佳的干预措施也必须通过研究，不断地评估它们的安全性、效果、效率、可及性和质量。

5. 医学研究必须遵守的伦理标准是，促进和确保对所有人类受试者的尊重，保护他们的健康和权利。

6. 尽管医学研究的首要目的是产生新知识，但这一目标决不能凌驾于受试者个体的权利和利益之上。

7. 参与医学研究的医生有责任保护受试者的生命、健康、尊严、完整性、自我决定权、隐私以及个人信息机密。保护受试者的责任必须始终由医生或其他医疗卫生专业人员承担，而绝不能由受试者承担，即便他们给予了同意。

8. 医生们必须考虑本国有关涉及人类受试者研究的伦理、法律、管理的规范和标准，以及适用的国际规范和标准。任何国家性的或国际性的伦理、法律、管理的要求都不能削弱或取消本宣言中提出的任何对受试者的保护。

9. 医学研究应该以对环境的损害最小化的方式进行。

10. 涉及人类受试者的医学研究必须由受过适当的伦理学和科学教育、训练和具备相应资格的人来进行。在病人或健康志愿者身上进行的研究要求接受有能力和相应资格的医生或其他医疗卫生专业人员的监督。

11. 应该为那些在医疗研究中代表性不足的群体提供适当的可及途径参与研究。

12. 将医学研究与医疗结合起来的医生只有在以下条件下才能让他们的病人参与研究：研究的潜在预防、诊断或治疗的价值可为此进行辩护，而且医生有很好的理由相信，参与研究不会给作为受试者的病人的健康带来不良的影响。

13. 必须确保因参与研究而受伤害的受试者得到适当的补偿和治疗。

三、风险、负担和受益

1. 在医疗实践和医学研究中，大多数的干预措施都包含风险和负担。涉及人类受试者的医学研究只有在其研究目的的重要性超过给受试者带来的风险和负担时才可进行。

2. 所有涉及人类受试者的医学研究开始前，都必须对参与研究的个体和群体的可预测风险和负担进行仔细评估，并将其与给受试者和其他受研究影响的个人或群体带来的可预测受益进行比较。必须贯彻使风险最小化的措施。研究者必须对风险进行持续的监测、评估和记录。

3. 除非医生确信参与研究的风险已得到充分评估而且能得到满意的处理，否则他们就不能进行涉及人类受试者的研究。当发现风险超过了潜在的受益或已经得到决定性结果的确凿证据时，医生必须评估是否该继续、修正或立即停止该项研究。

四、脆弱群体和个体

4. 有些群体和个体特别脆弱，且可能更容易受到不当对待或遭致额外的伤害。所有脆弱群体和个体都应得到特别考虑周到的保护。

5. 仅当研究是出于脆弱群体的健康需求或优先事项，且研究不能在非脆弱群体身上进行时，用脆弱群体进行医学研究才能得到辩护。另外，该群体应当从这项研究所带来的知识、实践或干预中获益。

五、科学要求和研究方案

1. 涉及人类受试者的医学研究必须遵循普遍接受的科学原则，必须建立在对科学文献和其他相关信息来源的全面了解，以及充分的实验室研究以及恰当的动物实验基础上。必须尊重用于研究的动物的福利。

2. 涉及人类受试者的每一项研究的设计和实施必须在研究方案中予以清晰的说明并得到辩护。方案应该包含一项有关伦理考虑的声明，应该指出本宣言中的原则如何贯彻执行。研究方案应该包括下列信息：研究的资金来源、主办方、机构所属、潜在的利益冲突、对受试者的激励以及对那些因参与研究而受伤害的受试者提供的治疗和/或补偿。在临床实验中，研究方案还必须说明试验后的恰当安排。

六、研究伦理委员会

在研究开始前，研究方案必需提交给相关的研究伦理委员会进行考虑、评论、指导和批准。该委员会必须运作透明，必须独立于研究者、主办方，不受其他所有不当影响，必须拥有正式资格。该委员会必须考虑开展研究所在国的法律和法规，以及适用的国际规范和标准，但禁止削弱或取消本宣言规定的对受试者的任何保护措施。该委员会必须有权监督正在进行的研究。研究者必须向委员会提供监测信息，尤其是有关任何严重不良事件的信息。没有委员会的考虑和批准，研究方案不得更改。研究结束后，研究者必须向委员会提交一份结题报告，包含研究成果和结论的总结。

七、隐私和保密

必须采取一切防范措施以保护研究受试者的隐私，并为他们的个人信息保密。

八、知情同意

1. 能够给予知情同意的人作为受试者参与医学研究必须是自愿的。尽管征询家庭成员或社区领导人的意见可能是合适的，但是除非他或她自由同意，否则任何能够给予知情同意的个人不得被征召参加研究。

2. 在涉及能够给予知情同意的人类受试者的医学研究中，每个潜在的受试者都必须被充分地告知目的、方法、资金来源、可能的利益冲突、研究者机构所属、研究的预期受益和潜在风险、研究可能引起的不适、研究之后的规定以及研究的任何其他相关方面。潜在受试者必须被告知他们有权在任何时候不受惩罚地拒绝参与研究或撤回参与研究的同意。尤其应该注意潜在的个体受试者对特殊信息的需求以及提供信息所使用的方法。在确保潜在受试者理解信息后，医生或另一位具备恰当资格的人必须征求潜在受试者自由表达的知情同意，最好是书面同意。如果无法用书面表达同意，非书面同意必须正式记录在案，并有证人作证。应该向所有医学研究的受试者提供获悉研究一般结果和成果的选择权。

3. 在征求参与研究的知情同意时，如果潜在受试者与医生有从属关系，或者可能在胁迫下同意，则医生必须特别慎之又慎。在这种情形下，必须由一位完全独立于这种关系的具有恰当资格的个人去征求知情同意。

4. 对于一个不能给予知情同意的潜在受试者，医生必须从合法授权代理人那里征得知情同意。不能将这些人纳入他们不可能受益的研究中，除非该研究意在促进潜在受试者所代表群体的健康，而该研究又不能在能提供知情同意的人身上进行，并且只带最低程度的风险和最低程度的负担。

5. 当一个被认为不能给予知情同意的潜在受试者能够表示赞同参与这项研究的决定时，医生必须在征得合法授权代表的同意之外再征得这种赞同。必须尊重潜在受试者的不同意。

6. 当涉及身体上或精神上没有能力给予同意的受试者时，例如无意识的病人，仅当妨碍给予知情同意的身体或精神的病情是研究群体的一个必要特征时，该研究才可以进行。在这种情况下，医生必须从合法授权的代表那里征得知情同意。如果此类代表不在场，并且研究不得延误，那么该研究也可以在没有获得知情同意的情况下进行，前提是研究方案中已经说明将不能给予知情同意的受试者纳入研究的特殊理由，并且该研究已获研究伦理委员会的批准。必须尽可能地从受试者或合法授权代表那里获得继续参与研究的同意。

7. 医生必须充分告知患者其医疗的哪些部分与研究有关。医生绝不可因患者决定拒绝参与研究或撤出研究而妨碍医患关系。

8. 对于使用可识别身份的人体材料或数据进行的医学研究，例如用生物样本和数据库或类似资料库中储存的材料或数据进行的研究，医生们必须取得采集、储存和/或再利用的知情同意。也许有些例外的情况，获得这种研究的同意不可能或不可行。在这些情况下，研究只有在得到研究伦理委员会的考虑和批准后方可进行。

九、安慰剂的使用

一种新干预措施的受益、风险、负担和有效性，必须与已获证明的最佳干预措施更为有这些方面进行对照检验，但在以下情况例外:在不存在已获证明的干预措施的情况下，使用安慰剂或不治疗是可以接受的；或在如下的情况，即出于有说服力的和科学合理的方法论理由，使用其有效性比已获证明的最佳干预措施为低的任何干预措施，使用安慰剂或不治疗对于确定一项干预措施的有效性和安全性来说是必要的，以及接受其有效性比已获证明的最佳干预措施更为有效的任何干预措施、安慰剂或不治疗的患者，将不会因为未接受已获证明的最佳干预措施而造成额外严重或不可逆伤害的风险。必须特别注意避免滥用这一选项。

十、试验后的规定

1. 在临床试验开展前，主办方、研究者和主办国政府应该制订试验后的规定，为所有仍然需要获得在试验中确定为有益的干预措施的参与者提供可及办法。该信息也必须在知情同意过程中告知受试者。

研究的注册、出版和结果的传播

2. 在招募第一位受试者前，每项涉及人类受试者的研究都必须在公众可访问的数据库中注册。

3. 研究人员、作者、主办方、编辑和出版社对于研究成果的出版和传播都负有伦理义务。研究者有义务使他们涉及人类受试者的研究结果，为公众可及，并对其报告的完整性和精确性负责。所有有关各方都应该坚持被认可的有关报告的伦理准则。阴性的、不具定论性以及阳性的结果都必须发表或通过其他途径为公众可得。资助来源、机构所属和利益冲突都必须在发表物中说明。与本宣言原则不一致的研究报告不应该被接受和发表。

十一、临床实践中未经证明的干预措施

对个体患者进行治疗时，当不存在经过证明的干预措施或其他已知的干预措施无效时，医生在征求专家建议，并从患者或合法授权的代表那里获得知情同意后，可以使用未经证明的干预措施，如果医生判断该措施有希望挽救生命，重获健康或减少痛苦。随后，应将这项干预措施视为研究对象，旨在评估其安全性和有效性。在任何情况下，新的信息都应该被记录下来，并且在恰当的时候使其为公众可得。

注：这个宣言于 1964 年 6 月在芬兰赫尔辛基第十八届世界医学会大会通过，并于 2013 年 10 月在巴西福塔莱萨第六十四届世界医学会大会上再次修订。

悉尼宣言

（世界医学会第 22 次会议采纳于 1968 年 8 月澳大利亚悉尼）

1. 在大多数国家，死亡时间的确定将继续是医师的法律责任。通常，他可以用所有医师均知晓的经典的标准，无需特别帮助地确定病人的死亡。

2. 然而，近代的医学实践使得进一步研究死亡的时间成为必要。（1）有能力人工地维持含氧血液循环通过不可恢复性损伤的组织。（2）尸体器官的应用，如移植用的心或肾脏。

3. 问题的复杂性在于：死亡是在细胞水平上的逐渐的过程。组织对于供氧断绝的耐受能力是不同的，但是，临床的兴趣并不在于维持孤立的细胞而在于病人的命运。这里，不同细胞或组织的死亡时刻不是那么重要的。因为不管采用什么复苏技术，生命总归确定无疑地不可恢复了。

4. 死亡的确定应建立在临床诊断和必要时的辅助诊断上，近来最有帮助的是脑电图。然而，还没有一种技术性的标准完全满足目前医学的状况，也没有一种技术操作能取代医师对死亡的临床判断。若涉及器官器官移植，应由两名以上的医生作出死亡诊断，而且医生对死亡的决定不能与移植手术发生直接的联系。

5. 人的死亡时刻的确定使得停止抢救在伦理上被许可，以及在法律允许的国家内从尸体中取出器官被许可，并得以满足法律同意的需要。

东京宣言

本宣言是关于对拘留犯和囚犯给予折磨、虐待、非人道对待和惩罚时医师的行为准则。本宣言在 1975 年 10 月被第 29 届世界医学大会采纳。

一、序言

实行人道主义行医，一视同仁地保护和恢复人体和精神的健康，去除病人的痛苦是医师的特有权利。即使在受到威胁的情况下，也对人的生命给予最大的尊重并决不应用医学知识作出相反于人道法律的事。

本宣言认为折磨应定义为精心策划的、有系统的或肆意的给以躯体的或精神的刑罚，无论是个人或多人施行的或根据任何权势施行的强迫他人供出情报、坦白供认等行为。

二、宣言

1. 不论受害者受什么嫌疑，指控或认什么罪，也不论受害者的信仰或动机如何，医师在任何情况下决不赞助、容忍或参与折磨行为、虐待或非人道行为，包括引起军事冲突和内战。

2. 医师决不提供允诺、机械、物资或知识帮助折磨行为、其他虐待、非人道地对待受害者或降低受害者的抵抗能力。

3. 医师决不参与任何折磨、虐待、非人道对待的应用或威胁。

4. 医师对其医疗的病人有医疗的责任，在作治疗决定时是完全自主的。医师的基本任务是减轻他的病人的痛苦，并不得有任何个人的、集体的或政治的动机反对这一崇高的目的。

5. 当囚犯绝食时，医生认为可能形成伤害和作出后果的合理判断时，不得给予人工饲喂。囚犯有无作出决定的能力，需要至少有两位医师做出独立的证实性的判断。医师应向囚犯作绝食后果的解释。

6. 世界医学会将支持、鼓励国际组织、各国医学会和医师，并当这些医师和其家属面临威胁或因拒绝容忍折磨或其他形式的虐待、非人道的对待而面临报复时支持他们。

夏威夷宣言

（1977 年在夏威夷召开的第六届世界精神病学大会上一致通过）

人类社会自有文化以来，道德一直是医疗技术的重要组成部分。在现实社会中，医生持有不同的观念，医生与病人之间的关系很复杂。由于可能用精神病学知识、技术做出违反人道原则的事情，所以今天比以往更有必要为精神科医生订出一套高尚的道德标准。

精神科医生作为一个医务工作者和社会的成员，应探讨精神病学的特殊道德含义，明确自己的社会责任。

为了制订本专业的道德内容，以指导和帮助各个精神科医生树立应有的道德准则，特作如下规定：

1. 精神病学的宗旨是促进精神健康，恢复病人自立生活的能力。精神科医生应遵循公认的科学、道德和社会公益原则，尽最大努力为病人的切身利益服务。为此目的，也需要对保健人员，病人及广大公众进行不断的宣传教育工作。

2. 每个病人应得到尽可能好的治疗，治疗中要尊重病人的人格，维护其对生命和健康的自主权利。

精神科医生应对病人的医疗负责，并有责任对病人进行合乎标准的管理和教育。必要时或病人提出的合理要求难以满足时，精神科医生即应向更富有经验的医生征求意见或请求会诊，以免贻误病情。

3. 病人与精神科医生的治疗关系应建立在彼此统一的基础上。这就要求做到互相信任、开诚布公、合作及彼此负责。病重者若不能建立这种关系，也应像给儿童进行治疗那样，同病人的亲属或为病人所能接受的人进行联系。

如果医生和病人关系的建立并非出于治疗目的，如在司法精神病业务中所遇到的，则应向所涉及的人员如实说明此种关系的性质。

4. 精神科医生应把病情的性质、拟作出的诊断、治疗措施，包括可能的变化以及预后告知病人。告知时，应全面考虑，使病人有机会作出适当的选择。

5. 不能对病人进行违反其本人意愿的治疗。除非病人因病重不能表达自己的意愿，或对旁人构成严重威胁。在此情况下，可以也应该施以强迫治疗，但必须考虑病人的切身利益，且在一段适当的时间后，再取得同意。只要可能，就应取得病人或亲属的同意。

6. 当上述促使强迫治疗势在必行的情况不再存在时，就应释放病人，除非病人自愿继续治疗。

在执行强迫治疗和隔离期间，应由独立或中立的法律团体对病人经常过问，应将实行强迫治疗和隔离的病人情况告知上述团体，并允许病人通过代理人向该团体提出申诉，而不受医院工作人员或其他任何人的阻挠。

7. 精神医生绝不能利用职权对任何人或集体滥施治疗，也绝不允许以不适当的私人欲望、感情或偏见来影响治疗。精神科医生不应对没有精神病的人采用强迫的精神病治疗。如病人或第三者的要求违反科学或道德原则，精神科医生应拒绝合作。当病人的希望和个人利益不能达到时，不论利诱何如，都应如实告知病人。

8. 精神科医生从病人那里获悉的谈话内容，在检查或治疗过程中得到的资料均应予保密，不得公布；要公布得征求病人同意，或因别的普遍理解的重要原因，公布后随即告知病人有关泄密内容。

9. 为了增长精神病指导和传授技术，有时需要病人参与其事，在病人服务于教学、将病历公布时，应事先征得同意，并应采取措施，不得公布姓名，以保护病人名誉。

在临床研究和治疗中，每个病人都应得到尽可能好的照料。把治疗的目的、过程、危险及不利之处全部告诉病人后，接受与否，应根据自愿，对治疗的危险及不利之处与研究的可能收获，应作适度的估计。

对儿童或其他不能表态的病人，应征得其家属同意。

10. 每个病人或研究对象在自愿参加的任何治疗、教学和科研项目中，可因任何理由在任何时候自由退出。这种退出或拒绝，不应影响精神科医生继续对此病人进行帮助。

凡违反本宣言原则的治疗、教学和科研计划，精神科医生应拒绝执行。

纽伦堡法典

这是审判纳粹战争罪犯的纽伦堡军事法庭决议中的一部分，这个牵扯到人体实验的十点声明，被称为"纽伦堡法典"。它制定了关于人体实验的基本原则：一是必须有利于社会，二是应该符合伦理道德和法律观点。这个文件的精神在某些程度上被《赫尔辛基宣言》所接受，成为人体实验的指导方针。

1. 受实验者的自愿同意绝对必要。这意味着接受试验的人有同意的合法权利；应该处于有选择自由的地位，不受任何势力的干涉、欺骗、蒙蔽、挟持、哄骗或者其他某些隐蔽形式的压制或强迫；对于试验的项目有充分的知识和理解。在作出可能决定之前，必须让他知道实验的性质、期限和目的，试验方法及采取的手段，可以预料得到的不便和危险，对其健康或可能参与实验的人的影响。

确保同意的质量的义务和责任，落在每个发起、指导和从事这个实验的个人身上。这只是一种个人的义务和责任，并不是代表别人，自己却可以逍遥法外。

2. 实验应该收到对社会有利的富有成效的结果，用其他研究方法和手段是无法达到的，在性质上不是轻率和不必要的。

3. 实验应该立足于动物实验取得结果，在对疾病的自然历史和别的问题有所了解的基础上进行研究，实验的结果将证实原来的实验是正确的。

4. 实验的进行必须力求避免肉体和精神上的痛苦和创伤。

5. 事先就有理由相信会发生死亡或疾病的实验一律不得进行，实验的医生自己也成为受实验者的实验不在此限。

6. 实验的危险性，不能超过实验所解决问题的人道主义的重要性。

7. 必须做好充分准备和有足够的能力保护受试者排除哪怕是微之又微的创伤、残废和死亡的可能性。

8. 实验只能由在科学上合格的人进行。进行实验的人员，在实验的每一阶段都需要有极高的技术和管理水平。

9. 当受试者在实验过程中，已经达到这样的肉体与精神的状态，即继续进行已经不可能的时候，完全有停止实验的自由。

10. 在实验过程中，主持实验的科学工作者，如果他有几分理由相信即使操作是诚心诚意的，技术也是高超的，判断是审慎的，但是实验仍继续进行，受试者照样还要出现创伤、残废和死亡的时候，必须随时中断实验。

参考文献

[1] 刘冬梅. 医学伦理学（第 3 版）[M]. 北京：人民卫生出版社，2021.

[2] 崔瑞兰. 医学伦理学（新世纪第 2 版）[M]. 北京：中国中医药出版社，2017.

[3] 丘祥兴. 医学伦理学（第 2 版）[M]. 北京：人民卫生出版社，2003.

[4] 王明旭，赵明杰. 医学伦理学[M]. 北京：人民卫生出版社，2018.

[5] 孙慕义. 医学伦理学（第 2 版）[M]. 北京：高等教育出版社，2008.

[6] 邱仁宗. 生命伦理学[M]. 北京：中国人民大学出版社，2010.

[7] 孙福川，王明旭. 医学伦理学[M]. 北京：人民卫生出版社，2013.

[8] 车龙浩. 医学伦理学[M]. 北京：高等教育出版社，2005.

[9] 丘祥兴，王明旭. 医学伦理学（第 3 版）[M]. 北京：人民卫生出版社，2007.